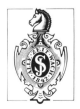

K.-H. Deeg

Zerebrale Dopplersonographie im Kindesalter

Unter Mitarbeit von
H. Dudwiesus und Th. Rupprecht

Mit 133 Abbildungen

Springer-Verlag Berlin Heidelberg New York
London Paris Tokyo Hong Kong

Priv.-Doz. Dr. med. KARL-HEINZ DEEG
Universitätskinderklinik
Loschgestr. 15, 8520 Erlangen

HEIKO DUDWIESUS
Kranzbühler Medizinische Systeme
Postfach 110560, 5650 Solingen

Dr. med. THOMAS RUPPRECHT
Universitätskinderklinik
Loschgestr. 15, 8520 Erlangen

ISBN 3-540-50913-5 Springer-Verlag Berlin Heidelberg New York
ISBN 0-387-50913-5 Springer-Verlag New York Berlin Heidelberg

CIP-Titelaufnahme der Deutschen Bibliothek
Deeg, Karl-Heinz: Zerebrale Dopplersonographie im Kindesalter/K.-H. Deeg. Unter Mitarb. von H. Dudwiesus u. Th. Rupprecht. – Berlin; Heidelberg; New York; London; Paris; Tokyo; Hong Kong: Springer, 1989
   ISBN 3−540−50913−5 (Berlin . . .)
   ISBN 0−387−50913−5 (New York . . .)

Das Werk ist urheberrechtlich geschützt. Die dadurch begründeten Rechte, insbesondere die der Übersetzung, des Nachdrucks, des Vortrags, der Entnahme von Abbildungen und Tabellen, der Funksendung, der Mikroverfilmung oder der Vervielfältigung auf anderen Wegen und der Speicherung in Datenverarbeitungsanlagen, bleiben, auch bei nur auszugsweiser Verwertung, vorbehalten. Eine Vervielfältigung dieses Werkes oder von Teilen dieses Werkes ist auch im Einzelfall nur in den Grenzen der gesetzlichen Bestimmungen des Urheberrechtsgesetzes der Bundesrepublik Deutschland vom 9. September 1965 in der Fassung vom 24. Juni 1985 zulässig. Sie ist grundsätzlich vergütungspflichtig. Zuwiderhandlungen unterliegen den Strafbestimmungen des Urheberrechtsgesetzes.

© Springer-Verlag Berlin Heidelberg 1989
Printed in Germany

Die Wiedergabe von Gebrauchsnamen, Handelsnamen, Warenbezeichnungen usw. in diesem Werk berechtigt auch ohne besondere Kennzeichnung nicht zu der Annahme, daß solche Namen im Sinne der Warenzeichen- und Markenschutz-Gesetzgebung als frei zu betrachten wären und daher von jedermann benutzt werden dürften.

Produkthaftung: Für Angaben über Dosierungsanweisungen und Applikationsformen kann vom Verlag keine Gewähr übernommen werden. Derartige Angaben müssen vom jeweiligen Anwender im Einzelfall anhand anderer Literaturstellen auf ihre Richtigkeit überprüft werden.

Gesamtherstellung: Druckerei Parzeller, Fulda
2121/3130-543210 – Gedruckt auf säurefreiem Papier

Für Jutta und Christoph

Vorwort

Mit der Dopplersonographie steht seit Ende der 70er Jahre ein schonendes Verfahren zur nichtinvasiven Erfassung der Blutströmung in den Körperarterien zur Verfügung. Parallel zur Entwicklung der zerebralen Ultraschalldiagnostik durch die offene Fontanelle hat sich die zerebrale Dopplersonographie entwickelt. Während die ersten Arbeiten vorwiegend mit Continuous-wave-Dopplergeräten in der A. cerebri anterior durchgeführt wurden, hat sich in den letzten Jahren in zunehmendem Maße die Duplexsonographie auch in der Pädiatrie durchgesetzt. Die gleichzeitige Darstellung der anatomischen Strukturen mit dem Duplexscan ermöglicht eine gezielte Flußmessung in den Hirnarterien. Prinzipiell können alle größeren intrazerebralen Arterien und Venen dopplersonographisch erfaßt werden.

Besonders wichtig ist die zerebrale Dopplersonographie in der Neonatalperiode und im frühen Säuglingsalter. In keiner anderen Altersgruppe ist das Kind von einer derartigen Vielzahl von kardiovaskulären Erkrankungen sowie Erkrankungen des Zentralnervensystems bedroht, die den Einsatz eines nichtinvasiven Untersuchungsverfahrens zur Erfassung der Blutströmung in den Hirnarterien erforderlich machen. Das vorliegende Buch befaßt sich vorwiegend mit den Erkrankungen des Frühgeborenen-, Säuglings- und frühen Kleinkindesalters. Obwohl mit der transkraniellen Dopplersonographie durch die temporale Schädelkalotte und das Foramen magnum auch nach Fontanellenschluß dopplersonographische Flußmessungen durchgeführt werden können, sind die Indikationen zur zerebralen Dopplersonographie jenseits des Säuglingsalters sehr viel seltener. Auf die transkranielle Dopplersonographie wird im folgenden nicht weiter eingegangen.

Das vorliegende Buch basiert auf mehr als 5000 dopplersonographischen Untersuchungen, die seit 1982 an der Universitäts-Kinderklinik Erlangen durchgeführt wurden. Es soll v.a. dem in der zerebralen Dopplersonographie Unerfahrenen als Anleitung zum Erlernen der Methode dienen. Besonderes Augenmerk galt neben den pathologischen Befunden auf der Erstellung von Normalwerten der Flußgeschwindigkeiten und Pulsatilitätsindices v.a. für die Neonatalperiode, die dem Unerfahrenen eine Hilfestellung bei der Interpretation pathologischer Flußgeschwindigkeiten bieten sollen.

Neben Referenzwerten für die wichtigsten Hirnarterien werden die wichtigsten Erkrankungen des Zentralnervensystems, allen voran Hirnblutungen und verschiedenen Hydrozephalusformen ausführlich abgehandelt. Daneben werden kardiovaskuläre Erkrankungen, die zu einer Beeinflussung der Blutströmung in den Hirnarterien führen können, gründlich dargestellt. Ohne fundierte Kenntnisse dieser Erkrankungen können schwerwiegende Fehlinterpretationen bei der Beurteilung auftreten.

Der Autor würde sich freuen, wenn das Buch auch dem mit der zerebralen Dopplersonographie bereits Vertrauten noch hilfreich wäre.

Danken möchte ich der Deutschen Forschungsgemeinschaft für die großzügige Unterstützung bei der Anschaffung eines computergestützten Sonographiegeräts, das die Untersuchungen erst ermöglicht hat. Herrn Prof. Dr. K. Stehr, dem Direktor der Universitäts-Kinderklinik danke ich für die Möglichkeit, die Untersuchungen im Rahmen einer Habilitation durchführen zu können. Herrn Prof. Dr. H. Singer, dem Leiter der Kardiologischen Abteilung der Universitäts-Kinderklinik möchte ich besonders dafür danken, daß er mir ermöglicht hat, meine Untersuchungen während meiner kardiologischen Assistentenzeit durchzuführen. Besonderer Dank gebührt meinen Kollegen Herrn Dr. Th. Rupprecht für die statistische Auswertung aller Daten. Herrn H. Dudwiesus danke ich für seine Bereitschaft, das Kapitel über die physikalischen Grundlagen anschaulich und für den Mediziner sehr gut verständlich verfaßt zu haben. Besonderer Dank gebührt auch Frau Vera Ruppert für ihren selbstlosen und engagierten Einsatz bei allen anstehenden Fotoarbeiten. Abschließend möchte ich dem Springer-Verlag, voran Frau Dr. U. Heilmann und Frau B. Löffler, für die verständnisvolle Zusammenarbeit und die großzügige Ausstattung des Buches danken.

Erlangen, Herbst 1989   KARL-HEINZ DEEG

Inhaltsverzeichnis

1	**Historischer Hintergrund**	1
	HEIKO DUDWIESUS	

2	**Physikalische Grundlagen**	3
	HEIKO DUDWIESUS und KARL-HEINZ DEEG	
2.1	Entstehung des Dopplereffekts	3
2.2	Technik des Ultraschalldopplers	7
2.3	Spektralanalyse	9
2.4	Gepulste Dopplergeräte	12
2.5	Duplexsysteme	15
2.6	Farbkodierte Dopplersonographie	19
2.7	Vergleich verschiedener Abtasttechniken	20

3	**Methode**	23
	KARL-HEINZ DEEG	
3.1	Gerätetechnische Voraussetzungen	23
3.2	Dopplerwiedergabe	24
3.3	Auswertung der Dopplerkurve	25
3.3.1	Ermittlung von Flußgeschwindigkeiten	25
3.3.2	Pulsatilitätsindizes	27
3.4	Untersuchungsdurchführung	27
3.5	Arterielle Gefäßversorgung des Gehirns	29
3.6	Technik der dopplersonographischen Flußmessung	30
3.6.1	Arteria cerebri anterior	30
3.6.2	Arteria carotis interna	33
3.6.3	Arteria basilaris	35
3.6.4	Arteria vertebralis	37
3.6.5	Arteria cerebri posterior	40
3.6.6	Arteriae cerebelli und Arteriae labyrinthi	40
3.6.7	Arteria cerebri media	41
3.6.8	Intrazerebrale Venen	42
3.6.9	Extrakranielle Referenzarterien	44

4 Dopplersonographische Normalwerte bei gesunden Säuglingen ... 49
KARL-HEINZ DEEG und THOMAS RUPPRECHT

4.1	Einflußgrößen auf die Flußgeschwindigkeiten	49
4.1.1	Schlaf-Wach-Zustand	49
4.1.2	Kohlendioxidpartialdruck	50
4.1.3	Gestationsalter	52
4.1.4	Gewicht	56
4.1.5	Aktuelles Alter	57
4.1.6	Abhängigkeit der Pulsatilitätsindizes von Alter und Gewicht	58
4.2	Klinische Wertigkeit der Flußparameter	60
4.3	Zusammenfassung	61

5 Dopplersonographische Flußmessungen bei Erkrankungen des Zentralnervensystems ... 63
KARL-HEINZ DEEG und THOMAS RUPPRECHT

5.1	Hirnblutungen	63
5.1.1	Intrakranielle Blutungen des Frühgeborenen	64
5.1.2	Hirnmassenblutungen bei reifen Neugeborenen	72
5.1.3	Subdurale und epidurale Blutungen	73
5.1.4	Subarachnoidale Blutungen	76
5.1.5	Posthämorrhagischer Hydrozephalus	77
5.1.6	Klinische Wertigkeit der Dopplersonographie bei Hirnblutungen	80
5.1.7	Zusammenfassung	80
5.2	Hydrozephalus	80
5.2.1	Kasuistiken	81
5.2.2	Einfluß therapeutischer Maßnahmen auf die Flußgeschwindigkeiten in den Hirnarterien	84
5.2.3	Dopplersonographische Flußmessungen beim pränatal diagnostizierten Hydrozephalus	87
5.2.4	Zusammenhang zwischen erhöhtem Hirndruck und den Flußgeschwindigkeiten in den Hirnarterien	88
5.2.5	Klinische Wertigkeit der Dopplersonographie	89
5.2.6	Zusammenfassung	94
5.3	Subduralergüsse	94
5.3.1	Kasuistiken	94
5.3.2	Klinische Wertigkeit der Dopplersonographie	95
5.3.3	Zusammenfassung	96
5.4	Meningitis	97
5.4.1	Kasuistiken	97
5.4.2	Klinische Wertigkeit der Dopplersonographie	98
5.4.3	Zusammenfassung	99
5.5	Hirnödem	100
5.5.1	Kasuistiken	100

5.5.2	Klinische Wertigkeit der Dopplersonographie	103
5.5.3	Zusammenfassung	107
5.6	Intravitaler Hirntod	107
5.6.1	Klinische Wertigkeit der Dopplersonographie	107
5.6.2	Zusammenfassung	109
5.7	Periventrikuläre Leukomalazie	109
5.7.1	Klinische Wertigkeit der Dopplersonographie	110
5.8	Apnoe	111
5.9	Zerebrale Krampfanfälle	113
5.10	Aneurysma der Vena cerebri magna	114
5.10.1	Klinische Wertigkeit der Dopplersonographie	115
5.10.2	Zusammenfassung	116

6 Dopplersonographische Flußmessungen bei Herzerkrankungen ... 117
KARL-HEINZ DEEG und THOMAS RUPPRECHT

6.1	Herzerkrankungen mit normalem Flußprofil in den Hirnarterien	117
6.2	Herzfehler mit pathologischem Flußprofil in den Hirnarterien	118
6.2.1	Herzfehler mit Leck im Windkessel der Aorta	119
6.2.2	Herzfehler mit Linksobstruktion	119
6.3	Offener Ductus arteriosus Botalli	120
6.3.1	Kasuistiken	121
6.3.2	Flußmessungen in der Aorta, der Pulmonalarterie und im Ductus arteriosus bei offenem Ductus	127
6.3.3	Klinische Wertigkeit der Dopplersonographie	130
6.4	Flußparameter bei ductusabhängigen komplexen Herzfehlern	136
6.4.1	Kasuistiken	136
6.4.2	Klinische Wertigkeit der Dopplersonographie	136
6.4.3	Zusammenfassung	140
6.5	Truncus arteriosus communis	141
6.5.1	Kasuistiken	142
6.5.2	Flußmessungen in den Körperarterien	142
6.5.3	Klinische Wertigkeit der Dopplersonographie	145
6.5.4	Zusammenfassung	147
6.6	Aortopulmonaler Shunt	147
6.6.1	Kasuistiken	147
6.6.2	Klinische Wertigkeit der Dopplersonographie	148
6.6.3	Zusammenfassung	150
6.7	Weitere Herzfehler mit Windkesselleck der Aorta	150
6.7.1	Zusammenfassung	152
6.8	Hypoplastisches Linksherzsyndrom und kritische Aortenstenose	152
6.8.1	Kasuistiken	153
6.8.2	Zusammenfassung	155

6.9	Koarktationssyndrom und Aortenisthmusstenose	155
6.9.1	Kasuistiken	156
6.9.2	Klinische Wertigkeit der Dopplersonographie	160
6.9.3	Zusammenfassung	165
6.10	Subclavian-Steal-Phänomen	165
6.10.1	Kasuistiken	167
6.10.2	Klinische Wertigkeit der Dopplersonographie	168
6.10.3	Zusammenfassung	169

7 Medikamentöse Beeinflussung der Flußparameter in den Hirnarterien ... 171
KARL-HEINZ DEEG

7.1	Muskelrelaxanzien	171
7.2	Prostaglandin	172
7.3	Indomethacin	172
7.3.1	Klinische Konsequenzen	173
7.3.2	Zusammenfassung	173
7.4	Theophyllin und Koffein	173
7.4.1	Klinische Konsequenzen	174
7.4.2	Zusammenfassung	174

8 Fehlermöglichkeiten bei der Dopplersonographie ... 175
KARL-HEINZ DEEG

8.1	Bewegungsartefakte	175
8.2	Physiologische Fehler	175
8.3	Fehlermöglichkeiten bei der Bestimmung des Winkels θ	175
8.4	Systematische Fehler	177
8.4.1	Variation der Flußprofile	177
8.4.2	Plazierung des Meßvolumens: Grenzfehler	177
8.4.3	Tiefenauflösung	177
8.5	Fehler bei der Interpretation	178
8.6	Schlußfolgerungen	178

9 Zukünftige Möglichkeiten der zerebralen Dopplersonographie ... 179
KARL-HEINZ DEEG

9.1	Bessere Quantifizierbarkeit	179
9.2	Kontinuierliches Monitoring	179
9.3	Anwendung der Duplexscantechnik jenseits des Säuglingsalters	179

Literatur ... 181

Sachverzeichnis ... 193

Dopplersonographische Abkürzungen

AFT	„antegrade flow time", Zeit des systolischen Vorwärtsflusses
AS	„acceleration slope", Anstiegssteilheit der Dopplerkurve
AT	„acceleration time", Zeitintervall bis zum Erreichen der maximalen systolischen Flußgeschwindigkeit
C	Schallgeschwindigkeit im Gewebe ($1,56 \cdot 10^3$ m/s)
CW-Doppler	Continuous-wave-Doppler, Doppler mit kontinuierlicher Ultraschallaussendung
DS	„deceleration slope", Abfallsteilheit der Dopplerkurve
DT	„deceleration time", Zeitintervall vom Flußmaximum bis zum Ende der Systole
Duplexscan	simultane Wiedergabe des Dopplerfrequenzspektrums und des zweidimensionalen Schnittbildes
f	Frequenz
f_d	Dopplerfrequenzverschiebung (kHz)
f_0	Sendefrequenz des Dopplergeräts (MHz)
High-PRF	High-pulse-Repetitionsfrequenz, gepulster Doppler mit hoher Pulsrepetitionsfrequenz
M-Mode	Time-motion-Verfahren der Kardiologie
θ	Einfallswinkel zwischen dem Geschwindigkeitsvektor im Gefäß und dem Ultraschallstrahl
PI	Pulsatilitätsindex [PI = $(V_s - V_{ed})$:TAV]
PRF	Pulsrepetitionsfrequenz
PW-Doppler	Pulsed-wave-Doppler, Doppler mit intermittierender Aussendung von Ultraschallimpulsen
Q	Volumenfluß (ml/min)
RI	Resistanceindex [RI = $(V_s - V_{es})$:V_s]
SV	„sample volume", Meßvolumen
TAV	„time average velocity", zeitlich gewichtete mittlere Flußgeschwindigkeit
TAMX	„time average maximal velocity", zeitlich gewichtete mittlere Maximalgeschwindigkeit
V_{ed}	enddiastolische Flußgeschwindigkeit
V_{es}	endsystolische Flußgeschwindigkeit
V_m	mittlere Flußgeschwindigkeit
V_s	maximale systolische Flußgeschwindigkeit

1 Historischer Hintergrund

Heiko Dudwiesus

Anfang des 19. Jahrhunderts war die bereits 150 Jahr zuvor von Grimaldi, Hooke und später von Huygens vertretene Wellentheorie des Lichts auf eine breite Akzeptanz in der Wissenschaft gestoßen. Diese Theorie löste die frühere, besonders von Newton vertretene Auffassung ab, beim Licht würde es sich um eine Partikelstrahlung handeln.

1801 wies Young, später unterstützt durch Fresnel, auf überzeugende Analogien zwischen optischen und akustischen Interferenzerscheinungen hin und lieferte somit den entscheidenden Beweis für den Wellencharakter der Lichtstrahlung. Offenbar angeregt von dieser neuen Erkenntnis formulierte 1842 Christian Doppler, zu jener Zeit Inhaber eines Lehramts für „Elementarmathematik und praktische Geometrie" an der Technischen Hochschule in Prag, seine spektakuläre Überlegung [66]. Er schrieb, daß „man nicht sowohl danach fragen müsse, in welchen Zeiträumen und mit welchen Intensitätsgraden die Wellenerzeugung an und für sich vor sich gehe, als vielmehr danach, in welchen Zeitintervallen und mit welcher Stärke diese Äther- oder Luftschwingungen vom Auge oder vom Ohre irgendeines Beobachters aufgenommen und empfunden werden" [66]. Doppler brachte somit seine Vermutung zum Ausdruck, die abgestrahlten Wellen einer Schall- oder Lichtquelle könnten vom Empfänger in einer veränderten Frequenz, d. h. in einer anderen Tonhöhe bzw. einer anderen Farbe erfaßt werden.

In seiner bekannten Arbeit „Über das farbige Licht der Doppelsterne" lieferte er die mathematische Basis für seine Theorie [66]. Demnach erfaßt ein Beobachter die Frequenz eines Tones oder einer Lichtstrahlung als zu hoch, wenn sich die Schall- bzw. Lichtquelle nähert oder wenn der Beobachter der Quelle entgegeneilt. Zu einer umgekehrten Verschiebung soll es kommen, wenn sich Schall- oder Lichtquelle und Beobachter voneinander entfernen. In seiner Publikation begründete Doppler einige astronomische Phänomene, wie bestimmte Farbänderungen oder gar das völlige visuelle Verschwinden von schnell davonstrebenden Himmelskörpern mit einer Frequenzverschiebung bis aus dem sichtbaren Teil des Lichts heraus. Während sich diese Schlußfolgerungen später als unzutreffend erwiesen, konnte die mathematische Basis seiner Theorie in den folgenden Jahrzehnten mehrfach von anderen Wissenschaftlern bestätigt werden.

1850 folgte Christian Doppler einem Ruf der Wiener Universität und wurde erster Direktor und Ordinarius des neugegründeten Physikalischen Insituts. Nur 3 Jahre später starb er an den Folgen einer Lungentuberkulose [7].

Einem seiner größten Gegner, dem Holländer Buys-Ballot war es 1845 vorbehalten, mit einem praktischen Versuch die Richtigkeit von Dopplers Theorie zu beweisen [38]. Entlang des von Utrecht nach Marsen führenden Schienenstrangs positionierte er einige Musiker als Beobachter und ließ einen Hornisten auf einem schnell vorbeifahrenden offenen Eisenbahnwagen einen konstanten Ton blasen. Die beobachtete Tonhöhenverschiebung von einem Halbtonschritt entsprach den Überlegungen Dopplers. Das gleiche Phänomen trat auf, nachdem der Hornist und

die Beobachter ihre Positionen miteinander vertauscht hatten [38].
In einem präziseren Laborversuch mit 2 Stimmgabeln demonstrierte Karl Rudolf König 1865, wie exakt die Geschwindigkeit einer sich bewegenden Schallquelle nach der von Doppler angegebenen Formel erfaßt werden konnte [108].
Den Einfluß des Dopplereffekts auf irdische und kosmische Lichtstrahlen beobachteten verschiedene Forscher gegen Ende des 19. Jahrhunderts. Als erster Astronom verglich William Huggins das Lichtspektrum des Sirius mit dem stationärer Lichtquellen und fand eine Verschiebung der vom Wasserstoff verursachten Linien [108]. Da die entsprechende Wellenlänge des Lichts bereits bekannt war, konnte er aus der räumlichen Verschiebung die veränderte Wellenlänge und damit die Frequenzverminderung des Siriuslichts erfassen. Huggins berechnete daraus und mittels der von Doppler angegebenen Formel die Geschwindigkeit dieses Sterns relativ zur Erde [108].
Heute stellt die Geschwindigkeitsmessung nach Doppler eine Standardmethode in der Astrophysik dar. Sie half während dieses Jahrhunderts entscheidend, einen genaueren Aufschluß über den Aufbau des Kosmos, speziell über die Dreh- und Expansionsgeschwindigkeiten zu erhalten [108].
Außerhalb der wissenschaftlichen Forschung wird der Dopplereffekt erst seit wenigen Jahrzehnten genutzt. Insbesondere die Überwachung des Luftraums und des Straßenverkehrs stellt eine Domäne dieser Technik dar. Hierbei wird das zu überwachende Objekt einem besonders hochfrequenten elektromagnetischen Feld ausgesetzt und die vom Objekt reflektierte Frequenz gemessen. Die Differenz zwischen abgestrahlter und reflektierter Frequenz steht nach Doppler in einem proportionalen Verhältnis zur Geschwindigkeit des Flugobjekts bzw. des Fahrzeugs.
Über die Nutzung des Dopplereffekts zur Messung der Blutströmungsgeschwindigkeiten berichteten erstmals Satomura in den Jahren 1959 und 1960 [207, 208] sowie Franklin im Jahre 1961 [78]. Auch für diese Anwendung wurde Fremdenergie (Ultraschall) herangezogen, um eine geschwindigkeitsproportionale Reflexionsfrequenz als Meßgröße zu gewinnen.
Ende der 60er und Anfang der 70er Jahre begann die serienmäßige industrielle Fertigung einfacher Dopplergeräte für die angiologische Diagnostik. Auch die Ende der 70er Jahre eingeführte „Duplexsonographie" wurde zunächst nur im Rahmen angiologischer Fragestellungen eingesetzt. Diese Kombination aus Sonographie- und Dopplergerät erlaubte die exakte Positionierung des Dopplermeßorts unter zweidimensionaler Ultraschallkontrolle, so daß der Angiologe gezielt an morphologisch auffälligen Strukturen die hämodynamischen Veränderungen untersuchen konnte. Nachdem eine verbesserte Signalverarbeitung die Erfassung und Analyse aller über den Gefäßquerschnitt vorkommenden Geschwindigkeiten gestattete, konnten neben der nur bedingt aussagefähigen vorherrschenden Strömungsgeschwindigkeit auch die mittlere und vor allem die Spitzengeschwindigkeit gemessen werden. Damit eröffneten sich neue Möglichkeiten der Quantifizierung, so daß die Methode schnell Akzeptanz und Verbreitung in anderen medizinischen Disziplinen fand.
Im Jahre 1982 stellten Bommer [33] und Namekawa [157] unabhängig voneinander die farbkodierte Dopplersonographie vor. Die neue Technik erlaubte die direkte Einblendung von Informationen über Strömungsgeschwindigkeit und Richtung in das zweidimensionale Schnittbild.
Dem Vorteil einer schnellen Erfaß- und Interpretierbarkeit der Darstellung steht jedoch auch heute noch der Nachteil einer mangelhaften Quantifizierbarkeit gegenüber, so daß der herkömmlichen Duplexsonographie gegenwärtig noch eine größere Bedeutung zukommt.

2 Physikalische Grundlagen

Heiko Dudwiesus und Karl-Heinz Deeg

2.1 Entstehung des Dopplereffekts

Zur Klärung des von Doppler gefundenen Phänomens werden oft mehr oder weniger anschauliche Analogien in Form von gedanklichen Modellen herangezogen. Aufgrund unserer begrenzten Vorstellung über den komplexen Wellencharakter der Lichtstrahlung erscheinen derartige Erklärungen zweckmäßig; demgegenüber erlaubt die „einfache" Natur des Schalls eine Erklärung des Dopplerphänomens ohne Hilfsanalogien.

Schallwellen — oder allgemeiner ausgedrückt mechanische Wellen — gehen in der Regel von oszillierenden Körpern aus, wie dies nachfolgend anhand einer schwingenden Stimmgabel veranschaulicht werden soll (Abb. 2.1). In jedem Moment, in dem sich die Zinken der Stimmgabel nach außen bewegen, komprimieren sie kurzzeitig die Luft vor sich, so daß auf jeder Seite ein begrenztes Gebiet erhöhter Luftdichte entsteht. Da alle Moleküle der Umgebung elastisch miteinander verbunden sind, teilt sich dieser Druckstoß auch der Umgebung mit — er breitet sich mit der Schallgeschwindigkeit (in Luft: 330 m/s; in Wasser: 1 480 m/s) aus.

Noch während der Stoßimpuls sich ausbreitet schwingen die Zinken in entgegengesetzter Richtung zurück, so daß nun durch die Sogwirkung Zonen verringerter Luftdichte entstehen. Auf diese Weise erzeugt der Schallgeber eine Folge von Zonen verdichteter und verdünnter Luft, die sich rasch in der Umgebung ausbreiten. Schwingt der Schallerzeuger langsam hin und her, so ist auch der Abstand zwischen zwei Druckzonen — die sog. Wellenlänge — groß, und das menschliche Gehör empfindet diesen Ton als tief. So schwingt z. B. der Resonanzboden beim tiefsten Ton eines Kontrabasses mit einer Frequenz von nur 32 Schwingungen pro Sekunde, wobei Schallwellen von rund 10 m Länge entstehen.

Je mehr Druckzonen pro Sekunde am Gehör eintreffen, desto heller klingt der entsprechende Ton. So entspricht beispiels-

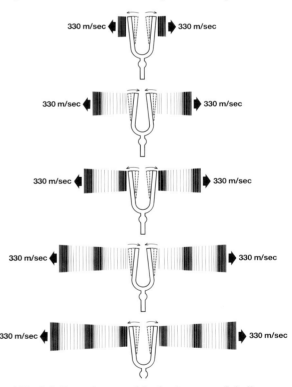

Abb. 2.1. Entstehung und Ausbreitung von Schallwellen durch periodisches Erzeugen von Druck- und Unterdruckzonen

weise das hell klingende viergestrichene H der Violine einer Frequenz von rund 4000 Schwingungen pro Sekunde. Die daraus resultierende Wellenlänge beträgt nur rund 8 cm.

Um die Anzahl der Schwingungen, also die Frequenz, anzugeben, wird üblicherweise die Maßeinheit Hertz (Hz) verwendet. Eine Schwingung pro Sekunde entspricht dabei 1 Hz. Für 1000 Hertz pro Sekunde wird die Kurzform Kilohertz (kHz), für 1000000 Hertz entsprechend Megahertz (MHz) eingesetzt. Für diagnostische Zwecke werden Ultraschallfrequenzen zwischen 2 und 10 MHz verwendet. Die mit der Dopplersonographie gemessenen Dopplerverschiebungen bewegen sich in der Regel zwischen 1 und maximal 8 kHz.

Zur Erklärung des Dopplereffekts soll eine Stimmgabel herangezogen werden, die 1000 Druckzonen pro Sekunde abstrahlt und dabei mit einer Geschwindigkeit von 200 km/h gleichförmig vorwärts bewegt wird (Abb. 2.2). Im stationären Zustand schwingen die Zinken einmal pro Millisekunde nach außen und erzeugen Druckzonen, die 33 cm weit auseinanderliegen. Darunter wird der Beginn der Schallerzeugung einer sich nach rechts bewegenden Stimmgabel gezeigt. Im Betrachtungsmoment schwingen die Zinken nach außen und erzeugen auf beiden Seiten die mit „1" gekennzeichneten Druckzonen. Nach 1 ms haben sich die Druckzonen aufgrund der Schallgeschwindigkeit von 330 m/s um 33 cm nach links und rechts von der Schallquelle entfernt.

Gleichzeitig hat sich die 200 km/h schnelle Stimmgabel um 5,5 cm nach rechts bewegt und beginnt nun die nächsten Druckzonen mit der Bezeichnung „2" abzustrahlen. Die Erzeugung dieser Druckzonen findet also 5,5 cm weiter rechts statt als die Erzeugung der ersten Druckzonen. Rechts der Stimmgabel beträgt der Druckzonenabstand − die Wellenlänge − demnach nicht mehr 33 cm sondern nur noch 27,5 cm! Links der Stimmgabel hat sich dagegen die Wellenlänge auf 38,5 cm erhöht.

Bei einer Fortdauer der Bewegung entsteht demnach rechts der Stimmgabel ein Schallfeld, dessen Druckzonen erheblich näher beieinanderliegen als die Druckzonen bei einer festen Positionierung des Schallerzeugers. Da die Druckzonen rascher aufeinanderfolgen würde ein hier aufgestellter Beobachter mehr Druckzonen pro Sekunde empfangen; er würde somit einen Ton hören, der heller ist als die tatsächlich erzeugte Frequenz.

Umgekehrt würde ein links des Schallerzeugers plazierter Beobachter aufgrund der erhöhten Wellenlänge weniger Druckzonen pro Sekunde erfassen und damit einen nach tiefen Frequenzen hin verschobenen Ton wahrnehmen.

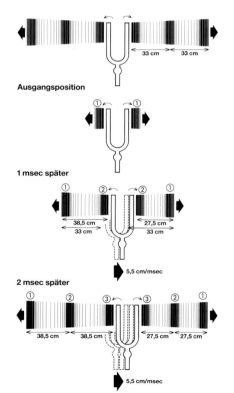

Abb. 2.2. Frequenzverschiebung infolge der Eigenbewegung einer Schallquelle (Dopplereffekt)

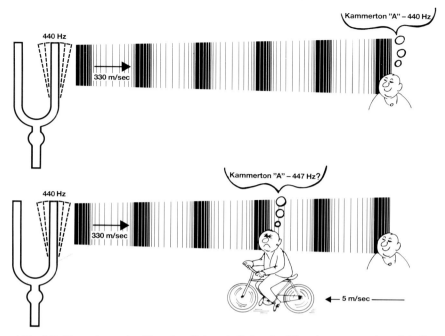

Abb. 2.3. Entstehung des Dopplereffekts als Folge der Eigenbewegung eines Schallempfängers

Von der Wellenlänge kann sehr einfach auf die Frequenz zurückgerechnet werden. Demzufolge hört der rechts stehende Beobachter eine Frequenz von 1 200 Hz, während links der Stimmgabel eine Frequenz von 857 Hz entsteht.

Das Dopplerphänomen kann auch dann wahrgenommen werden, wenn der Beobachter einer stationären Schallquelle entgegeneilt (Abb. 2.3). Christian Doppler erläutert dieses Phänomen mit Hilfe der folgenden Analogie:

... Gesetzt, von einer Stadt A aus werde regelmäßig etwa alle Stunde ein Bote nach einer anderen Stadt B abgesandt, um einer daselbst verweilenden Person b den Fortgang irgend eines wichtigen Ereignisses zu berichten: so ist klar, daß, falls die Boten vollkommen gleichschnell fortschreiten und genau denselben Weg betreten, sie auch einer um den anderen regelmäßig von Stunde zu Stunde in B eintreffen werden. Würde indess die in B weilende Person b, von Ungeduld getrieben, statt abzuwarten, den Boten entgegeneilen, so ist es eben so begreiflich, daß jene Sendlinge in kürzeren Zwischenräumen, als in jener einen Stunde bei ihr ankommen werden. Bei vorrausgesetzter gleicher Geschwindigkeit geschähe dies von halber Stunde zu halber Stunde, bei anderen Geschwindigkeitsverhältnissen dagegen natürlicher Weise in kürzeren oder längeren Zeiträumen. Dasselbe müßte geschehen, wenn jene Person a von A gegen B hin reiste, dabei aber fortwährend von Stunde zu Stunde einen Boten voraussendete. Auch in diesem Falle müssten die Zwischenzeiten in denen jene Boten in B ankommen kürzer als eine Stunde ausfallen.

In Abb. 2.3 bewegt sich ein Beobachter mit einer Geschwindigkeit von 5 m/s auf die ihm entgegenkommenden Schallwellen zu. Innerhalb einer Sekunde hat somit der Beobachter die Druckzonen zusätzlich empfangen, die auf eine Strecke von 5 m entfallen. Bei einer Frequenz von 440 Hz entspricht dies 7 Druckzonen. Der Beobachter hat somit statt einer Frequenz von 440 Hz einen Ton von 447 Hz wahrgenommen.

Entfernt sich demgegenüber der Beobachter von der Schallquelle — bewegt er sich also in gleicher Richtung wie die Schall-

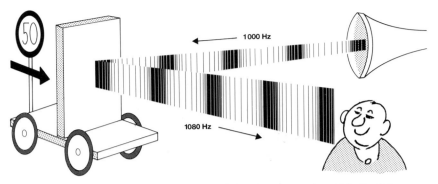

Abb. 2.4. Dopplerverschiebung infolge der Eigenbewegung eines Schallreflektors

wellen, wird sein Gehör pro Sekunde seltener von Druckzonen getroffen als das Gehör eines ruhenden Beobachters. Er nimmt somit einen entsprechend tieferfrequenten Ton wahr.

Zur Berechnung der Frequenzverschiebung ist es nicht gleichgültig, ob sich Schallquelle oder Beobachter bewegen, so daß bereits Christian Doppler für jeden Fall eine eigene Formel angegeben hat. Ist jedoch die Objektgeschwindigkeit klein im Verhältnis zur Schallgeschwindigkeit, kann für beide Fälle die gleiche vereinfachte Berechnungsgrundlage verwendet werden. Demnach steht die Frequenzverschiebung f_d in einem proportionalen Verhältnis sowohl zur ursprünglichen Frequenz f_0 des Schallerzeugers wie auch zur Geschwindigkeit V des Beobachters bzw. der Schallquelle. Die Frequenzverschiebung f_d ist demgegenüber umgekehrt proportional zur Schallgeschwindigkeit C innerhalb des Mediums. Die vereinfachte Formel lautet daher:

$$f_d = \frac{f_0 \cdot V}{C}$$

Dabei ist f_d die Frequenzverschiebung gemessen in kHz, f_0 die Sendefrequenz gemessen in MHz, V die Geschwindigkeit gemessen in m/s und C die Schallgeschwindigkeit in m/s.

Die Auswirkungen des Dopplereffekts können durchaus im Alltagsleben wahrgenommen werden: So registriert beispielsweise der Beobachter an einer schnell befahrenen Straße eine Tonhöhenänderung des Motorgeräuschs, sobald ein schnelles Fahrzeug die Beobachtungsposition passiert. Während der Annäherungsphase hört der Beobachter einen Ton, der heller als das tatsächliche Motorengeräusch ist. Nachdem das Fahrzeug die Position des Hörers erreicht hat und sich von diesem entfernt, werden die Schallwellen „gedehnt", und der Beobachter registriert einen tieferfrequenten Ton.

Zu einer Frequenzverschiebung kommt es auch dann, wenn Schallsender und Schallempfänger unbeweglich zueinander stehen, der Schall jedoch über einen sich bewegenden Reflektor umgelenkt wird. (Abb. 2.4). Da die erste Dopplerverschiebung beim Auftreffen auf dem Reflektor stattfindet und eine weitere Dopplerverschiebung beim Abstrahlen dieser nun bereits erhöhten Frequenz, tritt eine Frequenzänderung um den doppelten Betrag auf.

Für diesen Fall muß die Dopplerformel wie folgt modifiziert werden:

$$f_d = \frac{f_0 \cdot V \cdot 2}{C}$$

Wenn die ursprünglich erzeugte Frequenz bekannt ist und die Reflexionsfrequenz gemessen wird, kann durch Umstellen der Formel auch die Geschwindigkeit des Re-

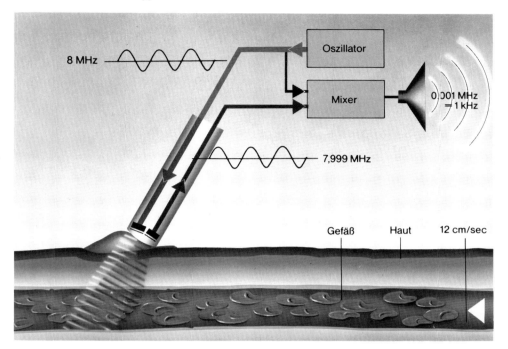

Abb. 2.5. Funktionsschema eines einfachen, sog. nichtrichtungsanzeigenden Dopplergeräts

flektors gemessen werden. Dieses Prinzip wird von Polizei, Militär und Luftraumbehörden genutzt, um die Annäherungsgeschwindigkeiten von Fahrzeugen bzw. Flugzeugen oder Raketen zu bestimmen. In diesen Fällen wird naturgemäß das zu überprüfende Objekt nicht Schallwellen, sondern elektromagnetischen Wellen großer Intensität und Reichweite ausgesetzt.

2.2 Technik des Ultraschalldopplers

Zur Messung der Blutströmungsgeschwindigkeiten wird das vorstehend beschriebene Prinzip der Frequenzverschiebung durch einen sich bewegenden Reflektor verwendet (Abb. 2.5).

Mit Hilfe eines Quarzkristalls wird kontinuierlich hochfrequenter Ultraschall mit einer Frequenz zwischen 2 und 10 MHz in den Körper hineingestrahlt. Kleinste Anteile der Energie werden vom Gewebe, von Gefäßwandungen aber auch von den Oberflächen der korpuskulären Blutbestandteile zurückgeworfen und von einem zweiten Kristall wieder erfaßt. Der so aufgefangene Ultraschall wird einem sog. Mixer zugeführt und dort mit der Sendefrequenz verglichen. Der von den unbeweglichen Reflexionsflächen zurückgeworfene Schall unterscheidet sich in seiner Frequenz naturgemäß nicht vom gesendeten Schall, so daß der Mixer hier keine Differenz feststellen kann.

Die vorbeifließenden Blutzellen reflektieren den eingestrahlten Schall jedoch so, daß dieser nach dem Dopplerprinzip in seiner Frequenz verändert wird. Je größer die Strömungsgeschwindigkeit ist, um so mehr weicht die Frequenz des reflektierten Ultraschalls von der des eingestrahlten Schalls ab. Bei einer Sendefrequenz von 8 MHz und einer Strömungsgeschwindigkeit von 12 cm/s wird die Ultraschallfrequenz von 8 MHz auf 7,999 MHz verscho-

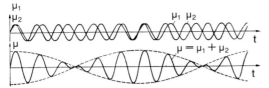

Abb. 2.6. Entstehung der hörbaren Differenz- bzw. Dopplerfrequenz durch Überlagerung von Sende- und Empfangsfrequenz im Mixer des Geräts

ben. Im Mixer werden Sende- und Empfangsfrequenz in Form einer Überlagerung miteinander verglichen (Abb. 2.6). Durch die Überlagerung kommt es immer dann zu einer Addition, wenn beide Signale gerade in Phase sind, d. h. eine gleiche Polarität aufweisen. Demgegenüber kommt es immer dann zu einer Auslöschung, wenn eine der Ultraschallfrequenzen eine positive Amplitude aufweist, während das andere Signal negativ ist. Es entsteht somit eine neue Frequenz, die exakt der Differenz zwischen gesendeter und empfangener Ultraschallfrequenz entspricht. Im vorliegenden Beispiel beträgt die Differenzfrequenz 1 000 Hz, ist also als Heul- oder Zischgeräusch im Lautsprecher hörbar.

Je schneller das Blut fließt, um so mehr weichen Sende- und Empfangsfrequenz voneinander ab, desto höher ist auch die akustisch wahrnehmbare Differenz- bzw. Dopplerfrequenz. Da in den Venen das Blut nahezu gleichmäßig fließt, gibt das Gerät bei der Untersuchung einer Vene ein fast konstantes Heulgeräusch wieder. Demgegenüber entsteht durch die pulsatile Strömung in den Arterien ein an- und abschwellendes Geräusch.

Obwohl diese einfachsten aller Dopplergeräte nur akustische Informationen über die Strömungsverhältnisse liefern, ermöglichen sie zahlreiche Anwendungen in der angiologischen Diagnostik. Da das akustische Signal dieser Geräte lediglich der Differenz zwischen gesendeter und empfangener Frequenz entspricht, kann nur auf die Strömungsgeschwindigkeit, nicht jedoch auf die Strömungsrichtung rückgeschlossen werden. Sowohl bei einer Blutströmung auf die Sonde zu als auch bei einer entgegengesetzten Strömungsrichtung entsteht die gleiche – nur von der Geschwindigkeit abhängige – Frequenzverschiebung. Diese Technik wird daher als *nichtrichtungsanzeigend* oder *nicht direktional* bezeichnet.

Ungleich aufwendiger sind *richtungsanzeigende (direktionale)* Geräte konzipiert. Die Signalverarbeitung dieser Geräte ist in der Lage, die Richtung der Blutströmung zu erkennen und als Geschwindigkeitskurve auf einem Bildschirm oder einem Schreiber darzustellen. Üblicherweise stellen sich vorwärts gerichtete Strömungen oberhalb einer Null-Linie und entgegengesetzte Strömungen darunter dar (Abb. 2.7). Auch diese Geräte wurden in erster Linie für angiologische Fragestellungen konzipiert und bilden beispielsweise die Strömung einer muskelversorgenden Arterie so ab, wie dies in Abb. 2.8 dargestellt ist. Um die Dopplerfrequenz in einem proportionalen Zeigerausschlag umzusetzen, wird bei diesen Geräten ein sog. *Nulldurchgangszähler („zero crosser")* eingesetzt. Hierbei wird auf einfachste Art und Weise die Frequenz des Dopplersignals „ausgezählt" und in einen analogen Spannungswert konvertiert.

Bei Einsatz dieser Technik wird jedoch die Tatsache ignoriert, daß sich die korpuskulären Blutbestandteile über den Gefäßquerschnitt mit unterschiedlichen Geschwindigkeiten bewegen. Teilchen in unmittelbarer Nähe zur Gefäßwand bewegen sich sehr langsam; zum Zentrum des Gefäßes hin treten jedoch schnell zunehmend höhere Geschwindigkeiten auf. Dies führt zu einer Reihe von verschiedenen gleichzeitig auftretenden Dopplerfrequenzen.

Da der Nulldurchgangszähler jedoch nicht in der Lage ist, mehrere Frequenzen gleichzeitig auszuzählen, wird nur die Frequenz bzw. Geschwindigkeit angezeigt,

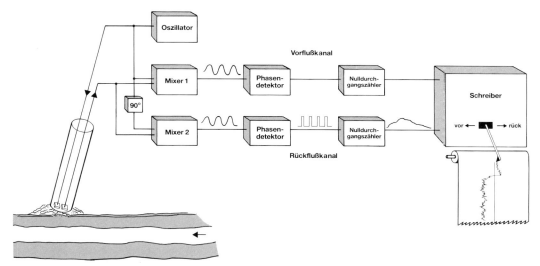

Abb. 2.7. Funktionsschema eines richtungsanzeigenden Dopplergeräts mit Registriereinrichtung. In Abhängigkeit von der Flußrichtung entsteht ober- oder unterhalb der Null-Linie ein geschwindigkeitsproportionaler Ausschlag

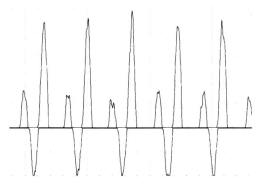

Abb. 2.8. Geschwindigkeitskurve der A. tibialis posterior, aufgezeichnet mit Hilfe eines richtungsanzeigenden Dopplergeräts mit Nulldurchgangszähler. Der physiologische frühdiastolisch aufgetretene Regurgitationsdip kommt unterhalb der Null-Linie zur Darstellung

mit der sich die überwiegende Anzahl der Teilchen bewegt. Andere Geschwindigkeiten bleiben unberücksichtet.
Somit verbietet sich der Einsatz derartiger Geräte bei der quantitativen Messung von Geschwindigkeiten oder gar Blutströmungsvolumina. Gleichwohl können auch diese Geräte sinnvoll in der angiologischen Diagnostik eingesetzt werden, wenn sekundäre Parameter des hämodynamischen Verhaltens (Richtung der diastolischen Strömung etc.) beurteilt werden, aber auf eine Interpretation der Kurvenamplitude verzichtet wird.

2.3 Spektralanalyse

Im Gegensatz zur Technik des Nulldurchgangszählers gestattet die Spektralanalyse eine Darstellung *aller* über den Gefäßquerschnitt vorkommenden Geschwindigkeiten. Darüber hinaus sind die dargestellten Frequenz- bzw. Geschwindigkeitswerte korrekt, so daß unter Hinzuziehung weiterer Meßparameter quantitative Aussagen getroffen werden können. Die Darstellung des Geschwindigkeitsspektrums auf dem Bildschirm oder auf einem Schreiber entspricht prinzipiell den herkömmlichen Dopplerkurven mit einer *vertikalen Geschwindigkeits-* und einer *horizontalen Zeitachse*.
Um *sämtliche* vorkommenden Geschwindigkeiten simultan anzuzeigen, werden die erfaßten Partikelgeschwindigkeiten auf

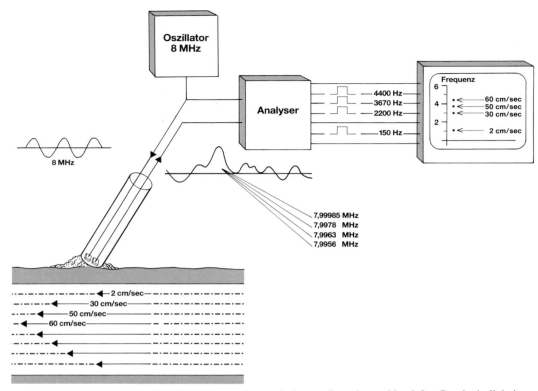

Abb. 2.9. Funktionsschema eines Spektrumanalysers. Jede vom Dopplerstrahl erfaßte Geschwindigkeit kommt in Form eines Bildpunkts zur Darstellung

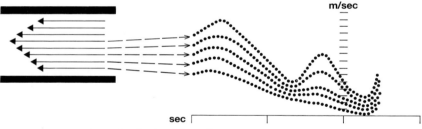

Abb. 2.10. Entstehung der Spektraldarstellung

der vertikalen Achse in Form von Punkten übereinander dargestellt. Jeder Punkt entspricht somit einer bestimmten Frequenz bzw. Geschwindigkeit. In Abb. 2.9 sind aus Gründen der Vereinfachung nur 4 unterschiedliche Geschwindigkeiten zwischen 2 cm/s am Rand des Gefäßes und 60 cm/s im Zentrum des Gefäßes dargestellt. Jede Geschwindigkeit verursacht eine eigene Dopplerverschiebung, so daß der Empfangskristall 4 unterschiedliche Ultraschallfrequenzen empfängt. Da dieser Empfangskristall jedoch nicht mit 4 Frequenzen gleichzeitig schwingen kann, überlagern sich diese additiv, so daß nun eine neue, recht komplexe Kurvenform entsteht. Innerhalb des Spektrumanalysers wird dieses Frequenzgemisch mit der

Spektralanalyse

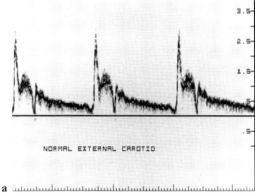

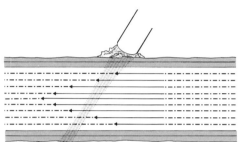

Abb. 2.11 a, b. Entstehung eines schmalbandigen Frequenzspektrums bei der Erfassung einer ungestörten laminaren Blutströmung. **a** Laminares Dopplerfrequenzspektrum. **b** Paraboles, laminares Flußprofil in einer mittelgroßen Arterie

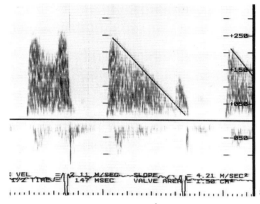

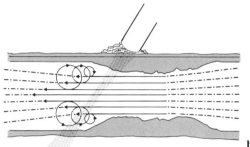

Abb. 2.12 a, b. Entstehung eines breitbandigen Frequenzspektrums mit retrograden Flußanteilen bei der Erfassung einer Turbulenz. **a** Turbulentes Flußprofil hinter einer stenotischen Mitralklappe. **b** Turbulentes Flußprofil mit retrogradem Fluß in Wandnähe

ursprünglich erzeugten Sendefrequenz verglichen, und es entstehen 4 verschiedene Differenz- bzw. Dopplerfrequenzen. So sind beispielsweise die 150 Hz die Differenz zwischen der Sende- und der Empfangsfrequenz von 7,99985 MHz, also von der Frequenz, die von den langsamsten, mit 2 cm/s fließenden Blutkörperchen reflektiert wurden.

Jede Dopplerfrequenz repräsentiert also eine der vorkommenden Geschwindigkeiten und markiert auf dem Bildschirm einen Punkt auf der vertikalen Frequenzachse. Die Intensität jedes einzelnen Punkts entspricht dabei der Häufigkeit, mit der die entsprechende Geschwindigkeit auftritt. Besonders kräftig dargestellte Punkte zeigen demzufolge an, daß sich mit der entsprechenden Geschwindigkeit besonders viele Blutzellen bewegen.

Nach einer Forderung der z. Z. geltenden Apparaterichtlinien der Kassenärztlichen Bundesvereinigung sollte der Analyser mindestens 8 Intensitätsstufen differenzieren können.

Zum Aufbau einer vertikalen Punktezeile werden je nach Fabrikat zwischen etwa 5 und 20 ms benötigt, so daß auch die horizontale Zeitachse entsprechend gerastert zur Darstellung kommt.

Wie Abb. 2.10 veranschaulicht, stellt der Spektrumanalyser somit eine komplette Geschwindigkeitskurve als mehr oder minder breites Punkteband dar.

Im Normalfall fließt das Blut überwiegend *laminar*, d. h. die korpuskulären Blutbestandteile bewegen sich auf *geradlinigen, parallelen* Bahnen. Hierbei herrscht ein kolbenförmiges Strömungsprofil vor, d. h. die meisten Teilchen bewegen sich mit annähernd gleicher Geschwindigkeit; nur in unmittelbarer Wandnähe haben die Teilchen aufgrund der Reibung eine geringere Geschwindigkeit. Wie Abb. 2.11 zeigt, stellt der Spektrumanalyser in diesem Falle eine *schmalbandige* Frequenzkurve dar. Speziell während der Systole sind niedrigere Geschwindigkeiten unterrepräsentiert, und es entsteht das sog. Fenster, also ein punktefreier Raum unterhalb der Umhüllenden (Abb. 2.11 a).

Unter bestimmten Umständen, besonders wenn bei reduziertem Gefäßquerschnitt erhöhte Geschwindigkeiten auftreten, kann der laminare Charakter der Blutströmung erheblich gestört werden. In diesem Falle bewegen sich die Teilchen nicht mehr geradlinig und parallel, vielmehr wechseln sie ihre Bahnen und ihre Geschwindigkeiten, teilweise entstehen Wirbel und andere Störungen (Abb. 2.12 b).

Da bei einer derart *turbulenten* Strömung viele *unterschiedliche Geschwindigkeiten* gleichzeitig auftreten, ist das Dopplerspektrum während der Systole breitbandig und die Kurve zwischen Null-Linie und Spitzenwert gleichmäßig mit Punkten ausgefüllt (Abb. 2.12 a). Gegenläufige Strömungsanteile, wie sie innerhalb von Wirbeln auftreten, stellen sich im Dopplerspektrum unterhalb der Null-Linie dar (Abb. 2.12 a, b).

2.4 Gepulste Dopplergeräte

Wenn sich zwischen der Dopplersonde und dem zu untersuchenden Gefäß weitere Blutgefäße befinden, versagt die vorstehend beschriebene *Continuous-wave-Technik* (CW-Doppler), da sie nicht tiefenselektiv arbeiten kann. Continuous-wave-Geräte mit ihrer kontinuierlichen Schallaussendung erfassen sämtliche Blutströmungen, die im Bereich des Schallstrahls auftreten.

Gepulste Dopplergeräte gestatten demgegenüber eine gezielte Messung von Blutströmungsgeschwindigkeiten innerhalb eines vorwählbaren Tiefenbereichs.

Gepulste Dopplersysteme senden nicht kontinuierlich Ultraschall aus, vielmehr strahlen sie zyklisch kurze Wellenpakete – sog. Bursts – ab, die eine Länge von nur wenigen Millisekunden aufweisen. Direkt nach Abstrahlung dieses Sendeimpulses wird der Kristallschwinger im Schallkopf auf den Eingang des Empfängers geschaltet, um die Reflexionen zu erfassen. Verarbeitet werden jedoch nicht alle reflektierten Signale, sondern nur solche Reflexionen, die zu einem bestimmten Zeitpunkt und damit aus einer bestimmten Tiefe zurückkehren. Echos, die zu früh, also aus dem Nahbereich kommen, sowie Signale, die sehr spät, also aus der Tiefe zurückkehren, werden nicht berücksichtigt.

Dieses zeitliche Fenster und damit die Tiefe, in der gemessen werden soll, läßt sich üblicherweise mit Hilfe eines geeigneten Bedienungselements variieren. Aus Abb. 2.13 ist erkenntlich, daß diese Bedienungselemente die zeitliche Verzögerung zwischen Abstrahlung und Empfangsbereitschaft steuern; so können zum Beispiel in 0,06 ms die Signale zurückerwartet werden, die aus einer Tiefe von 5 cm zurückkehren.

Meist ist zusätzlich die zeitliche Länge der Empfangsbereitschaft variierbar, so daß die axiale Ausdehnung des Meßorts verändert werden kann. Demgegenüber hängt die laterale Ausdehnung allein vom Durchmesser des Schallstrahls ab und kann nach dem heutigen Stand der Technik nicht verändert werden. Da der Meßort somit einen dreidimensionalen Raum darstellt, bezeichnet man ihn häufig auch als *Meßvolumen* oder „*sample volume*".

Gepulste Dopplergeräte

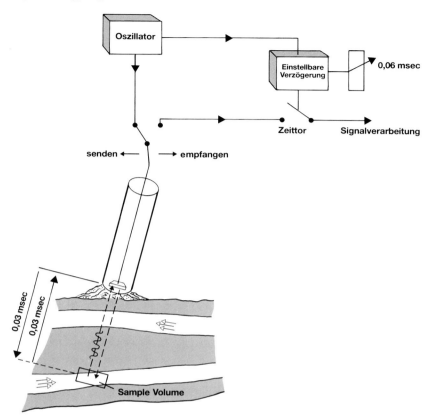

Abb. 2.13. Funktionsschema eines gepulsten Dopplergeräts. Erfaßt und dargestellt werden nur solche Signale, die nach einer einstellbaren Zeit und damit aus einer bestimmten Tiefe aus dem Körper zurückkehren

Nach Ablauf der vorgegebenen Wartezeit und Empfang der zurückerwarteten Echos kann der Kristall nun wieder zur Abstrahlung eines nächstens Sendeimpulses verwendet werden. Die Häufigkeit, mit der diese Sendeimpulse abgestrahlt werden, die sog. *„pulse-repetition frequency" (PRF)*, ist also von der Wartezeit und damit von der gewünschten Meßtiefe abhängig. Wenn, wie im genannten Beispiel, in 5 cm Tiefe gemessen werden soll, beträgt der Abstand zwischen Senden und Empfangen 0,06 ms, die daraus resultierende PRF darf nicht höher sein als ca. 16,6 kHz. Dagegen würde bei einer Meßtiefe von z.B. 15 cm der Schall 0,2 ms für Hin- und Rücklauf benötigen, so daß die PRF in diesem Fall nur max. ca. 5,5 kHz betragen dürfte.

Da der Ultraschall nicht kontinuierlich, sondern in Form sehr kurzer Impulse abgestrahlt wird, tritt auch die reflektierte Ultraschallfrequenz nur in Intervallen auf. Auch die Dopplerfrequenz steht somit nicht in Form einer kontinuierlichen Welle hinter dem Mixer zur Verfügung, sondern setzt sich aus lückenhaften Einzelsegmenten zusammen. Ist die PRF im Verhältnis zur Dopplerfrequenz hoch, so kann die Wellenform der Dopplerfrequenz eindeutig aus diesen Einzelimpulsen rekonstruiert werden (Abb. 2.14). Ist demgegen-

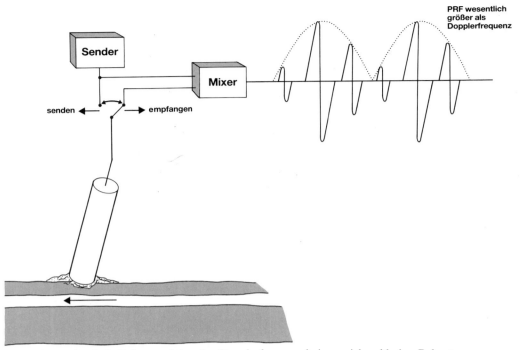

Abb. 2.14. Fehlerfreie Rekonstruktion der Dopplerfrequenz bei ausreichend hoher Pulsrate

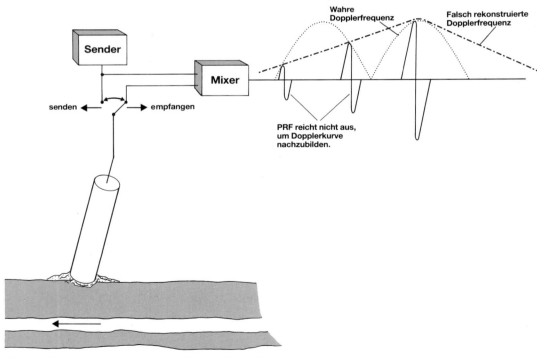

Abb. 2.15. Entstehung eines Meßfehlers („aliasing") infolge einer zu geringen Pulsrate

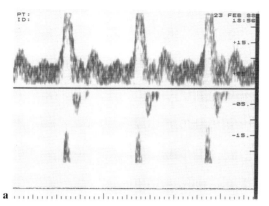

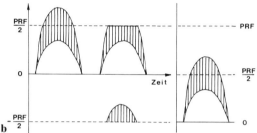

Abb. 2.16 a, b. Aliasing-Phänomen. Während der Systole übersteigt die Dopplerfrequenz die maximal meßbare Frequenz, und es kommt zu einer Darstellung dieser Spitzenfrequenzen im Rückflußkanal. **a** Darstellung des Aliasing-Phänomens im Dopplerfrequenzspektrum. **b** Schematische Darstellung des Aliasing-Phänomens. Die maximal meßbare Dopplerverschiebung oberhalb und unterhalb der Null-Linie entspricht der halben Pulsrepetitionsfrequenz (PRF). Durch Verschieben der Null-Linie kann maximal eine Dopplerverschiebung gemessen werden, die der Pulsrepetitionsfrequenz entspricht

über die PRF aufgrund eines sehr weit entfernten Meßorts niedrig und damit das Zeitintervall zwischen jeweils 2 Impulsen lang, können unter Umständen nicht genügend Einzelimpulse zur Verfügung stehen, um die Wellenform der Dopplerkurve nachbilden zu können (Abb. 2.15).

Die PRF muß deshalb mindestens doppelt so groß sein wie die maximal zu messende Dopplerfrequenz. Diese maximal meßbare – von der PRF abhängige – Dopplerfrequenz trägt die Bezeichnung *Nyquist-Limit*. Übersteigt die Geschwindigkeit in einem untersuchten Gefäß diese Nyquist-Limit, so kommt es zu erheblichen Meßfehlern; üblicherweise stellen sich die jenseits des Nyquist Limits auftretenden Dopplerfrequenzen unterhalb der Null-Linie dar (Abb. 2.16).

Das Abschneiden von Frequenzen oberhalb der Nyquist-Grenze, die Darstellung dieser Signale unterhalb der Null-Linie, bezeichnet man als *„aliasing"*. Durch Verschieben der Null-Linie kann der Meßbereich verdoppelt werden. In diesem Fall können jedoch nur unidirektionale Flüsse dargestellt werden.

Einige Dopplergeräte verfügen über die Betriebsart *„high PRF"*. Bei dieser Technik wird mit einer Pulsrepetitionsfrequenz gearbeitet, welche für die Untersuchungstiefe exakt um den Faktor 2, 3 oder 4 zu hoch ist. Dadurch bilden sich zwischen dem Schallkopf und der gewünschten Meßtiefe 1, 2 oder 3 zusätzliche sekundäre Meßvolumina. Gleichzeitig wird die Nyquist-Grenze um den entsprechenden Betrag nach oben verschoben.

Bei der Untersuchung ist lediglich darauf zu achten, daß sich in der Position der zusätzlichen Meßvolumina keine Gefäße befinden, die das Meßergebnis verfälschen könnten.

2.5 Duplexsysteme

Um Tiefe und Größe des Sample volume korrekt einstellen zu können, werden gepulste Dopplergeräte meist mit Ultraschall-Schnittbildgeräten zu sog. *Duplexsystemen* kombiniert. Um ganz verschiedenen Anwendungsschwerpunkten gerecht zu werden, bietet die Industrie heute unterschiedliche konstruktive Lösungen an.

Bei der ältesten, wegen ihrer Vorteile jedoch auch heute noch überwiegend eingesetzten Technik, werden sowohl das zweidimensionale Schnittbild als auch der Ultraschallstrahl zur Erfassung der Dopplersignale mit Hilfe eines mechanischen

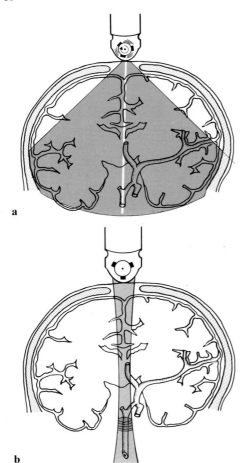

Abb. 2.17 a, b. Duplexverfahren bei Einsatz der mechanischen Sektorscantechnik. **a** 2D-Betrieb, wobei der Kristallträger zum Aufbau des Schnittbilds rotiert. Nach Plazierung des Meßvolumens stoppt der Kristallträger in der vorgewählten Position und arbeitet im Dopplerbetrieb (**b**)

Sektorschallkopfs gewonnen. Derartige mechanische Sektorschallköpfe sind entweder als sog. *Wobbler* oder als *Rotationssysteme* aufgebaut.

Beim Wobbler schwingt ein einzelner Kristall auf einer Kreisbahn hin und her, beim Rotationssystem sind meist 3–5 Kristalle im gleichen Abstand an der Oberfläche einer rotierenden Trommel angeordnet.

Infolge der Kristallbewegung ist während des Bildaufbaus ein Dopplerbetrieb nicht möglich. Mit Hilfe eines Joystick, eines Drehpotentiometers oder eines Trackball, können jedoch Meßwinkel und Meßtiefe – also die gewünschte Position des Meßvolumens – vorgewählt werden. Hierzu wird ein der Lage des Meßvolumens entsprechender Bildcursor direkt in das zweidimensionale Schnittbild hineinprojeziert. Zur Plazierung des Meßvolumens hat der Bediener somit nur noch diesen Cursor in die gewünschte Position zu bringen. Nach Betätigen einer entsprechenden Taste oder eines Fußschalters stoppt der rotierende oder oszillierende Kristall in der vorgewählten Position, und das Gerät arbeitet im Dopplerbetrieb (Abb. 2.17). Auf dem Bildschirm kommt nun das Dopplerfrequenzspektrum in Real-time zur Darstellung und kann entsprechend vermessen und interpretiert werden. Das zweidimensionale Sektorbild kann demgegenüber nun infolge der stehenden Kristalle nur noch in gespeicherter (eingefrorener) Form dargestellt werden.

Dies erschwert etwas die Handhabung dieser Apparatur, da bei einem unbeabsichtigten Verrutschen des Schallkopfs das dargestellte 2D-Referenzbild nicht mehr mit dem tatsächlichen Meßort übereinstimmt. Andererseits weisen die nach diesem Prinzip arbeitenden Geräte eine sehr hohe Sensitivität bei einem guten Signal-Rausch-Verhältnis auf, da der Kristall direkt, ohne Zwischenschaltung einer komplizierten Ansteuerelektronik auf den Empfänger des Dopplerteils geschaltet werden kann. Diese Vorteile kommen insbesondere dann zum Tragen, wenn kleine, schwach durchblutete Gefäße in größerer Tiefe untersucht werden sollen.

Im Gegensatz zum mechanischen Verfahren bietet der besonders in der Kardiologie verbreitete *Phased-array-Sektorschallkopf* die Möglichkeit einer Simultandarstellung von zweidimensionalem Schnittbild und Dopplerspektrum. Derartige Schallköpfe sind wie kurze Multielementschallköpfe – bestehend aus vielen kleinen nebeneinanderliegenden Kristallen – aufgebaut (Abb. 2.18). Zum Aufbau der ersten Schallzeile für das 2D-Bild wird der Sendeimpuls zunächst dem gegenüberliegenden äußeren Kristall zugeführt. Mit einer geringen Verzögerung von wenigen Nanosekunden wird dann auch der danebenliegende vorletzte Kristall angesteuert, danach das davorliegende Element usw. Zum Schluß erhält auch der auf der linken Innenseite liegende Kristall den Sendeimpuls. Durch Überlagerung (Interferenz) der Einzelschallfelder entsteht ein gemeinsamer Schallstrahl, der in einem Winkel von etwa 45° nach links außen abgestrahlt wird.

Der Aufbau der ersten Bildzeile nimmt je nach gewünschter Darstellungstiefe maximal nur etwa 0,5 ms in Anspruch. Zur Erzeugung der zweiten Zeile werden die Verzögerungen geringfügig verändert, so daß nunmehr eine Abstrahlrichtung unter einem etwas geringeren Winkel entsteht.

Allein durch ein zeitverzögertes Ansteuern der verschiedenen Elemente läßt sich der Abtaststrahl beliebig steuern, so daß ein komplettes Sektorbild aufgebaut werden kann.

Auch die Richtung des für den Dopplerbetrieb notwendigen Ultraschallstrahls wird durch entsprechend zeitverzögertes Ansteuern der einzelnen Elemente bestimmt. Gegenüber dem mechanischen Sektorverfahren bietet die Phased-array-Technik die Möglichkeit, die Ultraschallzeilen für Bildaufbau und Dopplerbetrieb alternierend zu erzeugen. So wird zunächst die erste Bildzeile aufgebaut, danach auf Dopplerbetrieb umgeschaltet, dann die zweite Bildzeile, danach wieder auf Dopplerbetrieb usw. umgeschaltet. Durch den schnellen Wechsel ergibt sich für den Untersucher eine simultane Darstellung von zweidimensionalem Schnittbild und Dopplerspektrum.

Dem Vorteil einer leichteren Handhabung steht jedoch der Nachteil einer beschränkten Qualität des Dopplersignals gegen-

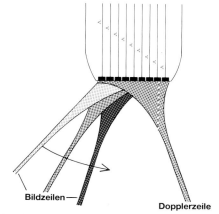

Abb. 2.18. Funktion eines Phased-array-Scanners im Duplexbetrieb. Bildzeilen und Dopplerstrahl werden alternierend aufgebaut, so daß eine Simultandarstellung von 2D-Bild und Frequenzspektrum möglich wird

über. Da auch das Dopplersignal beim Empfang die komplexe Ansteuerelektronik des Schallkopfs passieren muß, werden Sensitivität und Signal-Rausch-Verhältnis vermindert. Die für den Aufbau der 2D-Zeilen notwendige Zeit setzt außerdem die Pulsrepetitionsfrequenz des Dopplers um den Faktor 2 herab, so daß das Aliasing-Phänomen entsprechend früher auftritt.

Für die dopplersonographische Untersuchung uteroplazentarer und fetaler Gefäße haben sich unter anderem Duplexsysteme mit *Linear-array-Schallköpfen* bewährt. Bei einem älteren Verfahren wurde das Array mit einem separaten Dopplerkristall kombiniert (Abb. 2.19). Auch diese Technik gestattete einen schnellen, alternierenden Betrieb, so daß eine simultane Darstellung von 2D-Bild und Dopplerspektrum möglich wurde. Dem Vorteil einer guten Signalqualität stand jedoch der Nachteil eines festen Abstrahlwinkels des Dopplerkristalls gegenüber. Dies hatte zur Folge, daß zur Positionierung des Meßvolumens auch der Schallkopf selbst entlang der Schnittebene verschoben werden mußte.

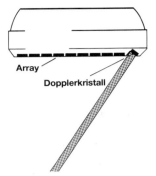

Abb. 2.19. Kombination eines Linear-array-Schallkopfs mit einem fest integrierten Dopplerkristall für abdominelle Applikationen des Duplexverfahrens

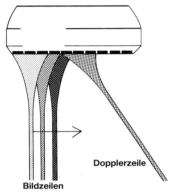

Abb. 2.20. Linear-array-Schallkopf. Erzeugung von 2D-Bild und Dopplerstrahl mit Hilfe des gleichen Linear array

Ein jüngeres Verfahren erlaubt die Erzeugung des Ultraschalldopplerstrahls mit Hilfe des Linear array direkt, also ohne zusätzlichen Dopplerkristall (Abb. 2.20). Während die Bildzeilen parallel aufgebaut werden, erfolgt die Erzeugung des Ultraschalldopplerstrahls wie beim bereits beschriebenen Phased-array-Schallkopf, also allein durch zeitlich verzögertes Ansteuern verschiedener Kristallelemente (Abb. 2.20). Dem Vorteil eines variablen Abstrahlwinkels steht jedoch bei diesem Verfahren wiederum der Nachteil einer begrenzten Sensitivität und eines schlechteren Signal-Rausch-Verhältnisses gegenüber.

Ein Duplexsystem bietet den grundsätzlichen Vorteil, das Winkelverhältnis zwischen der Achse des untersuchten Gefäßes und dem Doppleruntersuchungsstrahl darzustellen. Die in Abschnitt 2.2 erwähnte Formel trifft nämlich nur dann zu, wenn sich der Reflektor direkt auf Sender und Empfänger zubewegt bzw. sich direkt von ihnen entfernt. Sobald ein Winkel zwischen Sender-/Empfängerachse und der Blutströmungsrichtung auftritt, muß der Cosinus dieses Winkels θ als Korrekturfaktor in der Formel berücksichtigt werden. Die Dopplergleichung lautet somit:

$$f_d = \frac{f_0 \cdot V \cdot 2 \cdot \cos \theta}{C}$$

Dabei ist f_d die Dopplerverschiebung gemessen in kHz; f_0 die Ursprungsfrequenz oder Sendefrequenz gemessen in MHz; V die Geschwindigkeit mit der sich die korpuskulären Bestandteile des Bluts bewegen (in m/s); θ ist der Einstrahlwinkel zwischen dem Ultraschallstrahl und der Blutströmungsrichtung, die meist der Gefäßachse entspricht; C ist die Schallgeschwindigkeit im Gewebe, die mit $1{,}56 \cdot 10^3$ m/s als konstant angesehen werden kann.

Moderne Geräte erlauben die Einblendung einer kleinen drehbaren Linie in das Ultraschallschnittbild. Durch Ausrichtung dieser Linie parallel zum Gefäßverlauf korrigiert das Gerät automatisch den Winkelfehler und stellt die Geschwindigkeitskurven in der richtigen Amplitude dar.

Da der Cosinus eines Winkels von 0° = 1 und der eines Winkels von 90° = 0 ist, sollte das zu untersuchende Gefäß unter einem möglichst kleinen Winkel angeschallt werden. Sehr kleine Winkel unter 15° können vernachlässigt werden, da der Cosinus eines Winkels unter 15° annäherungsweise 1 beträgt. Größere Winkel müssen durch eine Winkelkorrektur berücksichtigt werden.

In der Dopplergleichung sind somit f_d und der Einfallswinkel θ die einzigen Variablen, aus denen die Flußgeschwindigkeit im Gefäß durch Umformung der obigen Gleichung ermittelt werden kann. Es gilt folgende Beziehung:

$$V = \frac{f_d \cdot C}{2 \cdot f_0 \cdot \cos \theta}$$

2.6 Farbkodierte Dopplersonographie

Die farbkodierte Dopplersonographie könnte auch als *Flächen-* bzw. *2D-Dopplersonographie* bezeichnet werden, denn im Gegensatz zu den bisher beschriebenen Verfahren ist die Strömungserfassung nicht auf ein einziges, räumlich eng begrenztes Meßvolumen beschränkt. Vielmehr werden *zahlreiche* Meßvolumina gleichzeitig aufgebaut, so daß der Untersucher einen nahezu vollständigen Überblick über die hämodynamischen Verhältnisse im Untersuchungsgebiet gewinnen kann [33, 157, 162].

Die farbkodierte Dopplersonographie eignet sich deshalb insbesondere zur schnellen Klärung bei unbekannten hämodynamischen Verhältnissen, beispielsweise zur Untersuchung der intrakardialen Strömungsverhältnisse bei Neugeborenen mit einem unklaren Vitium [162].

Wie bei der zuvor beschriebenen Duplextechnik eignen sich verschiedene Schallkopf- und Abtastverfahren; da jedoch die Echokardiographie das bevorzugte Einsatzgebiet darstellt, arbeiten die meisten farbkodierten Geräte in Verbindung mit Phased-array-Sektorschallköpfen.

Im Gegensatz zur herkömmlichen Duplextechnik werden die Abtastzeilen für das Schnittbild und der Ultraschallstrahl zur Gewinnung des Dopplersignals nicht alternierend aufgebaut; vielmehr werden beide Informationen aus dem gleichen Echosignal abgeleitet. Der Aufbau jeder Bild- bzw. Abtastzeile beginnt mit dem Abstrahlen eines Sendeimpulses. Die aus den verschiedenen Tiefen nacheinander zurückkehrenden Echosignale werden vom Gerät bezüglich ihrer Intensität und ihrer Frequenz analysiert und entweder als Strömungssignal oder als Echo einer stationären Grenzfläche bewertet. Nach Empfang des letzten Echos aus der maximalen Untersuchungstiefe wird ein zweiter Sendeimpuls in gleicher Richtung abgestrahlt, die Abtastzeile also noch einmal aufgebaut. Ein entsprechender Schaltkreis vergleicht die während des zweiten Abtastvorgangs erhaltenen Informationen mit den bereits zuvor gewonnenen Signalen, so daß Artefakte oder Falschmessungen aufgrund einer fehlenden Übereinstimmung erkannt werden. Je nach Fabrikat wird dieser Vorgang bis zu 7mal wiederholt, um eine hohe Signalgüte zu erhalten.

Die als Echo einer stationären Grenzfläche identifizierten Signale werden sodann auf dem Bildschirm in der entsprechenden Position als weißer Punkt dargestellt; die Darstellung der als Strömungssignal erkannten Signale erfolgt — je nach ermittelter Strömungsrichtung — als roter oder blauer Bildpunkt in der korrekten Position auf dem Bildschirm.

Durch Aufbau zahlreichen Abtastzeilen entsteht ein übliches zweidimensionales Schnittbild, welches jedoch zusätzlich farbkodierte Informationen über die Richtung der Blutströmung beinhaltet. Der Untersucher muß dabei unbedingt berücksichtigen, daß dort, wo der Winkel zwischen Blutströmung und Schallstrahl 90° beträgt, *kein* Dopplereffekt entstehen kann. Hier bleibt der Bildschirm trotz Vorhandensein einer Strömung schwarz!

Weitere — bisher nicht gelöste — Probleme limitieren den Einsatz der farbkodierten Dopplersonographie:

1. Während der Doppler für eine einwandfreie Funktion möglichst lange Sendeimpulse, bestehend aus mehreren Wellenzügen, benötigt, erfordert das zweidimensionale Schnittbild zugunsten eines guten Auflösungsvermögens möglichst kurze Sendeimpulse.

Da bei der Kombination Kompromisse eingegangen werden müssen, ist die Bildqualität deutlich schlechter als bei „normalen" Ultraschallgeräten. Der Doppler weist eine geringere Sensitivität bei einem schlechteren Signal-Rausch-Verhältnis auf, so daß langsamere Strömungen in Gefäßen geringeren Kalibers nicht dargestellt werden können.
2. Da mehrere Bildzeilen miteinander korreliert werden, verringert sich die Bildaufbaufrequenz je nach Darstellungstiefe auf nur 5–15 Bilder pro Sekunde.
3. Durch die geringe Abtastfrequenz tritt bereits bei einer Geschwindigkeit von ca. 1 m/s der Aliasing-Effekt auf, der sich jedoch beim Farbdoppler wesentlich gravierender auswirkt als bei herkömmlichen gepulsten Dopplersystemen. Bei gepulsten Systemen wird lediglich die Spitze des Dopplerspektrums abgeschnitten und erscheint im Nachbarkanal.
Beim farbkodierten Doppler kommt es jedoch fatalerweise zum *Farbumschlag*, so daß der Untersucher über die tatsächliche Strömungsrichtung *getäuscht* wird.

Aufgrund der genannten Limitationen stellt die farbcodierte Dopplersonographie nach dem heutigen Stand der Technik lediglich ein zusätzliches Verfahren bei der Untersuchung von Strömungsverhältnissen dar. Nach wie vor wird auf eine Darstellung und Interpretation des Frequenzspektrums nicht verzichtet werden können.

2.7 Vergleich verschiedener Abtasttechniken

Continuous Wave Doppler (Abb. 2.21)

Permanente Abstrahlung von Ultraschall und kontinuierlicher Empfang aller Reflexionen entlang des Sendestrahls mittels eines zweiten Kristalls.

Nachteil: Räumliche Zuordnung der empfangenen Signale nur sehr begrenzt möglich, da keine Tiefenselektion.

Vorteile: Kein Aliasing-Effekt, dadurch unverfälschte Darstellung auch höchster Strömungsgeschwindigkeiten und exakte Quantifizierbarkeit von Klappenstenosen. Sehr gutes Signal-Rausch-Verhältnis.

Gepulste Dopplersysteme (Abb. 2.22)

Periodische Abstrahlung kurzer Ultraschallimpulse, dadurch Messung in wählbarer Tiefe und damit in einem definierten Gefäß möglich.

Nachteil: Verfälschungen ab etwa 1,5 m/s Strömungsgeschwindigkeit durch Aliasing mit der Folge einer mangelhaften Quantifizierbarkeit von Stenosegraden.

Vorteile: Dank der eindeutigen räumlichen Zuordnungsmöglichkeit der Empfangssignale ist eine sichere und exakte Messung ohne Verfälschungen durch andere Gefäße möglich.

High-PRF Doppler (Abb. 2.23)

Periodische Abstrahlung von Ultraschall mit erhöhter Impulsrate.

Nachteil: Durch Entstehung zusätzlicher, sekundärer Meßvolumina ist keine ganz eindeutige räumliche Zuordnung der empfangenen Strömungssignale möglich. Begrenztes Signal-Rausch-Verhältnis.

Vorteile: Kein Aliasing-Effekt bis etwa 5 m/s. Bessere räumliche Zuordnung als beim Continuous-wave-Doppler.

Farbdopplersysteme/2D-Dopplersysteme (Abb. 2.24)

Zweidimensionaler – sektorförmiger – Aufbau zahlreicher kleiner Meßvolumina und gleichzeitige farbkodierte Darstellung

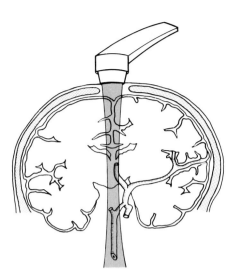

Abb. 2.21. Schematische Darstellung eines CW-Dopplers

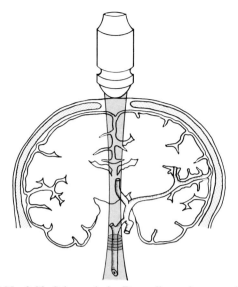

Abb. 2.22. Schematische Darstellung eines gepulsten Dopplersystems

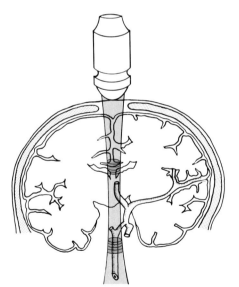

Abb. 2.23. Schematische Darstellung eines gepulsten Dopplersystems mit High-PRF- (Pulsrepetitionsfrequenz-) Betrieb. In diesem Fall werden statt eines einzigen Meßvolumens 2 Meßvolumina gleichzeitig verwendet. Dadurch geht die eindeutige Zuordnung des Dopplersignals zu einem bestimmten Gefäß verloren. Befinden sich beide Meßvolumina in Gefäßen, so ist das Dopplerfrequenzspektrum die Summe der beiden Dopplerkurven.

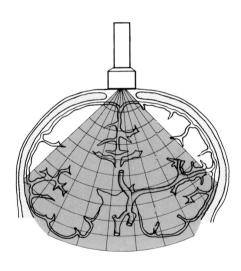

Abb. 2.24. Schematische Darstellung des farbkodierten Flächendopplers mit Erzeugung zahlreicher Meßvolumina

jeder einzelnen erfaßten Strömungsrichtung direkt im zweidimensionalen Schnittbild.

Nachteile: Verfälschungen bereits ab einer Strömungsgeschwindigkeit von 1 m/s (Aliasing) und mangelhafte Quantifizierung von Stenosegraden. Extrem hohe Gefahr der Fehlinterpretation, da höhere Strömungsgeschwindigkeiten in der falschen Farbe dargestellt werden. Sehr niedriger Bildaufbau. Begrenzte räumliche Auflösung des Schnittbildes.

Vorteile: Schneller Überblick bei unbekannten hämodynamischen Verhältnissen, da die Strömungen direkt im Schnittbild dargestellt werden.

3 Methode

KARL-HEINZ DEEG

3.1 Gerätetechnische Voraussetzungen

Wie bereits in Kap. 2 erwähnt stehen prinzipiell zwei verschiedene Dopplersysteme zur Blutflußmessung in den Hirnarterien zur Verfügung: Dopplergeräte mit kontinuierlicher Schallaussendung (Continuous-wave-Doppler = CW-Doppler) und Geräte mit intermittierender Schallaussendung (Pulsed-wave-Doppler = PW-Doppler). Während die ersten Arbeiten über die zerebrale Dopplersonographie v. a. mit CW-Geräten in der A. cerebri anterior durchgeführt wurden, setzen sich in zunehmendem Maße gepulste Dopplersysteme durch, die eine zuverlässige Registrierung der Blutströmung in bestimmten Hirngefäßen ermöglichen. Mit Hilfe eines PW-Dopplers können auch kleinere intrazerebrale Arterien und Venen gezielt untersucht werden. Die gepulsten Dopplergeräte sind jedoch gegenüber den CW-Dopplergeräten erheblich teurer. Ein leistungsfähiges Sektorscangerät steht derzeit bereits fast allen neonatologischen Zentren zur Verfügung. Die modernen Geräte können zudem häufig auf Dopplerbetrieb nachgerüstet werden, so daß die Investitionskosten die eines CW-Dopplers nur noch um das Doppelte bis 3fache übersteigen.

Ein gepulstes Dopplergerät stellt somit für die Neonatologie das System der Wahl dar. Der limitierende Faktor gepulster Dopplergeräte, die Fähigkeit, sehr hohe Flußgeschwindigkeiten zu messen, spielt in der Neonatologie und im späteren Säuglingsalter in der Regel keine Rolle, da die zu erwartenden Flußgeschwindigkeiten in den Hirnarterien meist weit unterhalb der Nyquist-Grenze liegen, so daß der Aliasing-Effekt nicht auftritt. So konnten wir bei über 5 000 dopplersonographischen Flußmessungen in den Hirngefäßen von Säuglingen in der Regel die maximale Flußgeschwindigkeit mit einem 5-MHz-Schallkopf erfassen. Bei weniger als 1 % der Kinder traten so hohe Flußgeschwindigkeiten auf, daß auf einen 3-MHz-Schallkopf zurückgegriffen werden mußte, mit dem dann die maximale Flußgeschwindigkeit exakt gemessen werden konnte.

Wie bereits erwähnt versteht man unter einem Duplexscangerät die Kombination eines zweidimensionalen Schnittbildgeräts mit einem gepulsten Dopplersystem. Für die zerebrale Dopplersonographie kommen v. a. Sektorscangeräte zur Anwendung, die bei kleiner Ankopplungsfläche einen großen Bildausschnitt ermöglichen und so den anatomischen Gegebenheiten der Fontanellen des Säuglings am besten gerecht werden. Mit Sektorschallköpfen können zudem Flußmessungen im Bereich des Thorax und Abdomens durchgeführt werden, so daß ein Vergleich zerebraler Flußprofile mit Strömungsprofilen in der Aorta etc. möglich wird.

Die zweidimensionale Wiedergabe des anatomischen Schnittbilds sollte, wenn immer möglich, mit einem hochfrequenten Schallkopf von 7,5 oder 5 MHz erfolgen. Schallköpfe mit einer Frequenz von 3,5 MHz werden nur selten zur Registrierung sehr hoher Flußgeschwindigkeiten oder bei älteren Säuglingen mit bereits sehr ausgeprägten Schädeldimensionen

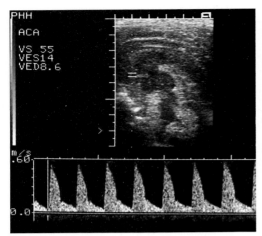

Abb. 3.1. Dopplersonographische Flußmessung in der A. cerebri anterior mit einem Phased-array-System, das eine simultane Darstellung des zweidimensionalen Schnittbilds (*obere Bildhälfte*) und des Dopplerfrequenzspektrums (*untere Bildhälfte*) ermöglicht

und damit großer Eindringtiefe benötigt. Des weiteren können auch jenseits des Säuglingsalters mit einem niederfrequenten Schallkopf von 2 oder 3 MHz die intrakraniellen anatomischen Strukturen von transtemporal in axialen Schnittebenen dargestellt werden. Auflösungsvermögen und Detailerkennbarkeit sind jedoch deutlich schlechter als beim transfontanellären Zugang. Je höher die verwendete Ultraschallfrequenz ist, umso besser ist das Auflösungsvermögen, umso geringer sind jedoch auch die Eindringtiefe und beim Dopplerbetrieb die Nyquist-Grenze und somit die maximal meßbare Flußgeschwindigkeit.

Die modernen Dopplersonographiegeräte, die mit einem phased-array-Schallkopf ausgerüstet sind, ermöglichen die gleichzeitige Wiedergabe eines flimmerfreien zweidimensionalen Schnittbildes und des Dopplerfrequenzspektrums, so daß zu jedem Zeitpunkt der Untersuchung eine optimale Orientierung über die Lokalisation des Meßvolumens möglich ist. Hierbei wird z. B. im oberen oder rechten Bildabschnitt das Schnittbild dargestellt, während unten oder im linken Bildabschnitt das Dopplerfrequenzspektrum wiedergegeben wird (Abb. 3.1).

Bei mechanischen Duplexscannern kann wahlweise durch einen Fußschalter vom Schnittbild auf Dopplerbetrieb umgeschaltet werden. Zunächst wird das gewünschte Gefäß zweidimensional dargestellt, anschließend wird die Dopplerlinie durch das Gefäß gelegt und das Meßvolumen im Gefäß plaziert. Danach wird dann auf Dopplerbetrieb umgeschaltet. Bei der zerebralen Dopplersonographie und bei ruhigem, kooperativem Kind hat dies keine entscheidenden Nachteile. Bei abwehrendem, unruhigem Kind und bei Flußmessungen im Bereich des Herzens und der großen Gefäßen ist eine simultane Wiedergabe jedoch ein großer Vorteil. Wie bereits in Kap. 2 erwähnt, wird dieser Vorteil jedoch mit einem etwas schlechteren Dopplersignal mit geringerer Sensitivität und einem schlechteren Signal-Rausch-Verhältnis erkauft. Die für den Aufbau der 2D-Zeilen notwendige Zeit setzt außerdem die Pulsrepititionsfrequenz des Dopplers um den Faktor 2 herab, so daß das Aliasing-Phänomen entsprechend früher auftritt.

3.2 Dopplerwiedergabe

Das Dopplerfrequenzspektrum wird von den meisten Systemen in Form einer schnellen Fourier-Analyse ausgewertet. In der Abszisse wird dabei die Zeit, in der Ordinate entweder die Dopplerverschiebung in kHz oder die Flußgeschwindigkeit in m/s angegeben (Abb. 3.2). Bei Angabe der Flußgeschwindigkeit muß eine gegebenenfalls erforderliche Winkelkorrektur vorher im zweidimensionalen Schnittbild durch Einblendung des Einfallswinkels zwischen den Ultraschallwellen und der Gefäßachse vorgenommen werden. Eine

Änderung des Winkels führt zu einer automatischen Änderung der Eichung im Bereich der Ordinate.

3.3 Auswertung der Dopplerkurve

Aus dem Dopplerfrequenzspektrum können verschiedene Flußgeschwindigkeiten sowie verschiedene Indizes als Maß für die Pulsatilität angegeben werden. Hierzu muß bei den älteren Systemen das Frequenzspektrum manuell ausgemessen und eine eventuelle Winkelkorrektur durchgeführt werden. Modernere Geräte verfügen über eine elektronische Abgreifeinrichtung, die eine Auswertung des Frequenzspektrums auf dem Bildschirm ermöglicht.

3.3.1 Ermittlung von Flußgeschwindigkeiten

Maximale systolische Flußgeschwindigkeit V_s

Die maximale systolische Flußgeschwindigkeit V_s entspricht dem Gipfel der Kurve (Abb. 3.2) und läßt sich zuverlässig ermitteln. Sie stellt die maximale Flußgeschwindigkeit während des Herzzyklus dar. In den kleinen Hirnarterien von Säuglingen kommen jedoch neben der höchsten Flußgeschwindigkeit v. a. in Wandnähe niedrigere Flußgeschwindigkeiten unterhalb der Maximalgeschwindigkeit vor, die durch unterschiedliche Graustufen des Frequenzspektrums kodiert werden. Je heller das Frequenzspektrum wiedergegeben wird, um so häufiger ist die entsprechende Geschwindigkeit vertreten. Je dunkler das Frequenzspektrum dargestellt wird, um so seltener kommt die entsprechende Flußgeschwindigkeit vor. Der in modernen Geräten integrierte Computer kann unter Berücksichtigung der relativen Häufigkeit der einzelnen Flußgeschwindigkeiten zu jedem Zeitpunkt des Herzzyklus eine

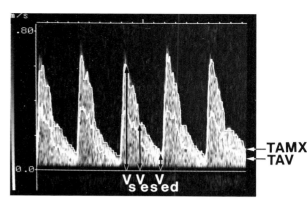

Abb. 3.2. Normales Dopplerfrequenzspektrum in einer Hirnarterie bei einem gesunden Säugling. Die aus dem Dopplerspektrum ermittelbaren Flußgeschwindigkeiten sind markiert: V_s maximale systolische Flußgeschwindigkeit (entspricht dem Gipfel der Kurve); V_{es} endsystolische Flußgeschwindigkeit (entspricht der Schulter im abfallenden Schenkel des Flußprofils); V_{ed} enddiastolische Flußgeschwindigkeit (entspricht dem Ende eines Pulszyklus); *TAMX* mittlere maximale Flußgeschwindigkeit (entspricht dem Integral der Dopplerkurve); *TAV* zeitlich gewichtete mittlere Flußgeschwindigkeit (bei parabolem Flußprofil oder turbulentem Fluß kommen neben der maximalen Flußgeschwindigkeit multiple niederere Flußgeschwindigkeiten vor. Die Mittelung dieser Flußgeschwindigkeiten über die Zeit entspricht der TAV)

Mittelung der Flußgeschwindigkeiten vornehmen und so die mittlere Flußgeschwindigkeit ermitteln. Der systolische Vorwärtsfluß kommt v. a. durch die Kontraktionskraft des linken Ventrikels zustande und ist Ausdruck der linksventrikulären Funktion.

Endsystolische Flußgeschwindigkeit V_{es}

Die endsystolische Flußgeschwindigkeit V_{es} entspricht der Schulter im abfallenden Schenkel des systolischen Flußprofils (Abb. 3.2). Flußmessungen in der Aorta haben dabei gezeigt, daß es endsystolisch zu einem kurzfristigen Rückfluß des Blutes kommt. Dieser endsystolische Rückfluß ist durch den Aortenklappenschluß bedingt und findet in den Hirn- und Abdominalgefäßen in Form der endsystolischen Flußgeschwindigkeit sein Korrelat.

Enddiastolische Flußgeschwindigkeit V_{ed}

Die enddiastolische Flußgeschwindigkeit V_{ed} entspricht dem tiefsten Punkt der Kurve vor dem erneuten systolischen Anstieg (Abb. 3.2). Während der Diastole kann bei gesunden Säuglingen immer ein kontinuierlicher Vorwärtsfluß gefunden werden. Dieser Vorwärtsfluß kommt einerseits durch die Windkesselfunktion der Aorta, andererseits durch den niederen Umgebungswiderstand im Bereich der Hirngefäße zustande. Ohne die Windkesselfunktion der Aorta käme die Blutströmung in der Diastole immer zum Erliegen. Unter pathologischen Bedingungen führen somit alle Erkrankungen mit defektem Windkessel der Aorta (Ductus arteriosus Botalli, Truncus arteriosus communis, Aorteninsuffizienz, aortopulmonaler Shunt etc.) und ZNS-Erkrankungen, die mit einem erhöhten Umgebungswiderstand (erhöhtem Hirndruck) im Bereich der zerebralen Strombahn einhergehen, zu einem veränderten diastolischen Fluß. Der diastolische Fluß wird durch die endsystolische Flußgeschwindigkeit V_{es} einerseits und durch die enddiastolische Flußgeschwindigkeit V_{ed} andererseits begrenzt.

Mittlere Flußgeschwindigkeiten

Während die maximale systolische Flußgeschwindigkeit V_s, die endsystolische Flußgeschwindigkeit V_{es} und die enddiastolische Flußgeschwindigkeit V_{ed} auch manuell aus dem Dopplerfrequenzspektrum abgelesen werden können, ist zur Bestimmung der mittleren Flußgeschwindigkeit eine computergestützte Auswertung des Frequenzspektrums erforderlich. In den kleinen Hirnarterien gesunder Säuglinge liegt normalerweise kein flaches Flußprofil wie in den großen Körperarterien vor, so daß v. a. in der Nähe der Gefäßwand niedrigere Flußgeschwindigkeiten als im Achsenstrom vorkommen. Da das Meßvolumen in etwa dem Durchmesser der Hirngefäße entspricht, werden sowohl die Flußgeschwindigkeiten im Achsenstrom als auch die wandnahe Blutströmung registriert. Zu jedem Zeitpunkt des Herzzyklus werden neben der maximalen Flußgeschwindigkeit multiple niedrigere Flußgeschwindigkeiten in der Fourier-Analyse gemessen. Die relative Häufigkeit dieser Flußgeschwindigkeiten wird durch unterschiedliche Helligkeiten der Grauskala kodiert. Flußgeschwindigkeiten, die häufig vorkommen, erscheinen weiß; Flußgeschwindigkeiten, die selten vorkommen, erscheinen dunkelgrau. Computergestützt kann zu jedem Zeitpunkt des Herzzyklus die mittlere Flußgeschwindigkeit ermittelt werden. Die höchsten mittleren Flußgeschwindigkeiten werden dabei in der Systole gefunden, während in der Diastole entsprechend niedrigere Flußgeschwindigkeiten vorkommen. Durch Integration der vom Computer ermittelten Kurve kann die mittlere zeitlich gewichtete Flußgeschwindigkeit TAV („time average velocity") angegeben werden (Abb. 3.2).

Die mittlere Flußgeschwindigkeit TAV ist zur Ermittlung des Volumenflusses Q und damit zur Beurteilung der Organdurchblutung besonders wichtig. Es gilt folgende Beziehung:

$$Q = V \cdot A,$$

wobei Q der Volumenfluß in ml/s, V die mittlere Flußgeschwindigkeit in cm/s und A die Querschnittsfläche des Gefäßes in cm^2 ist.

Neben der mittleren Flußgeschwindigkeit TAV kann noch eine weitere mittlere Flußgeschwindigkeit, die mittlere maximale Flußgeschwindigkeit TAMX („time average maximal velocity"), angegeben werden.

Sie entspricht der Fläche unter der Umhüllenden des Dopplerfrequenzspektrums („area under the curve") (Abb. 3.2). Sie kann auch manuell, mit einem Planimeter, durch Integration des Frequenzspektrums ermittelt werden (Abb. 3.2).

3.3.2 Pulsatilitätsindizes

Zwei verschiedene Pulsatilitätsindizes werden in der Literatur angegeben: Der von Pourcelot 1975 definierte Pulsatilitätsindex [182] und der von Gosling 1974 beschriebene Pulsatilitätsindex [90]. Der von Pourcelot angegebene Index wird auch als Resistanceindex RI bezeichnet und ist wie folgt definiert:

$$RI = \frac{(V_s - V_{ed})}{V_s}$$

Um Mißverständnisse zwischen beiden Indizes zu vermeiden wird nur der von Gosling definierte Index als Pulsatilitätsindex PI bezeichnet. Er ist wie folgt definiert:

$$PI = \frac{(V_s - V_{ed})}{TAV}$$

Der von Gosling definierte Pulsatilitätsindex PI stellt ein wesentlich besseres Maß für die Pulsatilität dar als der von Pourcelot definierte Resistanceindex RI [1].
Pulsatilitäts- und Resistanceindex sind Verhältniszahlen ohne Benennung, die unabhängig sind vom Einfallswinkel. Ein eventueller Winkelfehler erscheint im Zähler und Nenner gleichzeitig und eliminiert sich infolgedessen. Aus diesem Grund ist keine Winkelkorrektur erforderlich. Aufgrund der Winkelunabhängigkeit können beide Indizes prinzipiell auch mit einem CW-Doppler bestimmt werden. Ein wesentlicher Nachteil der genannten Indizes liegt in der Tatsache begründet, daß unterschiedliche Änderungen im Flußprofil zu einer gleichsinnigen Änderung des entsprechenden Index führen können: Ein Anstieg des Resistanceindex kann sowohl bedingt sein durch einen Anstieg der maximalen systolischen Flußgeschwindigkeit V_s bei unveränderter enddiastolischer Fluß-geschwindigkeit V_{ed} als auch durch einen Abfall der enddiastolischen Flußgeschwindigkeit V_{ed} bei unveränderter maximaler systolischer Flußgeschwindigkeit V_s. Beim ersten Beispiel würde die mittlere Flußgeschwindigkeit ansteigen, im zweiten Beispiel abfallen. Beide Indizes sind somit zur Beurteilung der Organdurchblutung nicht geeignet. Hierzu muß auf die absoluten Flußgeschwindigkeiten zurückgegriffen werden.

3.4 Untersuchungsdurchführung

Die Untersuchung der Kinder erfordert keine spezielle Lagerung oder Vorbereitung. Nicht transportfähige, beatmete, Frühgeborene können im Inkubator, ohne Umlagerung oder sonstige Manipulationen schonend untersucht werden. Die Untersuchung kann sowohl in Rückenlage als auch Bauchlage erfolgen. Die einzige Voraussetzung für die Strömungsmessung mit einem Duplexscangerät ist eine offene Fontanelle, die als akustisches Fenster dient. Obwohl erhebliche Altersschwankungen bezüglich des Fontanellenschlusses bestehen, kann in der Regel bis Ende des 1. Lebensjahrs mit einer hinreichend großen Fontanelle gerechnet werden.
Nach Schluß der Fontanellen können auch jenseits des Säuglingsalters in axialen Schnittebenen durch die temporale Schädelkalotte die anatomischen Strukturen mit einem niederfrequenten Schallkopf von 2 oder 3 MHz dargestellt werden. Durch den dünnen temporalen Knochen können die intrakraniellen Gefäße auch beim Kleinkind und nicht selten beim Schulkind dopplersonographisch erfaßt werden. Mit der von Aaslid [1] entwickelten transkraniellen Dopplersonographie kann darüber hinaus altersunabhängig von transtemporal die Blutströmung in den Hirngefäßen gemessen werden. An dieser Stelle ist die Schädelkalotte beson-

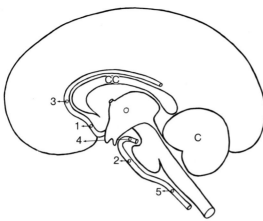

Abb. 3.3. Schematische Darstellung der im medianen Sagittalschnitt erfaßbaren Hirnarterien.
C Cerebellum; *CC* Corpus callosum.
1 A. cerebri anterior, *2* A. basilaris,
3 A. pericallosa, *4* A. cerebri posterior,
5 A. vertebralis

ders dünn, so daß ein geringer Prozentsatz besonders energiereicher Ultraschallwellen den intrakraniellen Raum erreichen und wieder verlassen kann. Auf die transkranielle Dopplersonographie, die auch beim Erwachsenen anwendbar ist, soll hier jedoch nicht weiter eingegangen werden.

Die Untersuchung sollte wenn immer möglich auf die gleiche Weise durchgeführt werden: Hierbei empfiehlt sich, den Schallkopf immer mit der gleichen Hand zu führen und das Gerät mit der anderen Hand zu bedienen. Dies ist jedoch z. B. beim Einsatz auf der Intensivstation leider nicht immer möglich.

Unruhige Kinder sollten durch Fütterung während oder vor der Untersuchung oder durch Gabe von 20 %iger Glukoselösung auf den Schnuller abgelenkt werden. Eine Sedierung zur dopplersonographischen Flußmessung ist nur selten bei sehr unruhigen Kindern erforderlich. Beim schreienden, pressenden Kind kann die Flußkurve nachhaltig v. a. in der Diastole, aber auch in der Systole beeinflußt werden, so daß eine Beurteilung nicht erfolgen kann.

Die Untersuchung sollte in standardisierten Sagittal-, Koronar- und axialen Schnittebenen erfolgen, wie sie dem in der zerebralen Ultraschalldiagnostik erfahrenen Pädiater hinlänglich bekannt sind. Die Seitenorientierung erfolgt wie international üblich so, daß auf den Sagittalschnitten die frontalen anatomischen Strukturen auf der linken Bildseite abgebildet werden, während die okzipitalen Strukturen rechts dargestellt werden. Im Koronarschnitt wird die rechte Hemisphäre auf der linken Bildseite und die linke Hemisphäre in der rechten Bildhälfte wiedergegeben. Auf den axialen Schnittebenen werden die frontalen anatomischen Strukturen links und die okzipitalen Strukturen rechts wiedergegeben. Eine exakte Seitenorientierung ist insbesondere auf den koronaren Schnittebenen unerläßlich.

Zunächst werden die anatomischen Strukturen zweidimensional abgebildet, wobei der Tiefenausgleich des Ultraschallgeräts so eingestellt wird, daß eine gleichmäßige Wiedergabe über den gesamten Bildausschnitt gewährleistet ist. Anschließend werden die entsprechenden Arterien dopplersonographisch erfaßt. Hierbei wird zunächst die Dopplerlinie durch das gewünschte Gefäß gelegt und anschließend das Meßvolumen exakt an der Stelle des Gefäßes plaziert, wo der geringste Winkel zwischen dem Dopplerstrahl und der Gefäßachse besteht und somit maximale Dopplerverschiebungen registriert werden können.

In der *sagittalen Schnittebene* (Abb. 3.3) können Flußmessungen in der A. cerebri anterior, A. pericallosa, A. basilaris und A. vertebralis durchgeführt werden. Prinzipiell eignet sich die Sagittalebene auch zur Flußmessung in der A. carotis interna und A. cerebri posterior. Beide Gefäße können jedoch im Koronarschnitt besser erfaßt werden.

In der *koronaren Schnittebene* (Abb. 3.4) kann die Blutströmung in der A. cerebri anterior, in beiden Aa. carotides internae, in der A. basilaris, beiden Aa. cerebri posteriores und beiden Vertebralarterien gemessen werden. In einer mittleren koronaren Schnittebene kann die A. cerebri media im zweidimensionalen Schnittbild zwar optimal abgebildet werden, da sie jedoch nahezu in einem Winkel von 90° zum Dopplerstrahl verläuft, können Flußmessungen in dieser Schnittebene nicht durchgeführt werden. Insbesondere ist der Koronarschnitt zur Flußmessung im Hauptast der A. cerebri media völlig ungeeignet (Abb. 3.4). Die Äste der A. cerebri media im Bereich der Inselregion verlaufen jedoch in der Ausbreitungsrichtung der Ultraschallwellen und können dopplersonographisch gemessen werden (Abb. 3.4). *Axiale Schnittebenen* sind zur Flußmessung im Hauptast der A. cerebri media erforderlich. Des weiteren können Flußmessungen in der A. cerebri posterior, A. cerebelli superior und inferior über die axialen Schnittebenen erfolgen. Prinzipiell kann durch Kippen und Neigen des Schallkopfs nach oben und unten bzw. frontal und okzipital auch die Strömung in der A. cerebri anterior, A. carotis interna und A. basilaris im Axialschnitt von temporal aus gemessen werden. Da die genannten Arterien jedoch unter einem ungünstigeren Winkel getroffen werden als auf den sagittalen und koronaren Schnittebenen und zudem die zweidimensionalen Schnittbilder durch den transtemporalen Zugang schlechter sind, sollten Flußmessungen in diesen Gefäßen von der Fontanelle aus erfolgen.

3.5 Arterielle Gefäßversorgung des Gehirns

Die Gefäßversorgung des Gehirns erfolgt über die beiden Aa. carotides internae und die A. basilaris (Abb. 3.4). Die beiden Aa. carotides internae liefern etwa zwei Drittel des zerebralen Blutvolumens,

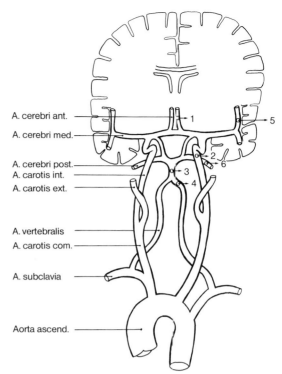

Abb. 3.4. Schematische Darstellung der im mittleren Koronarschnitt erfaßbaren Hirnarterien.
1 A. cerebri anterior, *2* A. carotis interna,
3 A. basilaris, *4* A. vertebralis,
5 A. cerebri media (Seitenast),
6 A. cerebri posterior

während der Rest von der A. basilaris beigesteuert wird. Beide Gefäßsysteme sind im Circulus arteriosus Willisi über die A. communicans anterior und posterior miteinander verbunden. Die *A. basilaris* entsteht an der Schädelbasis durch Vereinigung beider Vertebralarterien. Sie endet in der Aufteilung in die beiden Aa. cerebri posteriores im Bereich der Cisterna interpeduncularis. Folgende Äste entspringen aus der A. basilaris: Die Aa. pontis, die zur Brücke, zum Kleinhirn und kaudalen Mittelhirn ziehen. Die A. labyrinthi, die das Innenohr versorgt. Die A. cerebelli inferior und superior, die die Kleinhirnhemisphären, die Brücke, die Pedunculi cerebri sowie Teile des Mittelhirns und des Okzipitallappens versorgen. Beide Aa. cerebri posteriores geben Äste zum Tektum, Mittelhirn, Thalamus, Hypothalamus, Subthalamus sowie den Mittellinienkernen ab. Weiterhin werden von beiden Gefäßen die Vierhügelplatte, die Corpora geniculata, die Glandula pinealis sowie der Plexus chorioideus und Teile des Okzipital- und Temporallappens versorgt.

Die beiden *Aa. carotides internae* teilen sich in die größere A. cerebri media sowie in die kleinere A. cerebri anterior. Als größter Ast der A. carotis interna entspringt die *A. cerebri media* unmittelbar neben dem Chiasma opticum und zieht in horizontaler seitlicher Richtung zur Fissura Sylvii. Ihre Äste versorgen die Inselregion, das Klaustrum, den Globus pallidus, das Putamen, die obere Hälfte der Capsula interna und einen Großteil des Nucleus caudatus. Weiterhin wird der gesamte seitliche Teil der Hemisphäre mit Ausnahme der oberen Konvexität zwischen Frontal- und Okzipitalpol sowie die untere Konvexität vom Okzipital- bis zum Temporalpol durch die A. cerebri media versorgt. Die Endäste der A. cerebri media anastomosieren an der Hirnoberfläche mit den Endästen der Aa. cerebri anterior und posterior. Daneben gibt die A. cerebri media Äste zu den Meningen ab.

Der kleinere Ast der A. carotis interna, die *A. cerebri anterior* gibt Äste zum Nervus opticus und Chiasma opticum, zum vorderen Hypothalamus, Septum pellucidum, den medialen Abschnitten der vorderen Kommissur, der Fornixsäulen und des anterior-inferioren Striatumanteils. Der größte dieser Äste ist die Heubner-Arterie, die zum anteroinferioren Anteil des Caput nuclei caudati, ins Putamen und zu den vorderen Schenkeln der Capsula interna zieht. Weiterhin werden Bulbus und Tractus olfactorius sowie der Großteil des Frontalhirns bis zum Gyrus praecentralis über die A. cerebri anterior versorgt. Am Balkenknie teilt sich die A. cerebri ante-

rior in die A. pericallosa, die zwischen Balken und Gyrus cinguli verläuft, und die A. callosomarginalis, die über dem Gyrus cinguli, im Sulcus cinguli verläuft.

3.6 Technik der dopplersonographischen Flußmessung

1. Wie bereits erwähnt, werden zunächst die anatomischen Strukturen in definierten Sagittal-, Parasagittal-, Koronar- und gegebenenfalls Axialschnitten eingestellt und das gewünschte Gefäß zweidimensional dargestellt.
2. In einem zweiten Schritt wird dann die Dopplerlinie so durch das Gefäß gelegt, daß möglichst kein Winkel zwischen der Gefäßachse und der Dopplerlinie besteht.
3. In einem dritten Schritt wird dann das Meßvolumen (Sample volume) an einer Stelle mit möglichst kleinem Einfallswinkel plaziert. Der optimale Meßpunkt ist durch ein störungsfreies, besonders hohes Dopplerfrequenzspektrum und durch ein klares und lautes Audiosignal definiert.
4. In einem vierten Schritt wird dann ein über mehrere Herzaktionen klares Signal aufgezeichnet und dokumentiert.
5. In einem fünften Schritt kann dann am Standbild die Auswertung des Frequenzspektrums erfolgen.

3.6.1 Arteria cerebri anterior

Die aus der A. carotis interna entspringende A. cerebri anterior verläuft an der Medianfläche des Großhirns im Interhemisphärenspalt einige Millimeter vor dem 3. Ventrikel nach kranial (Abb. 3.5). Der exakte Verlauf der A. cerebri anterior kann am besten mit Hilfe der farbkodierten Dopplersonographie dargestellt werden (Abb. 3.5b). Die Arterie verläuft

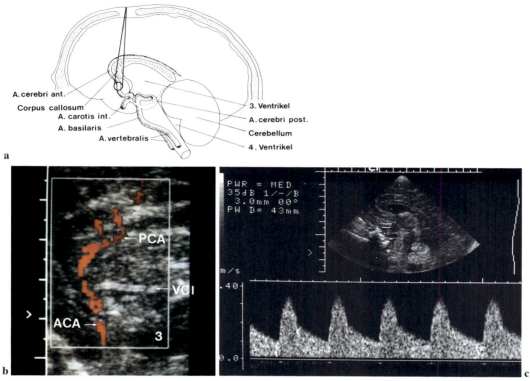

Abb. 3.5 a–c. Flußmessung in der A. cerebri anterior im Sagittalschnitt. **a** Schematische Darstellung der Flußmessung in einem leicht von der Mittellinie abweichenden Sagittalschnitt. **b** Farbcodierte Dopplersonographie. Die Blutströmung in den abgebildeten Arterien ist zum Schallkopf hin gerichtet und wird rot wiedergegeben. *ACA* A. cerebri anterior, *PCA* A. pericallosa, *VCI* V. cerebri interna, *3* 3. Ventrikel. **c** Flußmessung in einem medianen Sagittalschnitt mit einem Duplexscangerät. Nach Darstellung der anatomischen Mittellinienstrukturen im zweidimensionalen Schnittbild wird die Dopplerlinie durch die pulsierende A. cerebri anterior vor dem 3. Ventrikel gelegt. Anschließend wird das Meßvolumen (symbolisiert durch die beiden Querstriche) unter zweidimensionalen Kontrolle im Gefäß plaziert. Das Dopplerfrequenzspektrum wird im unteren Bildabschnitt wiedergegeben

zunächst in einem nach vorn konvexen Bogen. Sie nimmt anschließend einen nach vorn konkaven Verlauf, bevor sie sich in einem nach vorn konvexen Bogen um das Balkenknie schlingt (Abb. 3.5b). Oberhalb des Balkens verläuft die A. cerebri anterior als A. pericallosa nach okzipital. In diesem Bereich wird sie vom Dopplerstrahl in einem Winkel von 90° getroffen, so daß keine Dopplerverschiebung registriert werden kann und das Gefäß sich weder im Farbdoppler, noch mit der gepulsten Dopplersonographie erfassen läßt.

Die Darstellung im konventionellen Schnittbild erfolgt in einem leicht von der Mittellinie abweichenden *Parasagittalschnitt*. Als Orientierung dienen der 3. Ventrikel sowie der Balken, die sich echofrei bzw. -arm darstellen. Die A. cerebri anterior kann dabei als echogene, pulsierende Struktur abgebildet werden (Abb. 3.5c). Unter zweidimensionaler Ultraschallkontrolle können die Dopplerlinie und das Meßvolumen in der Arterie plaziert werden. Durch leichtes Hin- und Herbewegen der Dopplerlinie und des

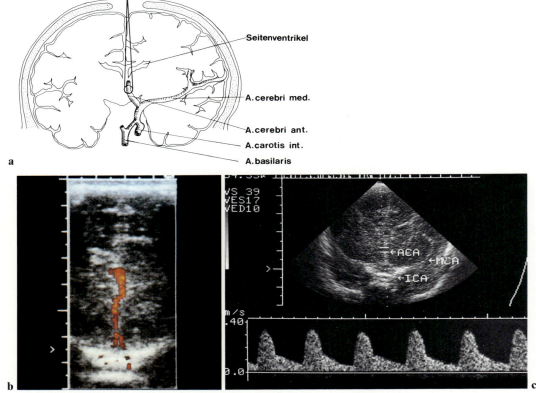

Abb. 3.6 a–c. Flußmessung in der A. cerebri anterior im Koronarschnitt. **a** Schematische Darstellung. **b** Darstellung mit der farbkodierten Dopplersonographie in einem leicht nach ventral geneigten Koronarschnitt durch das Frontalhirn. Die Blutströmung ist dabei auf den Schallkopf zu gerichtet und stellt sich somit rot dar. Im *unteren Bildabschnitt* sind die echogenen Keilbeinflügel abgebildet. **c** Flußmessung mit einem Duplexscangerät. Nach Darstellung des 3. Ventrikels im Koronarschnitt wird die Dopplerlinie durch die Mittellinie gelegt und das Meßvolumen unterhalb des Balkens plaziert. Anschließend wird der Schallkopf nach vorn gekippt, bis ein optimales Dopplersignal erhalten wird, das dann im unteren Bildabschnitt wiedergegeben wird. *ACA* A. cerebri anterior, *ICA* A. carotis interna, *MCA* A. cerebri media

Meßvolumens sowie durch Kippen des Schallkopfs kann die beste Position zur Flußmessung gefunden werden. Als optimaler Punkt zur Flußmessung gilt der Verlauf der Arterie vor dem 3. Ventrikel (Abb. 3.5c). In diesem Bereich verläuft die Arterie einige Millimeter ohne nennenswerten Winkel direkt auf den Schallkopf zu. Eine weitere Möglichkeit stellt die Flußmessung im Bereich des Balkenknies dar. Auch vor dem Genu corporis callosi besteht zwischen dem Dopplerstrahl und der Gefäßachse kein nennenswerter Winkel, so daß optimale Bedingungen für die Flußmessung vorliegen.

Des weiteren kann die A. cerebri anterior in einem leicht nach vorn gekippten *Koronarschnitt* erfaßt werden (Abb. 3.6). Zur genauen Ortung ist wiederum die farbkodierte Dopplersonographie sehr hilfreich (Abb. 3.6b). Da die Blutströmung auf den Schallkopf zu gerichtet ist, wird die A. cerebri anterior rot wiedergegeben. Zur Flußmessung wird die Dopplerlinie in der Mittellinie oder geringgradig paramedian plaziert (Abb. 3.6c). Das Meßvolumen muß sich in Höhe des 3. Ventrikels, unterhalb des Balkenknies, befinden (Abb. 3.6c). Durch langsames Kippen des Schallkopfs nach vorn kann die Blutströmung in der A. cerebri anterior gemessen werden. Der optimale Meßpunkt kann durch leichtes Kippen des Schallkopfs und durch minimales Verschieben der Dopplerlinie sowie des Meßvolumens gefunden werden (Abb. 3.6c). Die Blutströmung ist in beiden Fällen zur Fontanelle und damit zum Schallkopf hin gerichtet, so daß sich eine positive Frequenzverschiebung ergibt, die oberhalb der Null-Linie abgebildet wird (Abb. 3.5c und 3.6c). Wie bereits erwähnt, kann in allen Hirnarterien ein Vorwärtsfluß während Systole und Diastole gefunden werden (Abb. 3.2). Der diastolische Vorwärtsfluß ist dabei bedingt durch die Windkesselfunktion der Aorta und durch den niederen Umgebungswiderstand im Bereich der Hirnarterien.

3.6.2 Arteria carotis interna

Die A. carotis interna tritt neben der Spitze der Felsenbeinpyramide durch den Canalis caroticus (Pars petrosa) in den intrakraniellen Raum. Sie verläuft anschließend neben der Sella nach kranial durch den Sinus cavernosus (Pars cavernosa). Im weiteren Verlauf passiert die A. carotis die anterioren Clinoidfortsätze (Pars cerebralis), ehe sie sich in die A. cerebri anterior und media aufteilt. In Abb. 3.7a und 3.8a ist der Verlauf der A. carotis interna schematisch dargestellt. Der komplizierte Verlauf der Arterie wird am besten mit der farbkodierten Dopplersonographie wiedergegeben (Abb. 3.7b und 3.8b).
Die beste Schnittebene zur Registrierung der Blutströmung in der A. carotis interna ist der *mittlere Koronarschnitt* durch die Fontanelle (Abb. 3.7). Zunächst werden die sich echogen an der Schädelbasis darstellenden Clinoidfortsätze und die Sella eingestellt. Die Dopplerlinie wird durch den seitlichen Rand der Sella gelegt. Im Gegensatz zur A. cerebri anterior kommen beide Aa. carotides internae im zweidimensionalen Schnittbild nur selten zur Darstellung. Da die Ultraschallwellen tangential zur Gefäßwand auftreffen, wird diese nur sehr schlecht zweidimensional wiedergegeben. Mit Hilfe der farbkodierten Dopplersonographie können die 3 Abschnitte der A. carotis interna, die Pars petrosa, die sich unterhalb der Ebene der Sella befindet, die Pars cavernosa in Höhe der Sella und die Pars cerebralis oberhalb der Sella bis zur Aufteilung in die A. cerebri anterior und media dargestellt werden (Abb. 3.7b).
Die optimale Meßstelle in der A. carotis interna liegt unterhalb der Sella turcica, am Übergang der Pars petrosa in die Pars cavernosa (Abb. 3.7b). In diesem Bereich besteht zwischen Dopplerstrahl und Gefäßachse kein nennenswerter Winkel, so daß optimale Frequenzverschiebungen gemessen werden können. Die Blutströmung in der rechten A. carotis interna kann links neben der Sella, der Fluß in der linken A. carotis interna rechts neben der Sella dopplersonographisch erfaßt werden (Abb. 3.7c).
Weitere mögliche Schnittebenen zur dopplersonographischen Flußmessung sind der *Parasagittalschnitt* (Abb. 3.8) und die axiale Schnittebene. Der Axialschnitt ist jedoch zur Quantifizierung der Blutströmung nicht geeignet, da das Gefäß unter einem sehr ungünstigen, nicht genau bekannten, Winkel getroffen wird. Im Parasagittalschnitt durch die Fontanelle kann die A. carotis interna vor der Sella, im Bereich der Pars petrosa, beim Durchtritt durch die Schädelbasis dopplersonographisch erfaßt werden (Abb. 3.8b und 3.8c). Hierzu sucht man zunächst die A. cerebri anterior auf und verfolgt sie

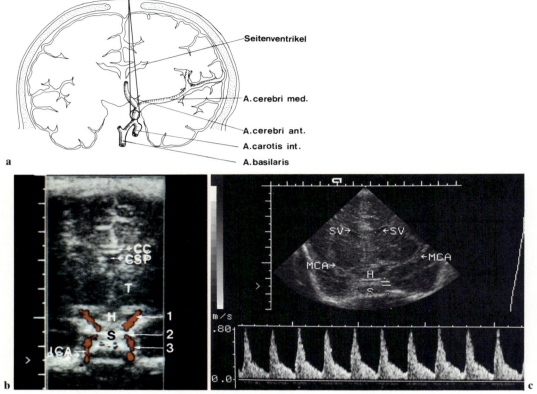

Abb. 3.7 a−c. Flußmessung in der A. carotis interna im Koronarschnitt. **a** Schematische Darstellung. **b** Farbkodierte Darstellung beider Aa. carotides internae im Koronarschnitt. Beide Arterien stellen sich rot dar, da die Blutströmung auf den Schallkopf zu gerichtet ist. *ICA* A. carotis interna, *1* Pars cerebralis der A. carotis interna, *2* Pars cavernosa (Carotissyphon) der A. carotis interna, *3* Pars petrosa der A. carotis interna, *CC* Corpus callosum, *CSP* Cavum septi pellucidi, *T* Thalamus, *H* Hypophyse, *S* Sella turcica. **c** Flußmessung in einem mittleren Koronarschnitt. Zunächst wird die Sella im zweidimensionalen Schnittbild dargestellt und die Dopplerlinie durch die laterale Begrenzung der Sella gelegt. Anschließend wird das Meßvolumen unterhalb der Sella in der Pars petrosa der A. carotis interna plaziert. *SV* Seitenventrikel, *MCA* A. cerebri media, *H* Hypophyse, *S* Sella turcica

bis zu ihrem Ursprung aus der A. carotis interna im Bereich der Schädelbasis (Abb. 3.8c).

Auch hier ist die farbkodierte Dopplersonographie zum Auffinden des Gefäßes und zum Erkennen des optimalen Meßpunkts sehr hilfreich (Abb. 3.8b).

Da die Blutströmung auf den Schallkopf zu gerichtet ist, wird die A. carotis interna rot wiedergegeben (Abb. 3.7b und 3.8b).

Es sei jedoch nochmals darauf hingewiesen, daß die optimale Meßebene zur Quantifizierung der Blutströmung in der A. carotis interna die koronare Schnittebene ist.

Sowohl im Koronar-, als auch im Sagittalschnitt ist die Blutströmung in der A. carotis interna zur Fontanelle und damit zum Schallkopf hin gerichtet, so daß das Dopplerfrequenzspektrum oberhalb der Null-Linie abgebildet wird (Abb. 3.7c und 3.8c). Wie bei den anderen Hirnarterien ergibt sich ein Vorwärtsfluß während der Systole und der Diastole.

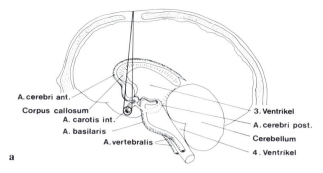

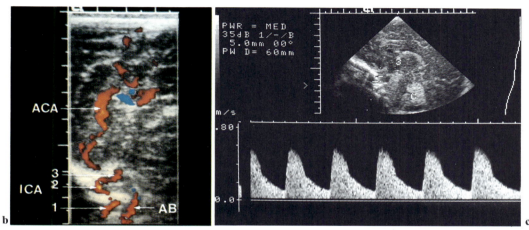

Abb. 3.8 a–c. Flußmessung in der A. carotis interna im Sagittalschnitt. **a** Schematische Darstellung. **b** Farbkodierte Darstellung. Die Blutströmung wird rot wiedergegeben, da sie auf den Schallkopf zu gerichtet ist. Darstellung der 3 Abschnitte der A. carotis interna (*ICA*). Die Pars petrosa (*1*) wird unterhalb der Schädelbasis, die Pars cavernosa (*2*) (Carotissyphon) im Bereich der Schädelbasis und die Pars cerebralis (*3*) oberhalb der Schädelbasis dargestellt. *ACA* A. cerebri anterior, *AB* A. basilaris. **c** Duplexscan. Das Meßvolumen ist in der A. carotis int. lokalisiert. *3* 3. Ventrikel, *C* Cerebellum

3.6.3 Arteria basilaris

Die A. basilaris verläuft an der knöchernen Schädelbasis in der Medianlinie. Sie entsteht durch die Vereinigung beider etwas paramedian verlaufenden Vertebralarterien, die sich am pontomedullären Übergang zur A. basilaris vereinigen. Sie verläuft vor der ventralen Ponsfläche und teilt sich in beide Aa. cerebri posteriores, die am Übergang der Pons zum Mesenzephalon ihren Ursprung haben. Prinzipiell kann die A. basilaris sowohl im medianen Sagittalschnitt als auch in einem leicht nach okzipital geneigten Koronarschnitt dopplersonographisch erfaßt werden. Für den ungeübten Untersucher ist hierbei die sagittale Schnittebene wesentlich einfacher einzustellen (Abb. 3.9).

Im *Sagittalschnitt* kann die A. basilaris zwischen der echogenen Schädelbasis und der echoarmen Pons pulsierend im zweidimensionalen Schnittbild dargestellt werden (Abb. 3.9c).

Die direkte Darstellung der Blutströmung kann auch hier mit der farbkodierten Dopplersonographie erfolgen (Abb. 3.9b). Da die Blutströmung auf den

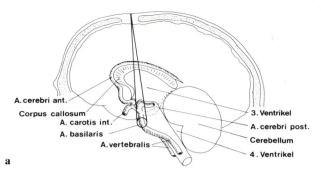

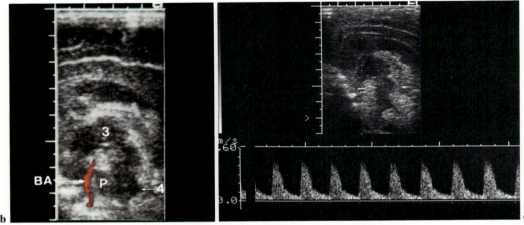

Abb. 3.9 a–c. Flußmessung in der A. basilaris im Sagittalschnitt. **a** Schematische Darstellung. Das Meßvolumen (O) ist in der A. basilaris präpontin lokalisiert. **b** Farbkodierte Darstellung im medianen Sagittalschnitt. Da die Blutströmung auf den Schallkopf zu gerichtet ist, wird die A. basilaris rot wiedergegeben. *BA* A. basilaris, *P* Pons cerebri, *3* 3. Ventrikel, *4* 4. Ventrikel. **c** Dopplersonographische Flußmessung im medianen Sagittalschnitt. Das Meßvolumen (*Querstriche*) ist in der A. basilaris in ihrem präpontinen Verlauf lokalisiert

Schallkopf zu gerichtet ist, wird die Arterie rot dargestellt.

Nach Abbildung im 2 D-Bild wird die Dopplerlinie durch die A. basilaris gelegt und anschließend das Meßvolumen im präpontinen Verlauf des Gefäßes plaziert (Abb. 3.9 c). In diesem Bereich besteht zwischen der Gefäßachse und dem Dopplerstrahl kein nennenswerter Winkel, so daß optimale Frequenzverschiebungen ohne Winkelkorrektur gemessen werden können.

Wird das Meßvolumen kontinuierlich nach kranial verschoben, so kann letztendlich die Blutströmung in der A. cerebri posterior registriert werden. Beim Verschieben des Meßvolumens nach kaudal und leichtes Kippen des Schallkopfs zur Seite kann der Fluß in den Vertrebralarterien gemessen werden. Die dopplersonographische Flußmessung in der A. basilaris ausgehend von einem *Koronarschnitt* ist etwas schwieriger. Hierzu wird zunächst ein mittlerer Koronarschnitt durch die Sella gewählt, wie er zur Flußmessung in der A. carotis interna beschrieben wurde (Abb. 3.7). Anschließend wird der Schallkopf leicht nach okzipital gekippt und die Dopplerlinie genau in der Mittellinie pla-

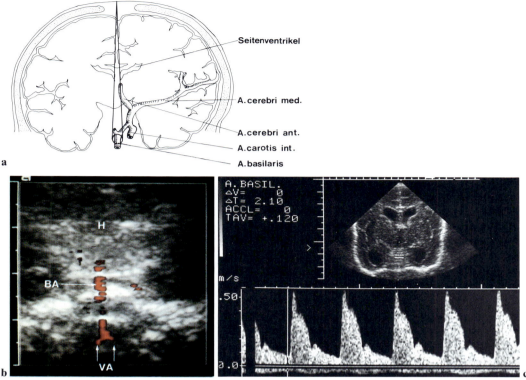

Abb. 3.10 a–c. Flußmessung in der A. basilaris im Koronarschnitt. **a** Schematische Darstellung. **b** Farbkodierte Darstellung. Die Abbildung zeigt eine Ausschnittsvergrößerung durch die Sella. Die Blutströmung in der A. basilaris ist auf den Schallkopf zu gerichtet und stellt sich rot dar. *BA* A. basilaris, *VA* Aa. vertebrales, *H* Hypophyse. **c** Dopplersonographische Flußmessung bei einem Frühgeborenen mit leichter Ventrikelerweiterung. Die Dopplerlinie ist in der Mittellinie lokalisiert. Das Meßvolumen (*Querstriche*) ist in der A. basilaris in Höhe der Sella plaziert

ziert (Abb. 3.10). Danach wird das Meßvolumen nach kaudal, distal der Ebene der Sella, verschoben. Durch leichtes Verschieben des Meßvolumens und minimales Kippen des Schallkopfs um die Frontalebene wird die optimale Meßstelle zur Registrierung der Blutströmung in der A. basilaris ermittelt (Abb. 3.10c).

In beiden Schnittebenen ist die Blutströmung im Gefäß auf die Fontanelle und damit den Schallkopf zu gerichtet, so daß sich eine positive Frequenzverschiebung, die oberhalb der Null-Linie abgebildet wird, ergibt. Wie bei allen anderen Hirnarterien läßt sich ein Vorwärtsfluß während der Systole und der Diastole nachweisen (Abb. 3.9c und 3.10c). Im Farbdoppler wird das Gefäß rot dargestellt (Abb. 3.9b und 3.10b).

3.6.4 Arteria vertebralis

Beide Vertebralarterien vereinigen sich am pontomedullären Übergang zur A. basilaris. Zur dopplersonographischen Flußmessung in den genannten Gefäßen sucht man sich zunächst die Pons und die Medulla oblongata im medianen Sagittalschnitt auf. Prinzipiell können jedoch beide Verte-

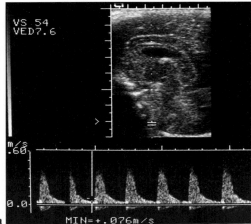

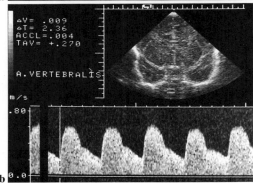

Abb. 3.11 a, b. Flußmessung in der A. vertebralis. **a** Sagittalschnitt. Zunächst wird die A. basilaris aufgesucht und das Meßvolumen kontinuierlich nach kaudal verschoben. Das Verschwinden des Dopplersignals kennzeichnet die Vereinigungsstelle beider Vertebralarterien. Durch leichtes Kippen des Schallkopfs zur Seite kann die Blutströmung in den Vertebralarterien gemessen werden. Das Meßvolumen (*Querstriche*) ist dabei in Höhe der Cisterna magna bzw. des Os occipitale lokalisiert. **b** Koronarschnitt. Hierzu wird eine Schnittebene tangential zur Schädelbasis gewählt. Zunächst wird die A. basilaris aufgesucht und das Meßvolumen kontinuierlich nach kaudal verschoben. Das Verschwinden des Dopplersignals markiert die Vereinigungsstelle beider Vertebralarterien. Durch leichtes Verschieben der Dopplerlinie nach lateral und des Meßvolumens nach kaudal kann die Blutströmung in den Vertebralarterien gemessen werden

bralarterien auch im Koronarschnitt dopplersonographisch erfaßt werden. Zur Flußmessung wird hierbei ein Vorgehen wie bei der dopplersonographischen Registrierung der Blutströmung in der A. basilaris gewählt (Abb. 3.9 und 3.10). Die A. basilaris dient dabei als Leitschiene, um die kleineren und aufgrund ihrer großen Distanz vom Schallkopf schwierig zu erfassenden Vertebralarterien aufzusuchen. Auch hier wird die Flußmessung durch die farbkodierte Darstellung der Blutströmung in diesen Gefäßen erleichtert.

Im *Sagittalschnitt* durch die Mittellinienstrukturen wird die A. basilaris in ihrem präpontinem Verlauf dargestellt (Abb. 3.9). Anschließend werden die Dopplerlinie und das Meßvolumen im Gefäß plaziert und die Flußmessung vorgenommen. Unter kontinuierlicher Verschiebung des Meßvolumens nach kaudal, wird die Stelle aufgesucht, an der keine Blutströmung mehr gemessen werden kann: Sie markiert die Vereinigungsstelle beider Vertebralarterien (Abb. 3.11 a). Wird anschließend der Schallkopf leicht zur Seite gekippt und das Meßvolumen noch weiter nach kaudal verschoben, so kann die Blutströmung in beiden Vertebralarterien gemessen werden (Abb. 3.11 a). Das Meßvolumen ist dabei vor der Medulla oblongata, in Höhe der Cisterna magna, oder der okzipitalen Schädelkalotte lokalisiert (Abb. 3.11 a). Durch Kippen des Schallkopfs zur linken Seite kann der Fluß in der linken, durch Kippen zur rechten Seiten der Fluß in der rechten Vertebralarterie gemessen werden. Die dopplersonographische Erfassung beider Vertebralarterien im *Koronarschnitt* ist etwas schwieriger, jedoch zur sicheren Seitendifferenzierung der Blutströmung in beiden Vertebralarterien besser geeignet. Hierzu wird wieder ein Vorgehen wie bei der A. basilaris beschrieben gewählt (Abb. 3.10). Die Dopplerlinie wird in der Mittellinie plaziert und eine Schnittebene tangential zur Schädelbasis gewählt.

Abb. 3.12 a, b. Flußmessung in der A. cerebri posterior. **a** Leicht von der Mittellinie abweichender Sagittalschnitt. Das Meßvolumen (*Querstriche*) befindet sich im Bereich der Pedunculi cerebri an der seitlichen Begrenzung der Cisterna ambiens. Da die Blutströmung vom Schallkopf weggerichtet ist, ergibt sich eine negative Dopplerverschiebung. *SV* Seitenventrikel, *C* Cerebellum. **b** Koronarschnitt tangential zur Schädelbasis. Zunächst wird die A. basilaris aufgesucht und das Meßvolumen bis zum Verschwinden des Dopplersignals nach kranial verschoben. Wird anschließend die Dopplerlinie nach lateral verschoben, so kann der Fluß in der A. cerebri posterior gemessen werden. Da die Blutströmung vom Schallkopf weg gerichtet ist, wird sie unterhalb der Null-Linie abgebildet. Im Farbdoppler wird die Arterie blau dargestellt

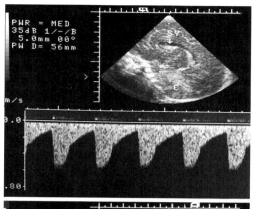

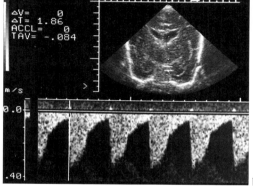

Durch kontinuierliches Verschieben des Meßvolumens nach kaudal wird die Vereinigungsstelle beider Vertebralarterien aufgesucht: Sie ist durch das plötzliche Verschwinden des Dopplersignals gekennzeichnet (Abb. 3.11 b). Wird anschließend die Dopplerlinie leicht zur Seite bewegt, so kann die Strömung in den Vertebralarterien gemessen werden. Beim Verschieben der Dopplerlinie zur linken Bildseite kann die rechte Vertebralarterie, bei Verschiebung nach rechts die linke Vertebralarterie dopplersonographisch erfaßt werden (Abb. 3.11 b).

Sowohl im Sagittal- als auch im Koronarschnitt besteht kein nennenswerter Winkel zwischen der Dopplerlinie und der Gefäßachse, so daß optimale Frequenzverschiebungen gemessen werden können (Abb. 3.11).

Die Blutströmung ist dabei auf den Schallkopf zu gerichtet, so daß ein positiver Fluß, der oberhalb der Null-Linie abgebildet wird, resultiert. Wie für die anderen Hirnarterien ist auch in der A. vertebralis ein systolisch-diastolisch positiver Fluß typisch. Mit der farbkodierten Dopplersonographie wird die Blutströmung in den Vertebralarterien rot wiedergegeben.

Aufgrund der großen Distanz beider Vertebralarterien vom Schallkopf sind dopplersonographische Flußmessungen über den transfontanellären Zugang schwierig. Nicht immer ist ein optimales Signal zu registrieren. Bei großem Schädel und v. a. beim älteren Kind kann die Blutströmung in den Vertebralarterien dann von einer axialen Schnittebene, von transtemporal oder von nuchal durch das Foramen magnum erfolgen [1].

Obwohl beide Vertebralarterien dopplersonographisch schwieriger zu erfassen sind als die übrigen großen Hirnarterien, kann zum Nachweis des Subclavian-Steal-Syndroms auf Flußmessungen in den Vertebralarterien nicht verzichtet werden. Routinemäßige Flußmessungen in beiden Vertebralarterien sind jedoch nur selten erforderlich.

3.6.5 Arteria cerebri posterior

Die beiden Aa. cerebri posteriores entstehen aus der Endaufzweigung der A. basilaris im Bereich des Übergangs von der Pons zum Mesenzephalon. Wie die A. basilaris und die Aa. vertebrales können sie sowohl im Sagittal- als auch im Koronarschnitt dopplersonographisch erfaßt werden (Abb. 3.12).

Im *Sagittalschnitt* ist der Ursprung beider Aa. cerebri posteriores am kranialen Ende der Pons im Bereich der Cisterna interpeduncularis zu suchen (Abb. 3.12a). Man wählt einen medianen Sagittalschnitt und sucht sich die A. basilaris auf (Abb. 3.9). Die A. basilaris wird anschließend nach kranial, bis zu ihrer Aufzweigung in beide Aa. cerebri posteriores, im Bereich der Pedunculi cerebri verfolgt. Die Aufzweigungsstelle ist gekennzeichnet durch ein plötzliches Verschwinden des Strömungssignals. Wird anschließend der Schallkopf leicht zur linken oder rechten Seite gekippt und das Meßvolumen leicht kaudal verschoben, so kann die Blutströmung in der A. cerebri posterior gemessen werden (Abb. 3.12a). Im Gegensatz zu den bisher erwähnten Arterien ist die Flußrichtung in der A. cerebri posterior beim transfontanellären Zugang vom Schallkopf weggerichtet und stellt sich somit unterhalb der Null-Linie dar (Abb. 3.12a). Im Farbdoppler wird das Gefäß blau dargestellt.

Im *Koronarschnitt* wird der Schallkopf leicht nach okzipital gekippt und dabei eine Schnittebene tangential zur Schädelbasis, analog zur Flußmessung in der A. basilaris, gewählt (Abb. 3.10). Die A. basilaris dient wiederum als Leitschiene zum Aufsuchen der Verzweigung in beide Aa. cerebri posteriores. Das Meßvolumen wird in der A. basilaris nach kranial verschoben, bis kein Dopplersignal mehr registriert werden kann. Diese Stelle markiert die Verzweigung der A. basilaris in die beiden Aa. cerebri posteriores (Abb. 3.12b). Wird anschließend die Dopplerlinie leicht zur linken bzw. rechten Seite verschoben und das Meßvolumen kaudalwärts plaziert, so kann die Blutströmung in der A. cerebri posterior gemessen werden (Abb. 3.12b). Da die Flußrichtung in diesem Gefäß vom Schallkopf weggerichtet ist, ergibt sich eine negative Dopplerverschiebung (Abb. 3.12). Wie in den anderen Hirnarterien ist ein systolisch-diastolischer Vorwärtsfluß, der sich in diesem Falle jedoch unterhalb der Null-Linie darstellt, typisch.

3.6.6 Arteriae cerebelli und Arteriae labyrinthi

Prinzipiell kann auch die Blutströmung in der A. cerebelli superior, der A. cerebelli inferior anterior und der A. labyrinthi gemessen werden. Da es sich jedoch um sehr kleine Arterien handelt, kann nicht immer ein optimales Dopplersignal registriert werden. Eine weitere Schwierigkeit besteht in der großen Distanz dieser Gefäße vom Transducer. Unter Verwendung axialer Schnittebenen kann dieser Nachteil umgangen werden. Die Situation wird außerdem durch die räumliche Nähe der genannten Gefäße zueinander zusätzlich erschwert. So liegen die beiden Aa. cerebri posteriores und die Aa. cerebelli superiores einerseits sowie die Aa. labyrinthi und die Aa. cerebelli inferiores anteriores andererseits oft nur wenige Millimeter voneinander entfernt und können dopplersonographisch nicht immer einzeln erfaßt werden.

Weiterhin wurden multiple Normvarianten der Gefäßversorgung in diesem Bereich beschrieben, die die sichere Zuordnung des Dopplersignals zu einem bestimmten Gefäß erschweren [1].

Die Blutströmung in diesen Gefäßen kann im Sagittal-, Koronar-, und Axialschnitt gemessen werden.

Zur Flußmessung wird dabei ein Vorgehen gewählt, wie es zur dopplersonographischen Erfassung der Aa. cerebri posterior bzw. der Vertebralarterien beschrieben wurde. Zunächst wird in der Mittellinie die A. basilaris aufgesucht. Anschließend wird der Schallkopf leicht zur Seite gekippt und das Meßvolumen leicht nach kaudal verschoben. Da die Blutströmung in allen Ästen der A. basilaris zur hinteren Schädelgruppe hin gerichtet ist, ergibt sich wie in der A. cerebri posterior ein negatives Flußprofil.

Durch kontinuierliches Verschieben des Meßvolumens von der Verzweigungsstelle der A. basilaris in beide Aa. cerebri posteriores von kranial nach kaudal, können die das Kleinhirn versorgenden Arterien in folgender Reihenfolge erfaßt werden:

1. Aa. cerebelli superiores.: Am kranialen Ende der Pons, im Bereich der Cisterna interpeduncularis, kaudal der beiden Aa. cerebri posteriores.
2. Aa. labyrinthi: Im kaudalen Bereich der Pons.
3. Aa. cerebelli inferiores anteriores: Am pontomedullären Übergang.

Die beiden Aa. cerebelli inferiores posteriores entspringen aus den beiden Vertebralarterien in so großer Distanz von der Fontanelle, daß sie nicht mit hinreichender Sicherheit dopplersonographisch erfaßt werden können.

Eventuell ermöglicht die farbkodierte Dopplersonographie in der Zukunft das sichere Auffinden auch dieser kleinsten Gefäße.

3.6.7 Arteria cerebri media

Die A. cerebri media ist der größte Ast der A. carotis interna. Sie entspringt unmittelbar seitlich des Chiasma opticum an der Karotisgabel und zieht in horizontaler und seitlicher Richtung zur Inselregion, wo sie sich in 2–4 kleinere Äste aufteilt. Die A. cerebri media kann in einem mittleren *Koronarschnitt* durch die Sella (Abb. 3.7) zweidimensional gut dargestellt werden. Der Grund liegt im senkrechten Auftreffen der Ultraschallwellen auf der Gefäßwand. Zur dopplersonographischen Flußmessung eignet sich jedoch der Koronarschnitt aufgrund des ungünstigen Einfallswinkels von nahezu 90° nicht. Die Äste der A. cerebri media im Bereich der Inselregion verlaufen jedoch in einem günstigen Winkel, entweder auf den Schallkopf zu oder von diesem weg, so daß in diesem Bereich die Blutströmung gemessen werden kann (Abb. 3.13). Im Koronarschnitt lassen sich in der Regel 2 Äste der A. cerebri media nachweisen: Ein zum Lobus parietalis hin gerichteter Ast, der Richtung Fontanelle zieht (Abb. 3.13 b), und ein zum Lobus temporalis hin gerichteter Ast, der von der Fontanelle wegzieht. Im oberen, zum Parietalhirn verlaufenden Ast kann ein positiver Fluß, im unteren, zum Temporalhirn ziehenden Ast kann ein negativer Fluß gefunden werden, da hier die Blutströmung vom Schallkopf weggerichtet ist.

Zur Flußmessung im Hauptstamm der A. cerebri media muß eine *axiale Schnittebene* gewählt werden. Hierzu wird der Schallkopf im Bereich der temporalen Schädelkalotte 0,5–1 cm vor der Ohrmuschel und oberhalb des Processus zygomaticus angelegt und ein Horizontalschnitt durch das Gehirn gelegt. Das Os temporale hat im Kindesalter eine einzelne knöcherne Schicht ohne Diploe, so daß die intrakraniellen Strukturen gut abgebildet werden können [1]. So lassen sich der Hirnstamm, die Pedunculi cerebri, der Circulus arteriosus Willisi und die A. cerebri media transkraniell darstellen. In dieser Schnittebene verläuft die ipsilaterale A. cerebri media direkt auf den Schallkopf zu, so daß sich eine positive Frequenzverschiebung ergibt. In der kontralateralen A. cerebri media ist die Blutströ-

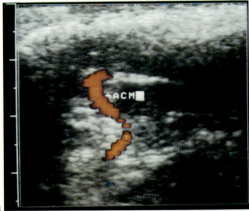

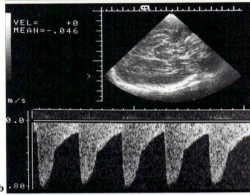

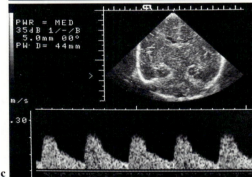

Abb. 3.13 a–c. Flußmessung in der A. cerebri media (*ACM*). **a** Farbkodierte Darstellung im Axialschnitt von temporal. Da die Blutströmung auf den Schallkopf zu gerichtet ist, wird die Arterie rot wiedergegeben. **b** Dopplersonographische Flußmessung im Axialschnitt durch die temporale Schädelkalotte. Das Meßvolumen (*Querstriche*) ist in der kontralateralen A. cerebri media lokalisiert. In diesem Gefäß ist die Blutströmung vom Schallkopf weg gerichtet, so daß sie unterhalb der Null-Linie dargestellt wird. **c** Dopplersonographische Flußmessung im Koronarschnitt. Das Meßvolumen ist im Bereich der Insel im Aufzweigungsgebiet der Arterie, im zum Lobus parietalis ziehenden Ast der A. cerebri media lokalisiert. In diesem Bereich ist der Einfallswinkel zwischen der Dopplerlinie und der Gefäßachse klein, so daß die Blutströmung auch im Koronarschnitt gemessen werden kann

schrieben wird zunächst die A. cerebri media zweidimensional abgebildet, anschließend die Dopplerlinie durch das Gefäß gelegt und das Meßvolumen im Gefäß plaziert. Der exakte Verlauf der A. cerebri media läßt sich mit der farbkodierten Dopplersonographie darstellen (Abb. 3.13 a).

In Abhängigkeit vom Alter des Kindes beträgt die Distanz zwischen der Schädelkalotte und der Tiefe des Meßvolumens zwischen 1,5 und 3,5 cm.

3.6.8 Intrazerebrale Venen

Flußmessungen in den großen zerebralen Venen werden nur selten im klinischen Alltag benötigt und durchgeführt. Stellvertretend für alle zerebralen Venen sei die Flußmessung in der V. cerebri magna (V. Galeni magna) erwähnt, da sie einerseits pathophysiologische Bedeutung (aneurysmatische Erweiterung) hat und andererseits dopplersonographisch leicht zu erfassen ist.

V. cerebri magna Galeni

Die V. cerebri magna ist ein kurzes, 1–2 cm langes Gefäß, das seinen Zufluß

mung vom Schallkopf weggerichtet, die Flußkurve wird unterhalb der Null-Linie abgebildet.

Da zwischen dem Dopplerstrahl und der Gefäßachse kein nennenswerter Winkel besteht, eignet sich der Axialschnitt optimal für Flußmessungen in der A. cerebri media. Wie bei den anderen Gefäßen be-

Abb. 3.14a, b. Flußmessung in der V. cerebri magna. **a** Medianer Sagittalschnitt. Das Meßvolumen ist unterhalb des Splenium corporis callosi hinter dem 3. Ventrikel und oberhalb des Tectums in der V. cerebri magna plaziert. Das Dopplerfrequenzspektrum ist im *unteren Bildabschnitt* wiedergegeben. Die Blutströmung ist vom Schallkopf weggerichtet und unter der Null-Linie dargestellt. Typisch für intrazerebrale Venen ist die relativ kontinuierliche Blutströmung. **b** Nach okzipital geneigter Koronarschnitt bei einem Spina bifida-Kind mit leichter Ventrikelerweiterung. Das Meßvolumen ist hinter dem Cavum septi pellucidi in der V. cerebri magna lokalisiert. Im *unteren Bildabschnitt* wird das kontinuierliche venöse Frequenzspektrum unterhalb der Null-Linie dargestellt

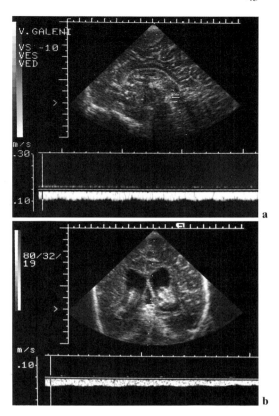

aus den tiefen Venen des Gehirns erhält. Sie entsteht durch die Vereinigung der Vv. cerebri internae unterhalb des Splenium corporis callosi (Abb. 3.14), verläuft durch die Cisterna ambiens, schließt sich dann rechtwinklig dem Sinus sagittalis inferior an und mündet schließlich in den Sinus rectus. Zur Flußmessung in der V. cerebri magna kann sowohl der mediane Sagittalschnitt (Abb. 3.14a) als auch ein nach okzipital geneigter Koronarschnitt verwendet werden.

Im *medianen Sagittalschnitt* ist die V. cerebri magna am kaudalen Ende des Corpus callosum, unterhalb des Splenium corporis callosi, hinter dem 3. Ventrikel lokalisiert (Abb. 3.14a).
Zunächst wird die Dopplerlinie zwischen dem Splenium corporis callosi und dem 3. Ventrikel plaziert. Anschließend wird das Meßvolumen hinter dem 3. Ventrikel und unterhalb des Splenium corporis callosi plaziert (Abb. 3.14a).
In diesem Bereich ist die Blutströmung vom Schallkopf weg gerichtet, so daß sich ein negatives Flußprofil ergibt (Abb. 3.14a). Im Gegensatz zum pulsatilen arteriellen Fluß ist der venöse Fluß wesentlich weniger pulsatil, obwohl schwache atemsynchrone und pulssynchrone Amplitudenschwankungen typisch sind (Abb. 3.14). Die pulssynchronen Änderungen des Flußprofils entsprechen den Kontraktionen des rechten Vorhofs. Die atemsynchronen Schwankungen kommen durch die intrathorakalen Druckschwankungen mit der In- bzw. Exspiration zustande.

In der farbkodierten Dopplersonographie stellt sich die V. cerebri magna blau dar.
Eine weitere Möglichkeit zur Flußmessung in der V. cerebri magna ist ein nach okzipital geneigter *Koronarschnitt*. Hierbei wird eine Schnittebene durch das Splenium corporis callosi gewählt (Abb. 3.14b).
Bei Frühgeborenen kann ein Cavum septi pellucidi als Orientierungshilfe dienen. Die cerebri magna verläuft unmittelbar hinter dem Cavum septi pellucidi. Die Dopplerlinie wird durch die Mittellinie gelegt und das Meßvolumen hinter dem Cavum septi pellucidi plaziert (Abb.

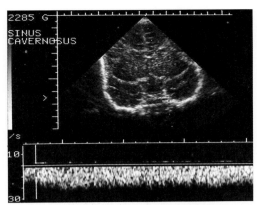

Abb. 3.15. Dopplersonographische Flußmessung im Sinus cavernosus im Koronarschnitt. Das Meßvolumen ist seitlich der Sella im Sinus cavernosus plaziert. Im *unteren Bildabschnitt* wird das Dopplerfrequenzspektrum wiedergegeben: Typisch ist dabei ein kontinuierlicher, vom Schallkopf weg gerichteter Fluß, der unterhalb der Null-Linie dargestellt wird

3.14 b). Auch im Koronarschnitt ist die Blutströmung vom Schallkopf weg gerichtet, so daß ein negatives Frequenzspektrum resultiert.

Sinus cavernosus

Der Sinus cavernosus ist im Bereich der Sella turcica lokalisiert. Beide Aa. carotides internae verlaufen bei ihrem Durchtritt durch die Schädelbasis durch den Sinus cavernosus, so daß bei Flußmessungen in der A. carotis interna nicht selten gleichzeitig zum arteriellen Fluß der Arterie ein venöser Fluß mit erfaßt wird. Dieser venöse Fluß ist vom Schallkopf weg gerichtet und stellt sich somit unterhalb der Null-Linie dar (Abb. 3.15). Wie in den anderen zerebralen Venen läßt sich eine nahezu kontinuierliche turbulente Strömung mit sehr niedrigen Flußgeschwindigkeiten nachweisen.

Praktische Bedeutung hat die dopplersonographische Flußmessung im Sinus cavernosus beim Nachweis der im Kindesalter seltenen Sinusvenenthrombose und bei der Bestimmung mittlerer Flußgeschwindigkeiten in der A. carotis interna. Erfaßt nämlich das Meßvolumen neben dem arteriellen Fluß in der A. carotis interna den venösen Fluß im Sinus cavernosus, so werden beide aufgrund ihrer entgegengesetzten Flußrichtung bei der Bestimmung mittlerer Flußgeschwindigkeiten voneinander subtrahiert. Die mittleren Flußgeschwindigkeiten in der A. carotis interna können nur dann gemessen werden, wenn nicht gleichzeitig ein venöses Strömungssignal aus dem Sinus cavernosus registriert wird. Ansonsten kommt es zu einer Unterschätzung der mittleren Flußgeschwindigkeit in der Arterie. Flußmessungen im Bereich der Pars cavernosa der A. carotis interna führen häufig zur gleichzeitigen Registrierung von arteriellen und venösen Strömungen.

Bei Flußmessungen im Bereich der Pars petrosa der A. carotis interna wird dagegen in der Regel keine venöse Strömung aus dem Sinus cavernosus gemessen.

3.6.9 Extrakranielle Referenzarterien

Wenn dopplersonographische Flußmessungen bei Kindern mit kardiovaskulären Erkrankungen durchgeführt werden, sollte immer zusätzlich die Messung in extrakraniellen Referenzgefäßen erfolgen. Stellvertretend für verschiedene Arterien sei die Flußmessung in Aorta, A. pulmonalis und Truncus coeliacus erwähnt.

Aorta

Dopplersonographische Flußmessungen erfolgen am besten in der suprasternalen langen Achse durch den Aortenbogen (Abb. 3.16 a). Hierbei wird der Schallkopf jugulär oder, beim jungen Säugling, auch im 2. Interkostalraum rechts angelegt und eine Schnittebene zwischen der rechten Brustwarze und der linken Schulter eingestellt. Man erhält einen Längsschnitt durch die aszendierende Aorta, den Aortenbogen mit Abgang der Arm-Hals-Gefä-

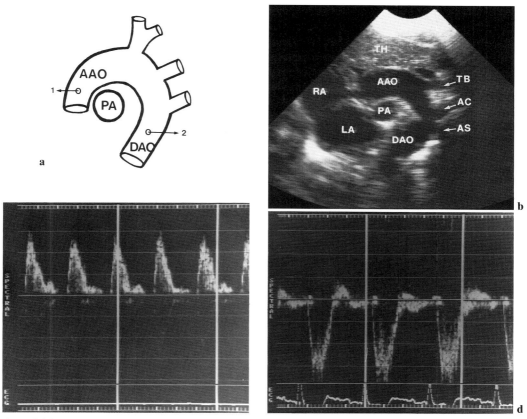

Abb. 3.16 a–d. Dopplersonographische Flußmessung in der Aorta. **a** Schematische Darstellung der suprasternalen langen Achse zur dopplersonographischen Flußmessung in der Aorta. *AAO* Aorta ascendens, *DAO* Aorta descendens, *PA* Rechte Pulmonalarterie, *1* Meßvolumen in der Aorta ascendens, *2* Meßvolumen in der Aorta descendens. **b** Suprasternale lange Achse durch den Aortenbogen. *TB* Truncus brachiocephalicus, *AC* A. carotis communis links, *AS* A. subclavia links, *PA* Pulmonalarterie rechts, *RA* rechter Vorhof, *LA* linker Vorhof, *TH* Thymus. **c** Flußprofil in der Aorta ascendens: Relativ schmales Frequenzspektrum bei systolischem Vorwärtsfluß, der sich oberhalb der Null-Linie darstellt. Während der Diastole läßt sich nur ein niedriger Vorwärtsfluß nachweisen. **d** Flußprofil in der Aorta descendens: Schmales Frequenzspektrum bei laminarem Vorwärtsfluß, der jedoch vom Schallkopf weggerichtet ist und sich deswegen unterhalb der Null-Linie abbildet. Endsystolisch kommt es zu einem kurzfristigen Rückfluß, bedingt durch den Aortenklappenschluß. Während der Diastole läßt sich wie in der Aorta ascendens nur ein minimaler Vorwärtsfluß unterhalb der Null-Linie nachweisen

ße und die deszendierende Aorta (Abb. 3.16 a, b). In dieser Schnittebene besteht ein vernachlässigbarer Winkel zwischen der Gefäßachse und damit dem Geschwindigkeitsvektor im Gefäßsystem und der Ausbreitungsrichtung der Ultraschallwellen, so daß dopplersonographische Flußmessungen ohne Winkelkorrektur durchgeführt werden können. In der Aorta ascendens ist dabei die Blutströmung auf den Schallkopf zu gerichtet, so daß sich eine positive Frequenzverschiebung ergibt (Abb. 3.16 c). In der deszendierenden Aorta ist die Blutströmung vom Schallkopf weg gerichtet, so daß eine negative Flußkurve resultiert (Abb. 3.16 d). Unter phy-

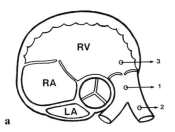

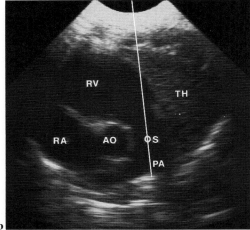

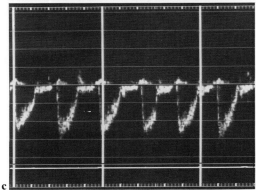

Abb. 3.17 a–c. Dopplersonographische Flußmessung in der Pulmonalarterie. **a** Schematische Darstellung einer parasternalen kurzen Achse zur Flußmessung in der A. pulmonalis. *1* Flußmessung im Pulmonalarterienstamm, *2* Flußmessung in der linken Pulmonalarterie, *3* Flußmessung im rechtsventrikulären Ausflußtrakt vor der Pulmonalklappe, *LA* linker Vorhof, *RA* rechter Vorhof, *RV* rechter Ventrikel. **b** Parasternale kurze Achse durch die Aortenwurzel (*AO*) zur Flußmessung in der Pulmonalarterie (*PA*). Das Meßvolumen *S* des gepulsten Dopplersystems ist in der Pulmonalarterie lokalisiert. *TH* Thymus, *RA* rechter Vorhof, *RV* rechter Ventrikel. **c** Normales Frequenzspektrum in der Pulmonalarterie. Laminarer Vorwärtsfluß in der Systole, der vom Schallkopf weggerichtet, und somit unterhalb der Null-Linie dargestellt ist. Kurzer endsystolischer Rückfluß bedingt durch den Schluß der Pulmonalklappe. Dieser Rückfluß wird oberhalb der Null-Linie dargestellt. Während der Diastole kann nur ein minimaler Vorwärtsfluß unterhalb der Null-Linie nachgewiesen werden

siologischen Bedingungen ist der Fluß in der Aorta immer laminar. Durch den Aortenklappenschluß kommt es endsystolisch zu einem kurzen Rückfluß, der sich in der Aorta ascendens unterhalb der Null-Linie und in der Aorta descendens oberhalb der Null-Linie darstellt (Abb. 3.16). Während der Diastole erfolgt in der Aorta nur ein minimaler Vorwärtsfluß.

Pulmonalarterie

Dopplersonographische Flußmessungen in der Pulmonalarterie erfolgen am besten von parasternal. Hierzu wird der Schallkopf im 3. Interkostalraum links parasternal angelegt und eine parasternale lange oder kurze Achse durch den Pulmonalarterienstamm eingestellt (Abb. 3.17). Wird der Schallkopf aus der *parasternalen langen Achse* etwas nach medial geneigt, so können der rechtsventrikuläre Ausflußtrakt, die Pulmonalklappe und die Pulmonalarterie dargestellt werden (Abb. 3.17). Eine weitere Möglichkeit stellt die *parasternale kurze Achse* durch die Aortenklappe dar. Hierzu wird der Schallkopf aus der parasternalen langen Achse um 90° gedreht und dabei eine Schnittebene in Höhe der Aortenklappe gewählt. Das rechte Herz liegt dabei zirkulär in der „circle and sausage" Formation um die zentral lokalisierte Aorta. Der Pulmonalarterienstamm kommt links neben der Aorta auf der rechten Bildseite zur Darstellung (Abb. 3.17). In beiden Schnittebenen besteht kein nennenswerter Winkel zwischen dem Pulmonalarterienstamm und dem Dopplerstrahl,

Abb. 3.18 a, b. Flußmessung im Truncus coeliacus. **a** Medianer Oberbauchlängsschnitt. Das Meßvolumen (*S*) ist im Truncus coeliacus (*TC*) unmittelbar nach seinem Abgang aus der Aorta descendens (*DAO*) lokalisiert. *AMS* A. mesenterica superior, *Py* Pylorus, *L* Leber. **b** Oberbauchquerschnitt. Das Meßvolumen (*S*) ist im Truncus coeliacus kurz vor der Aufteilung in die A. gastrica sinistra (*AGS*) und die A. hepatica (*AH*) lokalisiert. *VCI* V. cava inferior, *VP* V. portae, *DAO* Aorta descendens

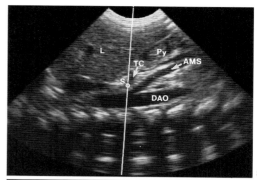
a

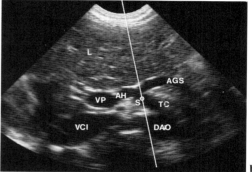
b

so daß Frequenzverschiebungen ohne Winkelkorrektur gemessen werden können. Die Blutströmung ist sowohl in der parasternalen langen, als auch der kurzen Achse vom Schallkopf weggerichtet, so daß eine negative Dopplerverschiebung nachgewiesen werden kann (Abb. 3.17 c). Der Fluß in der Pulmonalarterie ist unter physiologischen Bedingungen laminar, so daß sich ein schmales Frequenzspektrum mit dem typischen Fenster unter der Flußkurve ergibt (Abb. 3.17 c).

Wie in der Aorta, kommt es auch in der Pulmonalarterie zu einem kurzen endsystolischen Rückfluß, der durch den Schluß der Pulmonalklappe bedingt ist (Abb. 3.17 c). Während der Diastole läßt sich nur ein minimaler Vorwärtsfluß in der Pulmonalarterie registrieren.

Truncus coeliacus

Der Truncus coeliacus bietet sich als extrazerebrale kleinere Referenzarterie an, da er ohne nennenswerten Winkel dopplersonographisch erfaßt werden kann und somit absolute Flußgeschwindigkeiten ohne Winkelkorrektur gemessen werden können. Er entspringt als erster abdomineller Hauptast aus der Aorta abdominalis und kann sowohl im Oberbauchlängsschnitt als auch im Querschnitt dargestellt werden (Abb. 3.18). Zu diesem Zweck wird der Schallkopf subxiphoidal aufgesetzt und die Leber als akustisches Fenster benutzt, durch das der proximale Anteil der Aorta ohne Luftüberlagerung aus vorgelagerten Darmschlingen abgebildet werden kann. Im Bereich der Leberpforte verläuft der Truncus coeliacus ca. 1−2 cm direkt auf den Schallkopf zu und kann ohne nennenswerten Winkel zwischen der Dopplerlinie und der Gefäßachse abgebildet werden. Im Querschnitt kann die Aufteilung des Truncus coeliacus in die A. hepatica und die A. lienalis bzw. A. gastrica sinistra dargestellt werden (Abb. 3.18 b).

Schwierigkeiten bei der Einstellung des Truncus coeliacus ergeben sich gelegentlich durch störende Luftüberlagerungen aus dem Magen oder Colon transversum sowie durch die Atemexkursionen, die zur atemsynchronen Verschiebung des Truncus coeliacus nach kaudal (Inspiration) bzw. kranial (Exspiration) führen und gelegentlich v. a. bei unruhigen Kindern die Flußmessung unmöglich machen. In diesem Falle ist die exakte Plazierung des Meßvolumens im Truncus coeliacus nicht möglich. Weiterhin kann der Truncus coeliacus bei abwehrenden, unruhigen Kindern nicht immer dargestellt werden, so daß gelegentlich die Sedierung des Kindes erforderlich ist. Dies ist insbesonders bei der Verdachtsdiagnose einer Aortenisthmusstenose bzw. eines Koarktationssyndroms der Fall, wo durch vergleichende Flußmessungen in prä- und poststenotischen Referenzarterien die klinische Verdachtsdiagnose verifiziert werden muß.

Normalerweise kann im Truncus coeliacus und in den übrigen Abdominalarterien wie in den Hirnarterien ein Vorwärtsfluß während der Systole und der Diastole gefunden werden.

Das Dopplerfrequenzsprektrum wird dabei oberhalb der Null-Linie dargestellt. Der diastolische Vorwärtsfluß ist dabei einerseits durch die Windkesselfunktion der Aorta, andererseits durch den niedrigen Umgebungswiderstand im Bereich des Abdomens bedingt. Vergleicht man die Flußgeschwindigkeiten im Truncus coeliacus mit den Flußgeschwindigkeiten in der A. cerebri anterior, so findet man im Truncus coeliacus immer etwas höhere Werte als in der der A. cerebri anterior.

4 Dopplersonographische Normalwerte bei gesunden Säuglingen

KARL-HEINZ DEEG und THOMAS RUPPRECHT

Bei gesunden Frühgeborenen, Neugeborenen und älteren Säuglingen kann in allen Hirnarterien während der Systole und der Diastole ein kontinuierlicher Vorwärtsfluß gefunden werden (Abb. 3.2).

Das Flußprofil ist durch einen steilen systolischen Anstieg, einen schmalen systolischen Gipfel und durch einen steilen endsystolischen Abfall gekennzeichnet. Der systolische Vorwärtsfluß kommt v. a. durch die Kontraktionskraft des linken Ventrikels zustande. Der kurze endsystolische Rückfluß in der Aorta, der durch den Aortenklappenschluß bedingt ist, führt zu der Schulter im abfallenden Schenkel des Flußprofils (Abb. 3.2).

Während der Diastole kommt es zu einem langsamen Abfall der Flußgeschwindigkeiten. Der diastolische Vorwärtsfluß ist dabei bedingt durch den niederen Umgebungswiderstand im Bereich der Hirngefäße und die Windkesselfunktion der Aorta. Ohne die Windkesselfunktion der Aorta würde während der Diastole kein Blut durch die Hirnarterien fließen. Bei jeder Herzaktion müßte die Blutsäule wieder von Null beschleunigt werden, was eine enorme zusätzliche Herzbelastung bedeuten würde. In dem Maße, wie sich der Windkessel der Aorta entleert, kommt es während der Diastole zu einem Abfall des diastolischen Flusses.

4.1 Einflußgrößen auf die Flußgeschwindigkeiten

Die Beurteilung pathologischer Flußprofile und Flußgeschwindigkeiten wird durch die Tatsache erheblich erschwert, daß die Flußparameter von einer Vielzahl von Faktoren abhängig sind, wie z. B. von der Vigilanz, vom Schlaf-Wach-Rhythmus, den Blutgasen und dabei v. a. vom pCO_2, von Gestationsalter, aktuellem Alter und vom Untersuchungsgewicht.

4.1.1 Schlaf-Wach-Zustand

Im Vergleich zum Wachzustand können beim schlafenden Kind niedrigere Flußgeschwindigkeiten gefunden werden. Polygraphische Untersuchungen von Jorch [120] haben gezeigt, daß außerdem erhebliche Unterschiede zwischen dem REM und Non-REM-Schlaf bestehen. Im Non-REM-Schlaf können durchschnittlich um 28,6 % niedrigere mittlere Flußgeschwindigkeiten als im REM-Schlaf gefunden werden. Für den klinischen Alltag erscheint eine Beschränkung der Untersuchung nur auf schlafende Kinder unrealistisch, da der größte Teil der Kinder beim Transport zum Ultraschallgerät oder bei der Untersuchung aufwacht.

Da jedoch bei unruhigen schreienden Kindern durch Pressen erhebliche Anstiege insbesondere des diastolischen Flusses gefunden werden können, sollten nur die Flußprofile von Kindern bewertet werden, die sich in einem ruhigen Allgemeinzustand befinden. Ansonsten ist eine sinnvolle Auswertung der Dopplerkurven nicht mehr möglich.

Beim *Schreien* kommt es durch den Blutdruckanstieg und den erhöhten intrathorakalen Druck zu einem Anstieg aller

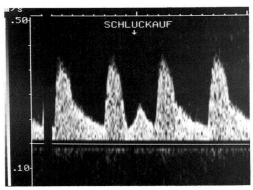

Abb. 4.1. Flußprofil in der A. cerebri anterior bei einem Kind mit Schluckauf. Während der forcierten Inspiration beim Schluckauf kommt es zu einer kurzfristigen Erniedrigung der diastolischen Amplitude. Gelegentlich kann sogar ein negativer Fluß gefunden werden

Flußgeschwindigkeiten. Dabei ist v. a. die diastolische Amplitude erhöht. Beim *Pressen* steigen v. a. die endsystolischen und die enddiastolischen Flußgeschwindigkeiten an: Die diastolische Amplitude ist deutlich erhöht, der Resistanceindex fällt ab.

Die forcierte Inspiration beim *Schluckauf* kann zu einer Abflachung des diastolischen Vorwärtsflusses und enddiastolisch zu einer kurzfristigen Flußumkehr führen (Abb. 4.1).

4.1.2 Kohlendioxidpartialdruck

Innerhalb physiologischer Grenzen besteht zwischen dem Kohlendioxidpartialdruck im arteriellen Blut und der Hirndurchblutung eine lineare Beziehung, d. h. mit zunehmendem pCO_2 kommt es zu einem Anstieg der Hirndurchblutung. Unterhalb von 20–25 mm Hg pCO_2 geht die Regressionsgerade in einen gekrümmten Verlauf über [98, 191]. In diesem Bereich führt ein weiterer pCO_2-Abfall nur noch zu unwesentlichen Änderungen der Hirndurchblutung.

Die Regulation der Hirndurchblutung erfolgt im Bereich der Widerstandsarterien und Arteriolen über eine Änderung des Gefäßdurchmessers, während die großen Hirnarterien relativ kaliberkonstant sind [110]. Aus diesem Grund dürfte der dopplersonographische Nachweis eines Anstiegs der Flußgeschwindigkeiten in diesen Gefäßen einer vermehrten Hirndurchblutung entsprechen und umgekehrt.

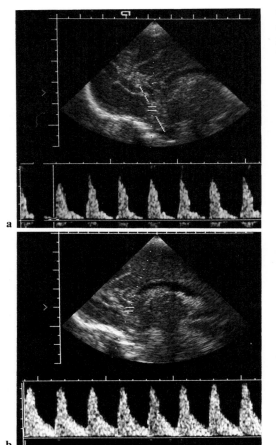

Abb. 4.2 a, b. Dopplersonographische Flußmessung in der A. cerebri anterior in Abhängigkeit vom Kohlendioxidpartialdruck. **a** pCO_2 26 mm Hg: Sehr niedrige diastolische Amplitude, fehlender enddiastolischer Fluß. **b** pCO_2 41 mm Hg: Deutlicher Anstieg der diastolischen Amplitude und der endsystolischen und enddiastolischen Flußgeschwindigkeiten sowie der mittleren Flußgeschwindigkeiten

Einflußgrößen auf die Flußgeschwindigkeiten

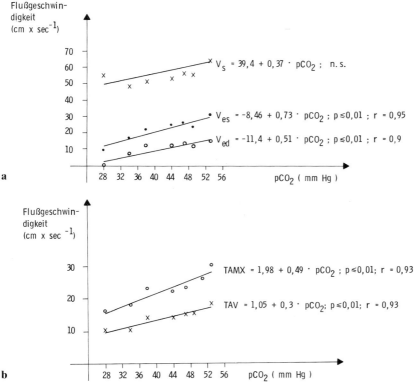

Abb. 4.3 a, b. Einfluß des pCO_2 auf die Flußgeschwindigkeiten in der A. cerebri anterior bei einem Frühgeborenen der 28. Schwangerschaftswoche mit einem Geburtsgewicht von 800 g, das auf dem Transport in die Kinderklinik einen pCO_2 von 28 mm Hg aufwies. Unter schrittweiser Reduktion der Beatmungsparameter kam es zu einem linearen Anstieg aller Flußgeschwindigkeiten mit zunehmendem pCO_2. **a** Signifikanter Anstieg der endsystolischen und enddiastolischen Flußgeschwindigkeiten mit zunehmendem pCO_2. **b** Signifikanter Anstieg der mittleren Flußgeschwindigkeit TAV und der mittleren maximalen Flußgeschwindigkeit TAMX mit zunehmendem pCO_2. Beim Anstieg von 28 auf 52 mm Hg haben sich die mittleren Flußgeschwindigkeiten nahezu verdoppelt

Mit der Dopplersonographie konnte ein Anstieg der Flußgeschwindigkeiten mit zunehmendem pCO_2 gefunden werden [142]. Demgegenüber kam es bei sehr niedrigen pCO_2 zu einem drastischen Abfall v. a. des diastolischen Vorwärtsflusses. Bei pCO_2-Werten unter 30 mm Hg konnte häufig kein diastolischer Vorwärtsfluß mehr gefunden werden, dies galt insbesondere für die enddiastolische Flußgeschwindigkeit (Abb. 4.2). In Abb. 4.3 ist der Anstieg der Flußgeschwindigkeiten in der A. cerebri anterior in Abhängigkeit vom pCO_2 bei einem Frühgeborenen der 28. Schwangerschaftswoche dargestellt. Bei dem Kind war nach dem Transport aus der Geburtsklinik ein erniedrigter pCO_2 aufgefallen. Unter schrittweiser Reduktion der Beatmungsparameter und Anstieg des pCO_2 kam es zum Anstieg der Flußgeschwindigkeiten (Abb. 4.3). Hierbei stiegen die diastolischen Flußgeschwindigkeiten (endsystolische und enddiastolische Flußgeschwindigkeit) wesentlich stärker als die maximale systolische Flußgeschwindigkeit an. Der prozentuale Anstieg der mittleren Flußgeschwindigkeit pro mm Hg pCO_2 betrug 6%. Ähnliche Ergebnisse fand Markwalder [142] bei seinen dopplersonographischen Studien in der A. cerebri media von Erwachsenen: Er konnte einen prozentualen Anstieg der Hirndurchblutung um $3,4 \pm 0,5\%$ pro mm Hg pCO_2-Änderung finden. Die von Jorch et al. [122] an 16 Früh- und Neugeborenen ermittelten prozentualen Anstiege der mittleren Flußgeschwindigkeiten pro mm Hg pCO_2 betrugen in der A. cerebri anterior 6,5%, in der A. carotis interna 5,6% [122]. Die von Leahy [130] plethysmographisch ermittelten Werte liegen mit 8,6% pro mm Hg pCO_2-Änderungen noch höher. Aufgrund der Abhängigkeit der Flußgeschwindigkeiten in den Hirnarterien vom Kohlendioxidpartialdruck, muß der pCO_2 bei der Beurteilung pathologischer Durchblutungsverhältnisse immer mit berücksichtigt werden. Dies gilt insbesondere bei beatmeten Frühgeborenen. Da eine *Hypokapnie* zu einer drastischen Erniedrigung insbesondere der diastolischen Flußgeschwindigkeiten führen kann, muß v. a. bei beatmeten Frühgeborenen eine Hyperventilation tunlichst vermieden werden.

Bei asphyktischen Frühgeborenen konnten abnorm niedrige Flußgeschwindigkeiten als Risikofaktor für das Erleiden einer Hirnblutung erkannt werden [59] (s. 5.1). Eine Hyperventilation bei diesen Kindern hat eine weitere dramatische Erniedrigung der Flußgeschwindigkeiten zur Folge, wodurch die Wahrscheinlichkeit ischämischer Parenchymläsionen v. a. in den Grenzgebieten der Gefäßversorgung im Bereich der unreifen periventrikulären Keimlager noch verstärkt wird.

Eine *Hyperkapnie* führt demgegenüber zu einem starken Anstieg der Flußgeschwindigkeiten in den Hirnarterien, die beim unreifen Frühgeborenen zur Kapillarruptur und damit zur Hirnblutung führen kann. Die erhöhte Inzidenz von Hirnblutungen bei Kindern mit Pneumothorax [112] läßt sich zumindest teilweise über die Erhöhung der Hirndurchblutung durch die Hyperkapnie erklären.

4.1.3 Gestationsalter

Die Flußgeschwindigkeiten in den Hirnarterien steigen mit zunehmendem Gestationsalter an. Im Vergleich zu einem Frühgeborenen der 28. Schwangerschaftswoche weist ein reifgeborener Säugling etwa doppelt so hohe Flußgeschwindigkeiten auf. Neben dem Gestationsalter spielt auch das aktuelle Alter der Kinder eine wichtige Rolle. In Abb. 4.4 ist der Anstieg der Flußgeschwindigkeiten in A. carotis interna, A. basilaris und A. cerebri anterior mit zunehmendem Lebensalter bei einem Frühgeborenen der 31. Schwangerschaftswoche graphisch dargestellt.

Innerhalb des ersten Lebensmonats haben sich in allen 3 Hirnarterien alle Flußgeschwindigkeiten nahezu verdoppelt (Abb. 4.4).

Aus diesen Gründen müssen bei der Beurteilung pathologischer Flüsse immer das Gestationsalter und das aktuelle Alter der Kinder mitberücksichtigt werden. Bei der Ermittlung von „Normalwerten" der Flußgeschwindigkeiten in den Hirnarterien wurde zur Vereinfachung das korrigierte Alter der Kinder als die *Summe der Schwangerschafts- und postnatalen Lebenswochen* definiert.

Wir haben dabei gesunde Früh- und Neugeborene, die aufgrund ihrer Frühgeburtlichkeit oder eines niedrigen Geburtsgewichts stationär behandelt wurden, untersucht. Hierbei wurden nur Kinder untersucht, die entweder schliefen, oder sich in einem ruhigen Wachzustand befanden. Unruhige, schreiende Kinder wurden durch Fütterung während der Untersuchung oder durch Gabe von Glukose auf den Schnuller beruhigt. Aus dem Normalkollektiv wurden alle Kinder mit Erkrankungen des Herzens und des Zentralnervensystems

Einflußgrößen auf die Flußgeschwindigkeiten

Abb. 4.4. Anstieg der Flußgeschwindigkeiten in A. cerebri anterior, A. basilaris und A. carotis interna mit zunehmendem Alter. Im Alter von einem Monat haben sich sämtliche Flußgeschwindigkeiten nahezu verdoppelt

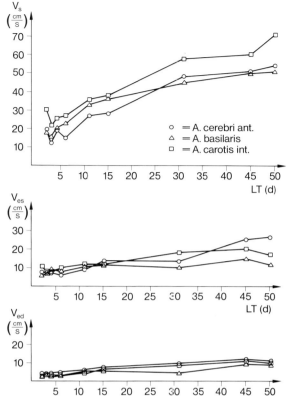

ausgeschlossen. Weitere Ausschlußkriterien sind in Tabelle 4.1 zusammengefaßt. Im frühen Säuglingsalter kommt es zu einem linearen Anstieg aller Flußgeschwindigkeiten in der A. carotis interna, A. cerebri anterior und A. basilaris. Die entsprechenden Normalwerte zeigen die Abb. 4.5–4.7. Neben den altersbezogenen Mittelwerten ist der dazugehörige Vertrauensbereich, der der zweifachen Standardabweichung entspricht, mit angegeben.

Die ermittelten Flußgeschwindigkeiten in A. cerebri anterior und A. basilaris unterschieden sich intraindividuell und interindividuell nicht nennenswert voneinander. Demgegenüber wies die A. carotis interna als größte hirnversorgende Arterie eine um ca. 20 % höhere maximale systolische Flußgeschwindigkeit auf als die A. cerebri anterior und die A. basilaris. Die endsystolischen und die enddiastolischen Flußgeschwindigkeiten in den einzelnen Hirnarterien unterschieden sich nicht nennenswert voneinander.

Die mittleren Flußgeschwindigkeiten (TAV und TAMX) waren in der A. carotis interna am höchsten und in der A. basilaris am niedrigsten. Im Durchschnitt lag die mittlere Flußgeschwindigkeit TAV in der A. cerebri anterior um 8 % höher als in der A. basilaris, die ihrerseits eine um 8 % niedrigere mittlere Flußgeschwindigkeit als die A. carotis interna aufwies.

Für die mittlere maximale Flußgeschwindigkeit TAMX konnte für die A. cerebri anterior ein um 11 % höherer Wert als in der A. basilaris, für die A. carotis interna ein um 16 % höherer Wert als in der A. basilaris gemessen werden. Die entsprechenden Mittelwerte und die zugehörigen Standardabweichungen sind Tabelle 4.2 zu entnehmen.

Tabelle 4.1. Ausschlußkriterien aus dem Normalkollektiv

---

1. Erkrankungen des Zentralnervensystems
    - Hirnblutungen
    - Hydrozephalus
    - Subduralerguß
    - Hirnödem
    - Meningoenzephalitis
2. Herzerkrankungen
    - Hämodynamisch wirksamer Herzfehler
    - Herzgeräusch
3. Atemnotsyndrom und maschinelle Beatmung
4. Hyperkapnie und Hypokapnie
5. Rezidivierende Apnoen
6. Bradykardie und Tachykardie
7. Schock und Volumenmangel
8. Anämie und Polyglobulie
9. Infektion und Sepsis
10. Abwehrendes schreiendes Kind

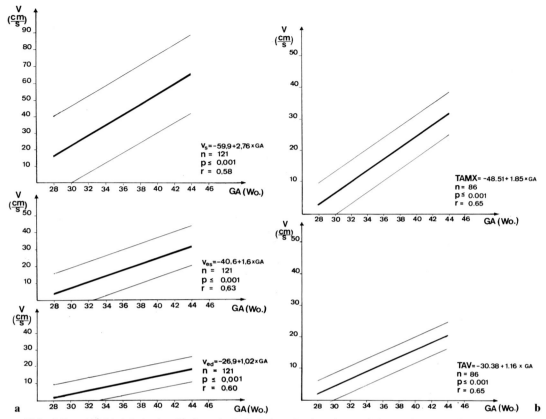

Abb. 4.5. a Abhängigkeit der Flußgeschwindigkeiten in der *A. cerebri anterior* vom Gestationsalter. **b** Abhängigkeit der mittleren Flußgeschwindigkeiten in der *A. cerebri anterior* vom Gestationsalter

Tabelle 4.2. Mittelwert und einfache Standardabweichung der Flußgeschwindigkeiten und Pulsatilitätsindizes in der A. carotis interna *(ICA)*, A. cerebri anterior *(ACA)* und der A. basilaris *(AB)* unabhängig von Gestationsalter, aktuellem Alter und Untersuchungsgewicht

	ICA	ACA	AB
n	121	121	110
Gestationsalter (Wochen)	37,1 ± 3,1	37,1 ± 3,1	37,1 ± 3,1
Untersuchungsgewicht [g]	2190 ± 590	2190 ± 590	2200 ± 590
V_s [cm/s]	50 ± 15	42 ± 15	41 ± 16
V_{es} [cm/s]	19 ± 7	19 ± 8	18 ± 7
V_{ed} [cm/s]	11 ± 4	11 ± 5	11 ± 4
TAV [cm/s]	14 ± 4	13 ± 5	12 ± 5
TAMX [cm/s]	22 ± 6	21 ± 9	19 ± 7
RI	0,77 ± 0,08	0,73 ± 0,08	0,72 ± 0,09
PI	3,0 ± 0,8	2,7 ± 0,9	2,7 ± 0,7

Einflußgrößen auf die Flußgeschwindigkeiten

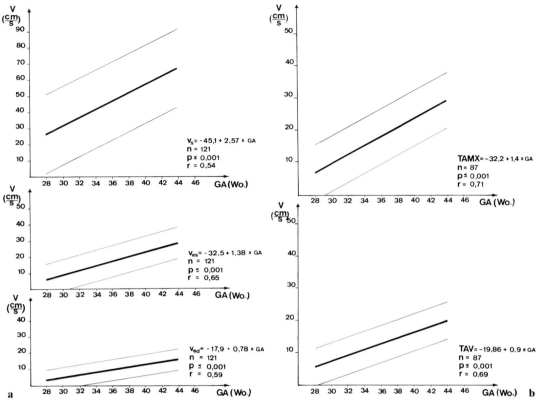

Abb. 4.6. a Abhängigkeit der Flußgeschwindigkeiten in der *A. carotis interna* vom Gestationsalter.
b Abhängigkeit der mittleren Flußgeschwindigkeiten in der *A. carotis interna* vom Gestationsalter

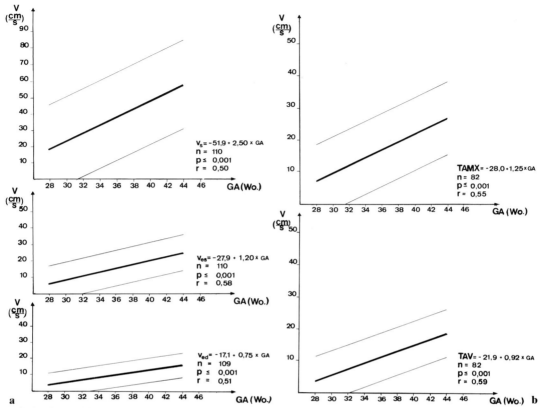

Abb. 4.7. a Abhängigkeit der Flußgeschwindigkeiten in der *A. basilaris* vom Gestationsalter. **b** Abhängigkeit der mittleren Flußgeschwindigkeiten in der *A. basilaris* vom Gestationsalter

4.1.4 Gewicht

Eine weitere wichtige Einflußgröße stellt das Gewicht zum Zeitpunkt der Untersuchung dar. Mit zunehmendem Gewicht kommt es zu einem linearen Anstieg der Flußgeschwindigkeiten [52–54, 120]. Die entsprechenden Normalwerte der Flußgeschwindigkeiten in Abhängigkeit vom Untersuchungsgewicht sind in Abb. 4.8–4.10 dargestellt. Neben den Mittelwerten sind die Vertrauensbereiche, die der zweifachen Standardabweichung entsprechen, angegeben. Die höchsten Werte konnten wieder in der A. carotis interna, gefolgt von der A. cerebri anterior und der A. basilaris gefunden werden. Im Vergleich zur Altersabhängigkeit der Flußgeschwindigkeiten war die Abhängigkeit vom Gewicht wesentlich weniger stark ausgeprägt. Das ließ sich sowohl durch die wesentlich niedrigeren Korrelationskoeffizienten als auch durch die Berechnung partieller Korrelationskoeffizienten nachweisen. Die positive Korrelation der Flußgeschwindigkeiten mit ansteigendem Gewicht dürfte durch den Gewichtsanstieg mit zunehmendem Gestations- und aktuellem Alter bedingt sein. Aufgrund der besseren Korrelationen mit dem Gestationsalter, sollten bei der Interpretation pathologischer Flußgeschwindigkeiten die altersabhängigen Normalwerte herangezogen werden.

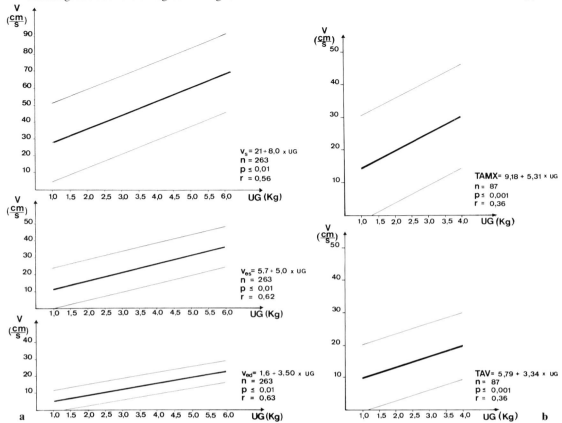

Abb. 4.8. a Abhängigkeit der Flußgeschwindigkeiten in der *A. cerebri anterior* vom Untersuchungsgewicht. **b** Abhängigkeit der mittleren Flußgeschwindigkeiten in der *A. cerebri anterior* vom Untersuchungsgewicht

4.1.5 Aktuelles Alter

Auch mit zunehmendem Lebensalter kommt es zu einem Anstieg der Flußgeschwindigkeiten [31, 202]. Dieser Anstieg verläuft in den ersten Lebensmonaten nahezu linear (s. Abb. 4.4). Anschließend steigen die Flußgeschwindigkeiten langsamer an. Untersuchungen mit der transkraniellen Dopplersonographie haben gezeigt, daß bis zum 5. bzw. 6. Lebensjahr die Flußgeschwindigkeiten in den Hirnarterien weiter zunehmen [31]. Um das 6. Lebensjahr ist ein Maximum der Flußgeschwindigkeiten erreicht. Anschließend kommt es im Schulalter sowie bei Jugendlichen und jungen Erwachsenen zu einem langsamen linearen Abfall der Flußgeschwindigkeiten auf ca. 70 % der maximalen Werte, die um das 6. Lebensjahr gemessen werden [31]. Mit zunehmendem Alter fallen die Flußgeschwindigkeiten weiter ab [1].

Der lineare Anstieg der Flußgeschwindigkeiten in der Neonatalperiode [31, 52–54, 120] ist im wesentlichen bedingt durch den Anstieg des Herzminutenvolumens. Tierexperimentelle Untersuchungen an neonatalen Lämmern haben gezeigt, daß das Herzminutenvolumen in den ersten 10 Lebenstagen von 140–240 ml/kg auf 450 ml/kg ansteigt [234]. Dopplersonographische Flußmessungen in der Aorta ascendens bei Neugeborenen ergaben einen signifikan-

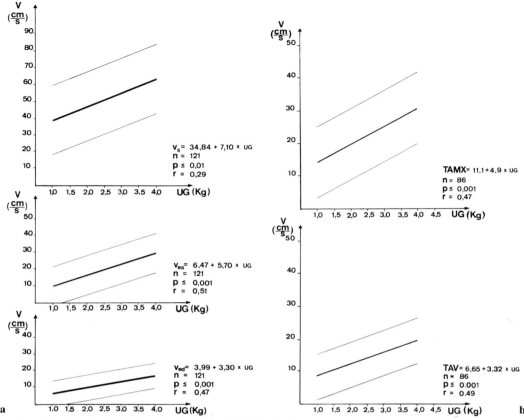

Abb. 4.9. a Abhängigkeit der Flußgeschwindigkeiten in der *A. carotis interna* vom Untersuchungsgewicht. **b** Abhängigkeit der mittleren Flußgeschwindigkeiten in der *A. carotis interna* vom Untersuchungsgewicht

ten Anstieg des Herzminutenvolumens nach der Geburt [6]. Das Herzzeitvolumen nimmt dabei bis zur 10. Lebenswoche schnell zu. Danach kommt es zu einem langsameren Anstieg. Unsere dopplersonographischen Flußmessungen in den Hirnarterien zeigten innerhalb des ersten Lebensmonats eine Verdoppelung der Flußgeschwindigkeiten [52–54].

4.1.6 Abhängigkeit der Pulsatilitätsindizes von Alter und Gewicht

Weder der von Gosling [90] definierte Pulsatilitätsindex noch der von Pourcelot [182] angegebene Resistanceindex zeigen eine nennenswerte Alters- und Gewichtsabhängigkeit. Da die maximale systolische, die enddiastolische und die mittlere Flußgeschwindigkeit gleichsinnig ansteigen, kommt es zu keiner nennenswerten Änderung des Quotienten aus diesen Größen [52–54, 120]. In Tabelle 4.2 sind die Mittelwerte und die dazugehörigen Standardabweichungen für A. cerebri anterior, A. carotis interna und A. basilaris dargestellt. Aufgrund der höheren maximalen systolischen Flußgeschwindigkeit waren sowohl der Pulsatilitätsindex als auch der Resistanceindex in der A. carotis interna höher als in der A. cerebri anterior und der A. basilaris.

Beide Pulsatilitätsindizes sollen ein Maß für den peripheren Gefäßwiderstand im

Einflußgrößen auf die Flußgeschwindigkeiten

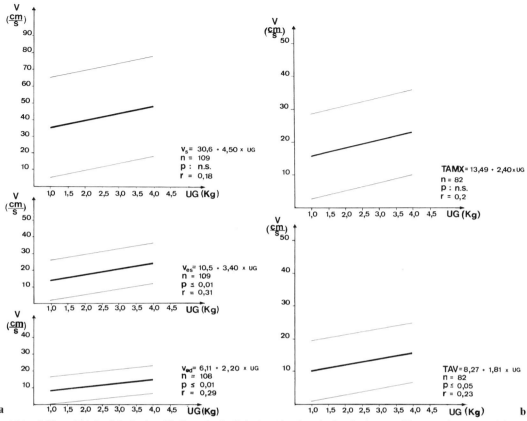

Abb. 4.10. a Abhängigkeit der Flußgeschwindigkeiten in der *A. basilaris* vom Untersuchungsgewicht. **b** Abhängigkeit der mittleren Flußgeschwindigkeiten in der *A. basilaris* vom Untersuchungsgewicht

Gehirn darstellen. Sie sind unabhängig vom Einfallswinkel der Ultraschallwellen und können somit auch mit einem CW-Dopplergerät bestimmt werden. Der Winkelfehler, der bei Nichtbeachtung des Einfallswinkels auftritt, eliminiert sich, da er sowohl im Zähler als auch im Nenner des Quotienten erscheint.

Unsere Werte für den Resistanceindex entsprechen den aus der Literatur bekannten Werten von Martin [143], der in der A. cerebri anterior mit einem gepulsten Dopplersystem bei 10 Frühgeborenen einen Wert von $0,75 \pm 0,03$ erhob, und den Ergebnissen von Jorch [120], der bei 44 Früh- und Neugeborenen in der A. cerebri anterior einen Wert von $0,74 \pm 0,06$ ermittelte.

Demgegenüber konnte Lipman [134] unter Verwendung eines CW-Dopplers in der A. cerebri anterior etwas höhere Werte mit $0,79 \pm 0,04$ messen. Perlman [172, 176] hingegen fand unter Verwendung eines CW-Dopplers in der A. cerebri anterior für den Resistanceindex niedrigere Werte mit $0,66 \pm 0,06$. Während die meisten Normalwerte für den Resistanceindex in der A. cerebri anterior bestimmt wurden, liegen bisher nur wenige Publikationen über Normalwerte in A. carotis interna und A. basilaris vor. Dies liegt zum Teil in der Tatsache begründet, daß die meisten Autoren ihre Untersuchungen mit einem CW-Doppler durchführten, der keine exakte Flußmessung in der A. carotis interna erlaubt. Die von Jorch [120] an 24 Früh- und Neugeborenen ermittelten Normalwerte für den Resistanceindex in der A. carotis interna entsprechen mit 0,77 ± 0,07 unseren Werten. Für den Resistanceindex in der A. basilaris konnte Jorch [120] einen Wert von 0,73 ± 06 angeben. Dies entspricht ebenfalls unseren Werten.

Normalwerte für den von Gosling [90] definierten Pulsatilitätsindex liegen bisher für das Säuglingsalter in der Literatur nicht vor, da mit den meisten Dopplersonographiegeräten bisher die computergestützte Bestimmung der mittleren Flußgeschwindigkeit nicht möglich war.

4.2 Klinische Wertigkeit der Flußparameter

Obwohl weder durch die Bestimmung absoluter Flußgeschwindigkeiten noch durch die Errechnung des Pulsatilitäts- und des Resistanceindex eine Aussage über die Hirndurchblutung gemacht werden kann, erscheint für klinische Fragestellungen die Bestimmung absoluter Flußgeschwindigkeiten aussagekräftig. Ein Anstieg bzw. Abfall der Flußgeschwindigkeiten korreliert dabei sehr gut mit einer Zu- bzw. Abnahme der Hirndurchblutung, wie Untersuchungen von Greisen [94] mit der Xenon-133-Clearance und Untersuchungen von Hansen [97] mit der Mikrosphärenmethode gezeigt haben. Eine negative Korrelation zwischen den dopplersonographisch bestimmten Flußgeschwindigkeiten und der Hirndurchblutung konnte bisher noch nicht nachgewiesen werden.

Aus diesem Grund erscheint es für den klinischen Alltag zulässig, v. a. bei einem Abfall der Flußgeschwindigkeiten von einer Erniedrigung der Hirndurchblutung auszugehen. Dies gilt natürlich nur für das Versorgungsgebiet der entsprechenden Arterie. Um eine Aussage über die Hirndurchblutung zu ermöglichen, müssen zumindest beide Aa. carotides internae und die A. basilaris gemessen werden. Kommt es in allen 3 Arterien zu einem nennenswerten Abfall der Flußgeschwindigkeiten, so kann meist von einem Abfall der Hirndurchblutung ausgegangen werden, zumal die großen hirnversorgenden Arterien relativ kaliberkonstant sind, wie Untersuchungen von Hilal [110] gezeigt haben.

Ein Anstieg der Flußgeschwindigkeiten muß wesentlich vorsichtiger bewertet werden. Verschiedenste Ursachen können zu einem Anstieg führen: Neben einem erhöhten Blutdruck bzw. Cardiac output können lokale Stenosen in den hirnversorgenden Arterien oder eine Kompression der Arterien durch eine Hirnschwellung zugrunde liegen. Beim unreifen Frühgeborenen mit fehlender Autoregulation der Hirndurchblutung können Blutdruckschwankungen direkt an das unreife Gehirn weitergegeben werden. Ein Anstieg der Flußgeschwindigkeiten ist bei normalen intrakraniellem Druck meist im Sinne einer Zunahme des Volumenflusses zu interpretieren. Erhöhte Flußgeschwindigkeiten lassen sich jedoch auch bei Abnahme des Gefäßquerschnitts nachweisen: Nach den hämodynamischen Gesetzen von Bernoulli kommt es im Bereich einer Stenose zu einem Anstieg der Flußgeschwindigkeiten (s. Abb. 5.28). Über einen relativ weiten Bereich bleibt dabei der Volumenfluß und damit die Hirndurchblutung konstant. Bei einer weiteren Abnahme der Querschnittsfläche kann es, trotz Zunahme der Flußgeschwindigkeit, zu einer Abnahme des Volumenflusses und damit der Hirndurchblutung kommen.

Rein theoretisch kann der Volumenfluß Q aus der mittleren Flußgeschwindigkeit V und dem Gefäßquerschnitt A berechnet werden.

Es gilt folgende Beziehung:

$$Q = V \cdot A$$

Da jedoch mit *keinem* verfügbaren Dopplergerät die Querschnittsfläche der Gefäße mit hinreichender Sicherheit bestimmt werden kann, ist der exakte Volumenfluß in bestimmten Hirnarterien mit der Dopplersonographie nicht zu ermitteln.

Aus demselben Grund kann die Hirndurchblutung, die in ml/100 g Hirngewicht/min gemessen wird, aus den dopplersonographisch ermittelten Flußgeschwindigkeiten nicht ermittelt werden.

Die Beurteilung pathologischer Werte wird durch die Alters- und Gewichtsabhängigkeit der Flußgeschwindigkeiten erheblich erschwert. Aus diesem Grund muß bei der Beurteilung der Flußgeschwindigkeiten immer das Alter und das Gewicht der Kinder mitberücksichtigt werden.

Verwendet man stattdessen den Resistance- und Pulsatilitätsindex, so ergeben sich diese Probleme nicht. Die Untersuchungen von Frau Fawer [75, 76] haben, ebenso wie unsere eigenen Untersuchungen, gezeigt, daß der Resistanceindex unabhängig vom Alter ist. Das gleiche gilt für den von Gosling definierten Pulsatilitätsindex. Die Konstanz dieser Quotienten scheint auf den ersten Blick ein entscheidender Vorteil zu sein. Da es sich jedoch bei beiden Indizes um Quotienten handelt, können ganz verschiedene Faktoren zur gleichen Änderung des entsprechenden Index führen: So kann ein Anstieg des Resistanceindex einerseits bedingt sein durch einen Anstieg der maximalen systolischen Flußgeschwindigkeit, andererseits bei unveränderter systolischer Flußgeschwindigkeit, durch einen Abfall der enddiastolischen Flußgeschwindigkeiten. Im ersteren Falle wäre die mittlere Flußgeschwindigkeit und damit, bei konstantem Gefäßdurchmesser, der Volumenfluß erhöht. Im zweiten Fall wäre die mittlere Flußgeschwindigkeit und damit der Volumenfluß erniedrigt.

Aus diesem Grund ist die Bestimmung absoluter Flußgeschwindigkeiten immer der Berechnung der Indizes vorzuziehen. Allerdings muß dabei immer das Alter und Gewicht dieser Kinder mitberücksichtigt werden.

Der Stellenwert des Pulsatilitäts- und Resistanceindex liegt v. a. in der Tatsache begründet, daß beide Indizes sowohl mit CW- als auch gepulsten Dopplersystemen gemessen werden können. Des weiteren sind sie unabhängig vom Einfallswinkel, so daß sie auch von einem weniger erfahrenen Untersucher zuverlässig bestimmt werden können. Eindeutige klinische Fragestellungen, wie z. B. die Beurteilung der hämodynamischen Wirksamkeit eines offenen Ductus arteriosus Botalli oder die Indikationsstellung zur Implantation einer liquorableitenden Drainage beim progredienten Hydrozephalus, können mit Hilfe der genannten Indizes ebenso sicher beantwortet werden wie mit den absoluten Flußgeschwindigkeiten.

4.3 Zusammenfassung

Die Flußgeschwindigkeiten in den Hirnarterien nehmen mit zunehmendem Gestationsalter, aktuellem Alter und Gewicht bis etwa zum 6. Lebensjahr zu. Danach kommt es bis zur Adoleszenz wieder zu einem leichten Abfall der Flußgeschwindigkeiten.

Der Anstieg der Flußgeschwindigkeiten in allen großen Hirnarterien verläuft in der Neonatalperiode und im frühen Säuglingsalter nahezu linear. Die maximalen systolischen Flußgeschwindigkeiten und die mittleren Flußgeschwindigkeiten in den beiden Aa. carotides internae liegen um ca. 10−20 % höher als in den übrigen großen Hirnarterien. Demgegenüber unterscheiden sich die endsystolischen und die enddiastolischen Flußgeschwindigkeiten in den großen hirnversorgenden Arterien nicht nennenswert voneinander. Im Gegensatz zu den Flußgeschwindigkeiten sind der Resistance- und der Pulsatilitätsindex unabhängig vom Alter und Gewicht. Sie unterscheiden sich lediglich innerhalb der einzelnen Arterien.

5 Dopplersonographische Flußmessungen bei Erkrankungen des Zentralnervensystems

KARL-HEINZ DEEG und THOMAS RUPPRECHT

In diesem Kapitel sollen alle wesentlichen Erkrankungen des zentralen Nervensystems, die beim Früh- und Neugeborenen zu einer Beeinflussung der Blutströmung in den Hirnarterien führen können besprochen werden. Die wichtigsten derartigen ZNS-Erkrankungen sind Hirnblutungen unterschiedlicher Genese, Hydrozephalusformen verschiedener Ätiologie, Subduralergüsse, entzündliche ZNS-Erkrankungen, das Hirnödem und der intravitale Hirntod. Weiterhin können sich die Strömungsparameter in den Hirnarterien bei rezidivierenden Apnoen und zerebralen Krampfanfällen ändern.

Veränderungen der Strömungsparameter können den pathologisch-anatomischen Veränderungen vorausgehen (z. B. Auftreten von Hirnblutungen beim Frühgeborenen als Folge erniedrigter perinataler Flußgeschwindigkeiten) oder als Folge pathologischer Veränderungen auftreten (z. B. Hydrozephalus). Punktuelle Untersuchungen, wie sie im klinischen Alltag durchgeführt werden, können dies häufig nicht unterscheiden.

Die Entwicklung neuerer Geräte, die auf der Fontanelle oder der temporalen Schädelkalotte befestigt werden und eine kontinuierliche Registrierung und Aufzeichnung der Flußprofile in einem bestimmten Gefäß erlauben, könnten hier weiterhelfen. Immer ist jedoch zu berücksichtigen, daß bei längerfristiger Anwendung (z. B. bei kontinuierlichem Monitoring) erhebliche Energien auf das Gehirn einwirken. Ein weiteres Problem wäre die Tatsache der punktuellen Flußmessung in einem Gefäß. Ein Rückschluß auf die Flußprofile und Flußgeschwindigkeiten in den übrigen Hirnarterien ist nicht, oder allenfalls bedingt, erlaubt.

5.1 Hirnblutungen

Hirnblutungen sind die häufigste und schwerwiegendste Ursache neurologischer Erkrankungen und Todesfälle in der Neugeborenenperiode. Im späteren Säuglingsalter treten Hirnblutungen wesentlich seltener, meist als Folge von Schädel-Hirn-Traumen auf. Pathologisch-anatomisch kann zwischen intrakraniellen Blutungen, sub- und epiduralen Blutungen sowie subarachnoidalen Blutungen unterschieden werden (Abb. 5.1).

In der Neonatalperiode überwiegen *intrakranielle Blutungen*, die meist intraventrikulär oder periventrikulär lokalisiert sind. Sie treten fast ausschließlich beim sehr unreifen asphyktischen Frühgeborenen auf.

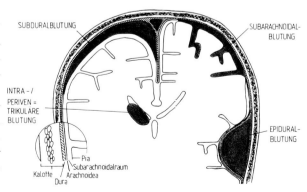

Abb. 5.1. Schematische Darstellung der verschiedenen Hirnblutungen

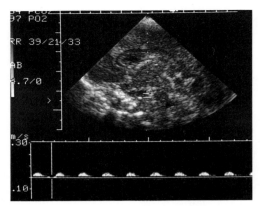

Abb. 5.2. Dopplersonographische Flußmessung in der A. basilaris (Sagittalschnitt) bei einem Frühgeborenen der 29. Schwangerschaftswoche, das mit einem Geburtsgewicht von 800 g geboren wurde. Die Untersuchung wurde am 1. Lebenstag durchgeführt. Zum Zeitpunkt der Untersuchung betrugen der pCO_2 34 mm Hg, der pO_2 97 mm Hg und der Blutdruck 39/21 mm Hg bei einem Mitteldruck von 33 mm Hg. Im *oberen Bildabschnitt* sind die anatomischen Strukturen mit Lokalisation des Meßvolumens in der A. basilaris in ihrem präpontinen Verlauf dargestellt. Im *unteren Bildabschnitt* ist das Dopplerfrequenzspektrum abgebildet. Dabei fallen sehr niedrige Flußgeschwindigkeiten auf. In der Diastole läßt sich überhaupt keine nennenswerte Blutströmung nachweisen. Die maximale systolische Flußgeschwindigkeit betrug 4,7 cm/s bei einer mittleren Flußgeschwindigkeit von 2 cm/s. Die endsystolische und die enddiastolische Flußgeschwindigkeit waren nicht meßbar. Das Kind erlitt in der Folgezeit eine schwere Ventrikeleinbruchsblutung

Intrakranielle Blutungen bei Reifgeborenen sind eher selten [26, 104, 129]. Sie werden v. a. nach protrahierter traumatischer Geburt z. B. aus Beckenendlage, bei Gerinnungsstörungen oder Gefäßanomalien sowie nach schwerer perinataler Asphyxie beobachtet [129, 161, 249, 255].
Subdurale und epidurale Blutungen sind in der Neonatalperiode selten. Sie treten meist bei älteren Säuglingen als Folge eines Schädel-Hirn-Traumas auf. *Subarachnoidale Blutungen* werden v. a. postasphyktisch, gelegentlich auch nach Schädel-Hirn-Traumen oder bei disseminierter intravasaler Gerinnung sowie anderen Störungen der Hämostase beobachtet [249].

5.1.1 Intrakranielle Blutungen des Frühgeborenen

Intraventrikuläre und periventrikuläre Blutungen treten v. a. bei extrem unreifen Frühgeborenen, die vor der 32. Schwangerschaftswoche mit einem Geburtsgewicht unter 1 500 g geboren werden, auf [249]. Der entscheidende Risikofaktor, der zur Hirnblutung prädisponiert, scheint eine perinatale Asphyxie zu sein [249].
Die intrakraniellen Blutungen des Frühgeborenen können in Anlehnung an Volpe [249] und Papile [164] in 4 Schweregrade unterteilt werden:

Grad-I-Blutungen sind Blutungen, die auf die subependymale Matrix beschränkt bleiben.
Grad-II-Blutungen sind leichte Ventrikeleinbruchsblutungen, die weniger als 50 % des Ventrikelvolumens ausfüllen.
Grad-III-Blutungen sind schwere Ventrikeleinbruchsblutungen, die mehr als 50 % des Ventrikelvolumens ausfüllen.
Grad-IV-Blutungen sind Ventrikelausgußblutungen mit Parenchymeinbruch.

Schwere Ventrikeleinbruchsblutungen (Grad III und IV) wurden v. a. bei sehr unreifen Frühgeborenen, die vor der 30. Schwangerschaftswoche mit einem Geburtsgewicht unter 1 000 g geboren wurden, gefunden [249]. Periventrikuläre und intraventrikuläre Blutungen des Frühgeborenen treten in mehr als 90 % der Fälle innerhalb der ersten 3 Lebenstage auf [173, 201, 249]. Sie gehen in der Mehrzahl der Fälle von den reichvaskularisierten, unreifen, periventrikulären Keimlagern aus [249]. Diese werden v. a. durch die Heubner-Arterie, einem Ast der A. cerebri anterior versorgt. Zur Klärung eventueller Pathomechanismen, die zur Hirnblutung prädisponieren, erscheinen deswe-

Abb. 5.3 a–c. Flußprofil in A. cerebri anterior, A. basilaris und A. carotis interna bei einem Frühgeborenen der 25. Schwangerschaftswoche, das mit einem Geburtsgewicht von 600 g geboren wurde und in der Folgezeit eine schwere Hirnblutung erlitt. **a** A. cerebri anterior: Sehr niedrige Amplitude mit fehlendem diastolischem Fluß. $V_s = 11$; $V_{es} = 4$; $V_{ed} = 0$; TAV = 3; TAMX = 4,3 cm/s. **b** A. basilaris: Deutlich höhere Amplitude bei abgeflachtem diastolischem Fluß. $V_s = 23$; $V_{es} = 5,3$; $V_{ed} = 3,3$; TAV = 4; TAMX = 7,4 cm/s. **c** A. carotis interna: Deutlich höhere Amplitude als in der A. cerebri anterior bei abgeflachtem diastolischem Fluß. $V_s = 25$; $V_{es} = 6,7$; $V_{ed} = 3,3$; TAV = 5,7; TAMX = 8,7 cm/s

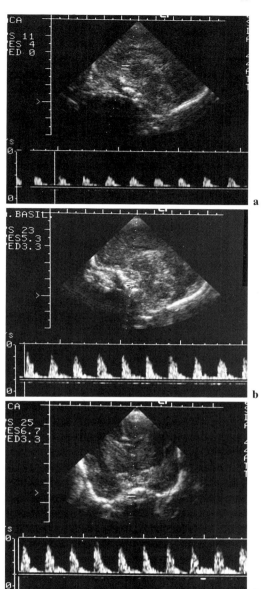

gen Flußmessungen in der A. cerebri anterior besonders aussagekräftig. Der Nachweis veränderter Strömungsparameter in der A. cerebri anterior könnte dabei einer veränderten Durchblutung der periventrikulären Keimlager entsprechen.

Hierbei muß zwischen dopplersonographischen Untersuchungen vor Auftreten der Blutung und Flußmessungen nach eingetretener Blutung unterschieden werden.

Risikofaktor: erniedrigte Flußgeschwindigkeiten

Dopplersonographische Flußmessungen bei Frühgeborenen, die in der Folgezeit eine Hirnblutung erlitten, zeigten bei der initialen Ultraschalluntersuchung häufig sehr niedrige Flußgeschwindigkeiten in der A. cerebri anterior (Abb. 5.2). Simultane Flußmessungen in der A. carotis interna zeigten dabei, daß die Flußgeschwindigkeiten in der A. cerebri anterior signifikant niedriger lagen (Abb. 5.3), während sie bei gesunden Früh- und Neugeborenen nur unwesentlich geringer waren als in der A. basilaris und der A. carotis interna.

Kasuistiken. Bei 21 Frühgeborenen (Gestationsalter 31 ± 2,7 Wochen; Geburtsgewicht 1 492 ±637 g) wurde sonographisch eine intrakranielle Blutung diagnostiziert. Bei 4 Kindern wurde eine Grad-II-Blutung, bei 11 Kindern eine Grad-III-Blutung und bei 6 Kindern eine Grad-IV-Blutung festgestellt.

Bei 8 Frühgeborenen wurden unmittelbar nach der Geburt die Flußgeschwindigkeiten in der A. cerebri anterior dopplersonographisch ermittelt und mit den Flußgeschwindigkeiten gleichaltriger und

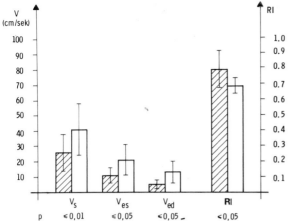

Abb. 5.4. Flußgeschwindigkeiten in der A. cerebri anterior bei 8 Frühgeborenen mit perinataler Hirnblutung (*schraffierte Säulen*) in Vergleich zu einem gleichaltrigen und gleichschweren Kontrollkollektiv (*leere Säulen*) beatmeter Frühgeborener ohne Hirnblutung

gleichschwerer beatmeter Frühgeborener verglichen, bei denen in der Folgezeit keine Hirnblutung nachgewiesen werden konnte.

Alle Kinder mit schwerer periventrikulärer Hirnblutung wiesen signifikant niedrigere Flußgeschwindigkeiten in der A. cerebri anterior auf als die Kontrollgruppe (Abb. 5.4 und Tabelle 5.1) [59]. Die enddiastolische Flußgeschwindigkeit war prozentual meist stärker erniedrigt als die maximale systolische Flußgeschwindigkeit. Infolgedessen war der Resistanceindex gegenüber dem Normalkollektiv erhöht.

Ähnliche Ergebnisse konnte auch Frau Bada [15, 16] in ihrer 1979 veröffentlichten Originalarbeit finden. Sie führte ihre Untersuchungen mit einem CW-Doppler in der A. cerebri anterior durch. Demgegenüber fanden Perlman et al. [173] bei 32 Frühgeborenen mit Hirnblutung keinen Zusammenhang zwischen der Schwere der Hirnblutung und dem Flußprofil in der A. cerebri anterior. Die genannten Autoren untersuchten jedoch nur den Resistanceindex und bestimmten keine absoluten Flußgeschwindigkeiten. Des weiteren wurden Alter und Gewicht der Kinder nicht mitberücksichtigt, was jedoch nach unserer Erfahrung die Ergebnisse maßgeblich mitbeeinflußt.

Die erniedrigten Flußgeschwindigkeiten können im Sinne einer verminderten Perfusion der periventrikulären Keimlager (letzte Weise der Gefäßversorgung) gedeutet werden und dort ischämische Parenchymläsionen hervorrufen. Blutdruckschwankungen in dem zur Autoregulation unfähigen Gehirn können am 2. oder 3. Tag in den ischämisch vorgeschädigten Gebieten zur Gefäßruptur und damit Hirnblutung führen.

Der Nachweis erniedrigter Flußgeschwindigkeiten in den Hirnarterien kann somit als wichtiger Risikofaktor, der zur Hirnblutung prädisponiert, angesehen werden. Aus diesem Grund erscheint eine routinemäßige dopplersonographische Registrierung der Blutströmung in der A. cerebri anterior (und anderen Hirnarterien) asphyktischer Frühgeborener sinnvoll, um Risikogruppen frühzeitig zu erfassen. Da niedrige pCO_2-Werte zu einem zusätzlichen Abfall der Flußgeschwindigkeiten führen können (s. 4.1.2) muß eine Hypokapnie unter allen Umständen vermieden werden. Nach unserer Erfahrung sollte der pCO_2 immer im oberen Normbereich von 45–50 mm Hg gehalten werden, um einen iatrogenen Abfall der Hirndurchblutung durch eine Hyperventilation zu vermeiden. Werden trotz normalem oder leicht erhöhtem pCO_2 immer noch niedrige Flußgeschwindigkeiten nachgewiesen, so erscheint eine vorsichtige Volumensubstitution und/oder die Gabe von Katecholaminen zur Anhebung des Blutdrucks und damit der Flußgeschwindigkeiten und der Hirndurchblutung sinnvoll.

Im Zusammenhang mit einer Hirnblutung konnte bei allen Kindern ein weiterer, oft dramatischer, Abfall der Flußgeschwindigkeiten nachgewiesen werden (Abb. 5.5). Dies mag einerseits durch den Blutverlust,

Tabelle 5.1. Flußgeschwindigkeiten in der A. cerebri anterior bei 8 Früh- und Neugeborenen mit perinatal erlittener Hirnblutung im Verleich zu 8 gleichaltrigen und gleichschweren gesunden Früh- und Neugeborenen. Alle Flußmessungen wurden innerhalb der ersten Lebenstage durchgeführt

	Hirnblutung	Kontrollgruppe	p
n	8	8	
Gestationsalter (Wochen)	32 ± 6	33 ± 5	
Alter bei Untersuchung (Tage)	3 ± 1,9	3,3 ± 1,7	
Gewicht bei Untersuchung [g]	1653 ± 1142	1829 ± 1072	
V_s [cm/s]	26 ± 12	41 ± 17	≤ 0,01
V_{es} [cm/s]	11 ± 5	21 ± 10	≤ 0,05
V_{ed} [cm/s]	5 ± 3	13 ± 7	≤ 0,05
RI	0,80 ± 0,12	0,69 ± 0,05	≤ 0,05

andererseits durch einen passageren Anstieg des intrakraniellen Drucks bedingt sein. Eine schwere intrakranielle Blutung beim Frühgeborenen kann über einen Volumenmangel zu einer Erniedrigung des Herzminutenvolumens und, aufgrund der blutdruckpassiven Hirndurchblutung, zu einem Abfall der Hirnperfusion führen [4, 136].

Eine verminderte Hirndurchblutung konnte auch von Lou [136] als Risikofaktor für das Erleiden einer schweren Ventrikeleinbruchsblutung und einer Hirnatrophie erkannt werden. Unter Verwendung der Xenon-133-Clearance konnte er als kritische untere Grenze einen zerebralen Blutfluß von 20 ml/100 g/min angeben.

Volpe fand unter Verwendung der Positronenemissionstomographie einen deutlich verminderten Volumenfluß nicht nur im Bereich der Hirnblutung, sondern auch im Bereich der parieto-okzipitalen Großhirnhemisphären ohne Hinweis für eine Blutung [251]. Besonders wichtig erscheint dabei sein Hinweis, daß ein wesentlich größeres Hirnareal eine verminderte Durchblutung aufwies, als die Ausdehnung der Blutung vermuten ließ.

Obwohl mit der Dopplersonographie die Hirndurchblutung nicht gemessen werden kann, dürften die erniedrigten Flußge-

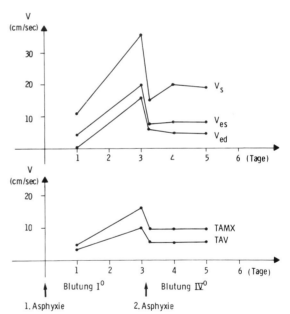

Abb. 5.5. Einfluß der Flußgeschwindigkeiten in der A. cerebri anterior bei Asphyxie und schwerer Ventrikeleinbruchsblutung am Beispiel eines Frühgeborenen der 25. Schwangerschaftswoche mit einem Geburtsgewicht von 600 g. Initial sehr niedrige Flußgeschwindigkeiten, die sich bis zum 3. Lebenstag normalisiert hatten. Unmittelbar im Anschluß an ein 2. asphyktisches Ereignis kam es zu einem dramatischen Abfall aller Flußgeschwindigkeiten. Unmittelbar im Anschluß an die 2. Asphyxie konnte eine schwere Hirnblutung Grad IV nachgewiesen werden

schwindigkeiten in der A. cerebri anterior mit einer verminderten Durchblutung der periventrikulären Germinalmatrix einhergehen.

Risikofaktor: fluktuierendes Flußmuster

Perlman et al. [174] führten eine prospektive dopplersonographische Studie an Frühgeborenen durch. Sie fanden bei ihren Untersuchungen zwei unterschiedliche Gruppen von Flußmustern in den Hirnarterien:
Eine Gruppe von Kindern wies ein *stabiles Flußmuster* mit konstanter systolischer und diastolischer Amplitude auf.
Im Gegensatz dazu konnte in der 2. Gruppe ein *fluktuierendes Flußmuster* mit sich ständig ändernden systolischen und diastolischen Flußgeschwindigkeiten gefunden werden. Die Änderungen des Flußmusters waren eng mit den Änderungen des arteriellen Blutdrucks verknüpft. Der Grund für die starken Änderungen des Blutdrucks und der zerebralen Flußparameter lag in den starken intrathorakalen Druckschwankungen bei der maschinellen Beatmung [171, 174].
Bei fehlender Autoregulation der Hirndurchblutung können diese Druckschwankungen in den empfindlichen periventrikulären Keimlagern zur Gefäßruptur und damit zur Hirnblutung führen.
Kinder mit fluktuierendem Flußmuster wiesen eine signifikant höhere Inzidenz an Hirnblutungen auf als Kinder mit stabilem Flußmuster. Ein fluktuierendes Flußmuster stellt nach Perlman [174] einen wesentlichen Risikofaktor für das Erleiden einer Hirnblutung dar. Die gleichen Autoren empfehlen bei diesen Kindern den Einsatz von Muskelrelaxanzien, mit deren Hilfe ein fluktuierendes Flußmuster in ein stabiles Flußmuster überführt und somit die Inzidenz von Hirnblutungen entscheidend gesenkt werden kann [172, 174].
Im Gegensatz zu den Ergebnissen von Perlman fanden Colditz et al. [45] keinen Zusammenhang zwischen fluktuierenden Flußmustern und einer erhöhten Inzidenz von Hirnblutungen. Sie konnten jedoch ebenfalls durch Anwendung von Muskelrelaxanzien die Variabilität der Flußkurve senken. Colditz et al. bestimmten auch den Perfusionsdruck durch Subtraktion des Fontanellendrucks vom arteriellen Blutdruck. Auch bezüglich des Perfusionsdrucks ergaben sich keine Unterschiede zwischen Kindern mit und ohne Hirnblutung.
Rennie et al. [189] untersuchten die Abhängigkeit der Flußgeschwindigkeiten von der Beatmung. Sie konnte ebenfalls einen signifikanten Abfall der Variabilität der Flußkurve während synchroner Beatmung nachweisen. Frau Rennie spekuliert, daß dadurch die Inzidenz an Hirnblutungen eventuell gesenkt werden könnte [189].
In unserem Patientengut konnten wir keine fluktuierenden Flußmuster nachweisen. Dies hängt wahrscheinlich mit der großzügigen Relaxierung unserer beatmeten Frühgeborenen zusammen.

Risikofaktor: fehlende Autoregulation der Hirndurchblutung

Der entscheidende Risikofaktor für die erhöhte Inzidenz von Hirnblutungen beim Frühgeborenen ist neben der perinatalen Asphyxie die fehlende Autoregulation der Hirndurchblutung [4, 136, 249]. Dopplersonographische Flußmessungen von Jorch [121] in der A. carotis interna zeigten, daß v. a. „sehr kleine Frühgeborene" mit einem Gestationsalter < 32 Wochen und einem Geburtsgewicht < 1 500 g unfähig zur Autoregulation der Hirndurchblutung sind. Diese mangelnde Autoregulation konnte nicht nur bei hypotensiven unreifen Frühgeborenen, sondern auch bei normotensiven Kindern nachgewiesen werden. Eine Änderung des mittleren Blutdrucks hatte bei diesen Kindern eine gleichsinnige Änderung der mittleren

Flußgeschwindigkeiten in den Hirnarterien zur Folge und ist somit ein Maß für die fehlende Autoregulation [121].

Bei intakter Autoregulation führen Blutdruckschwankungen innerhalb physiologischer Grenzen zu keiner Änderung der Flußgeschwindigkeiten in den Hirnarterien, wodurch die Hirndurchblutung konstant gehalten wird (Abb. 5.6). Der zerebrale Blutfluß wird innerhalb bestimmter Blutdruckgrenzen durch Änderung des Gefäßquerschnitts im Bereich der Arteriolen konstant gehalten (Abb. 5.6).

Bei fehlender Autoregulation werden Blutdruckschwankungen ungehindert an das vulnerable immature Gehirn weitergegeben und können einerseits zur Ischämie, andererseits zur Gefäßruptur (z. B. bei Pneumothorax) führen. Blutdruckspitzen, die zur Gefäßruptur prädisponieren, können beim Atmen gegen das Beatmungsgerät, beim Absaugen, beim Husten etc. auftreten und sollten, wenn immer möglich, vermieden werden [170, 171].

Einfluß des Pneumothorax auf die Flußgeschwindigkeiten in den Hirnarterien

Erhöhte Flußgeschwindigkeiten in den Hirnarterien konnten wir nur bei einem Kind unmittelbar nach Auftreten eines *Pneumothorax* nachweisen (Abb. 5.7). Gleich danach wurde bei einem Kind eine schwere Ventrikeleinbruchsblutung Grad IV gefunden. Nach Literaturangaben [21, 68, 112] ist bei Kindern mit Pneumothorax die Inzidenz einer Hirnblutung erhöht. Der erhöhte Venendruck, der mit einem Pneumothorax einhergeht, führt zu einer Behinderung des systemvenösen Rückflusses und hat einen Anstieg des Blutvolumens im Gehirn zur Folge. Die Hirnblutung scheint dabei durch eine intrakranielle Hypertension bedingt zu sein.

Zur Überprüfung dieser These haben wir bei 2 Kindern, bei denen eine Ballondilatation der oberen Hohlvene durchgeführt wurde, während der Dilatation dopplerso-

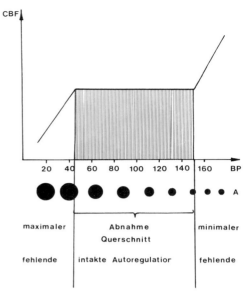

Abb. 5.6 Schematische Darstellung der Autoregulation der Hirndurchblutung. Die Autoregulation hält die Hirnperfusion innerhalb physiologischer Grenzen konstant. Dies wird durch die Änderung des Gefäßquerschnitts im Bereich der Arteriolen gewährleistet. Ein Abfall des Blutdrucks wird durch eine Durchmesserzunahme der Arteriolen kompensiert. Bei einem Blutdruckanstieg kommt es demgegenüber zu einer Abnahme des Gefäßquerschnitts. Bei sehr niedrigem und sehr hohem Blutdruck kommt es zu einer blutdruckpassiven Hirndurchblutung, da die Arteriolen bereits maximal weit bzw. eng gestellt sind. Ein weiterer Abfall des Blutdrucks hat einen Abfall der Hirndurchblutung und damit ischämische Parenchymläsionen zur Folge. Ein Blutdruckanstieg kann zur vermehrten Hirndurchblutung und hämorrhagischen Enzephalomalazie führen

nographische Flußmessungen in den Hirngefäßen durchgeführt. Bei beiden Säuglingen war im Anschluß an die operative Korrektur einer D-Transposition der großen Arterien eine Buffle-Obstruktion des systemvenösen Rückflusses aus der oberen Körperhälfte aufgetreten. Bei beiden Kindern wurde die Dilatation erfolgreich durchgeführt. Hierzu wurde der Ballon mehrmals für ca. 30–60 s aufgeblasen und hierbei der systemvenöse Rückfluß über die obere Hohlvene vollständig verlegt.

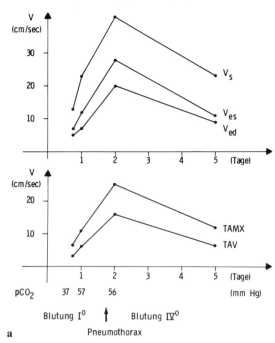

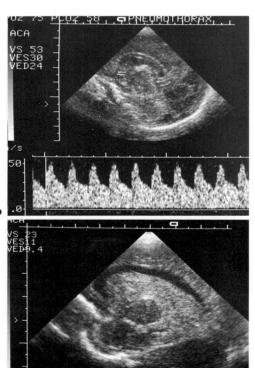

Abb. 5.7 a−c. Einfluß eines Pneumothorax auf die Flußgeschwindigkeiten in der A. cerebri anterior am Beispiel eines Frühgeborenen der 28. Schwangerschaftswoche mit einem Geburtsgewicht von 800 g. Initial sehr niedrige Flußgeschwindigkeiten. Unmittelbar nach Auftreten des Pneumothorax kam es zu einem drastischen Anstieg aller Flußgeschwindigkeiten (**a, b**). Nach dem Pneumothorax konnte eine schwere Hirnblutung Grad IV nachgewiesen werden (**c**). Am 5. Lebenstag ließen sich dopplersonographisch wieder normale Flußgeschwindigkeiten nachweisen (**a**)

Bei beiden Kindern wurden die Strömungsparameter in der A. cerebri anterior und in der V. cerebri magna während der Ballonblockade der V. cava superior gemessen (Abb. 5.8 und 5.9).

Vor der Dilatation konnte bei beiden Kindern in der A. cerebri anterior ein normaler Vorwärtsfluß während der Systole und der Diastole nachgewiesen werden (Abb. 5.8 a). In der V. cerebri magna ließ sich ein kontinuierlicher negativer Fluß finden (Abb. 5.9 a). *Während* der Ballonokklusion kam es in der A. cerebri anterior zu einem signifikanten Anstieg aller Flußgeschwindigkeiten innerhalb weniger Sekunden (Abb. 5.8 b). Insbesondere war der diastolische Vorwärtsfluß bei beiden Kindern auf das 3- bis 4fache des Ausgangswerts erhöht (Abb. 5.8 b). Auch die maximale systolische Flußgeschwindigkeit erhöhte sich nahezu auf das 3fache.

In der V. cerebri magna kam es demgegenüber zu einem drastischen Abfall der Flußgeschwindigkeiten auf ca. ein Drittel des Ausgangswerts (Abb. 5.9 b). Gegen Ende der Okklusion konnte kein nennenswerter Blutfluß mehr in der V. cerebri magna registriert werden.

Die Beatmungsparameter und die Blutgase änderten sich während der Ballonokklusion der V. cava superior nicht.

Die Ballonokklusion der V. cava superior stellt ein Modell für die Verhältnisse beim Pneumothorax dar. Der Pneumothorax führt zu einem Anstieg des intrathorakalen Drucks, der den systemvenösen Rück-

Hirnblutungen

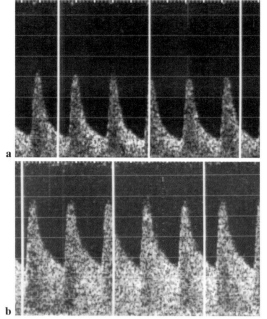

Abb. 5.8 a, b. Einfluß einer Ballondilatation der V. cava superior mit kurzfristiger Blockade des systemvenösen Rückflusses auf die Flußgeschwindigkeiten in den Hirnarterien. **a** Vor der Dilatation: Normaler Fluß in der A. cerebri anterior. **b** Während der Dilatation: Signifikanter Anstieg der Flußgeschwindigkeiten. Gegen Ende der Dilatation haben sich die Flußgeschwindigkeiten verdoppelt

fluß blockiert. Unsere Untersuchungen zeigten eine signifikante Verlangsamung der Blutströmung in der V. cerebri magna sowie einen signifikanten Anstieg der Flußgeschwindigkeiten in der A. cerebri anterior und in den anderen Hirnarterien. Beide Mechanismen können zu einer Erhöhung des Blutvolumens im Gehirn führen. In den unreifen, reich vaskularisierten, periventrikulären Keimlagern kann die intrakranielle Hypertension zur Kapillarruptur führen.

Der Pneumothorax hat nicht nur eine Behinderung des systemvenösen Rückflusses, sondern auch einen Anstieg des pCO_2 und einen Abfall des pO_2 zur Folge. Beide Faktoren führen ihrerseits zu einem drasti-

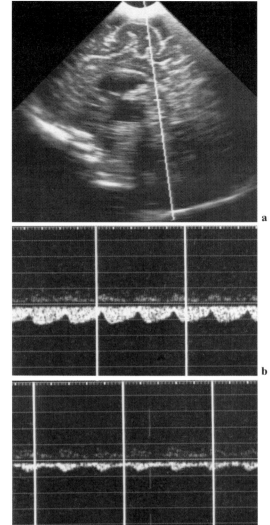

Abb. 5.9 a–c. Einfluß einer Ballondilatation der V. cava superior mit Blockade des systemvenösen Rückflusses auf die Flußgeschwindigkeiten in der V. cerebri magna. **a** Sagittalschnitt durch die Mittellinienstrukturen: Das Meßvolumen ist in der V. cerebri magna lokalisiert. **b** Vor der Dilatation: Normaler venöser Fluß in der V. cerebri magna **c** Während der Dilatation: Deutliche Abnahme der Amplitude der venösen Strömung in der V. cerebri magna. Gegen Ende der Dilatation konnte überhaupt keine Blutströmung mehr registriert werden

schen Anstieg der Flußgeschwindigkeiten in den Hirnarterien und verstärken somit den durch die venöse Obstruktion bedingten Anstieg der Flußgeschwindigkeiten.
Unsere Ergebnisse mit der Ballonokklusion der V. cava superior geben somit eine Erklärung für die erhöhte Inzidenz von Hirnblutungen bei Frühgeborenen mit Pneumothorax.

Therapeutische Empfehlungen

Die wichtigsten Risikofaktoren, die zur Hirnblutung prädisponieren, sind in Tabelle 5.2 zusammengefaßt [249].
Im wesentlichen gilt es, die genannten Risikofaktoren zu vermeiden. Fluktuierende Flußmuster können durch Gabe von *Muskelrelaxanzien* in stabile Flußmuster übergeführt werden. Gleichzeitig wird das Gegenatmen gegen den Respirator sowie Hustenattacken verhindert [45, 171, 174].
Aufgrund der fehlenden Autoregulation und der daraus resultierenden blutdruckpassiven Hirnperfusion müssen die erniedrigten Flußgeschwindigkeiten im Sinne einer verminderten Hirndurchblutung interpretiert werden. Da gleichzeitig erniedrigte pCO_2-Werte zu einem weiteren Abfall der Flußgeschwindigkeiten in den Hirngefäßen führen, muß eine *Hypokapnie unter allen Umständen vermieden werden*. Da andererseits erhöhte pCO_2-Werte zu einem Anstieg der Flußgeschwindigkeiten und damit der Hirndurchblutung führen, sollte der pCO_2 im oberen Normalbereich zwischen 45 und 50 mm Hg gehalten werden. Hohe pCO_2-Werte, die zu einer vermehrten Hirndurchblutung mit der Gefahr von Gefäßrupturen führen, sollten ebenfalls vermieden werden.
Kommt es unter diesen Maßnahmen nicht zu einer Normalisierung der Flußgeschwindigkeiten, so kann mit vorsichtiger *Volumensubstitution* und Gabe von *Katecholaminen* der Blutdruck und damit die Hirndurchblutung verbessert werden.

Tabelle 5.2. Mögliche Risikofaktoren, die zur Hirnblutung prädisponieren

1. Frühgeburtlichkeit (≤ 32 Wochen)
2. Niederes Geburtsgewicht (≤ 1500 g)
3. Unreifes Gefäßbett v. a. der periventrikulären Keimlager
4. Asphyxie
5. Hypoxie
6. Hypokapnie
7. Fehlende Autoregulation der Hirndurchblutung (blutdruckpassive Hirnzirkulation)
8. Erniedrigte Hirndurchblutung
   - niedrigere Flußgeschwindigkeiten in den Hirngefäßen
   - niedriger Blutdruck
   - Hypokapnie
9. Vermehrte Hirndurchblutung
   - hoher Blutdruck
   - rasche Volumensubstitution
   - rasche $NaHCO_3$-Infusion
   - Austauschtransfusion
   - Ductusligatur??
   - Hyperkapnie
   - Pneumothorax (pCO_2-Anstieg, Anstieg des Venendrucks)
   - endotracheales Absaugen
   - Gabe von Mydriatika
   - zerebrale Anfälle
   - sonstige Manipulationen am Patienten
10. Erhöhter Venendruck
    - schwierige vaginale Geburt (BEL)??
    - Pneumothorax
    - Beatmungsprobleme (Tubusobstruktion etc.)
    - Asphyxie
11. Gerinnungsprobleme
12. Fluktuierende Flußmuster (flukturierende Hirnblutung)
13. Gegenatmen gegen Beatmungsgerät

5.1.2 Hirnmassenblutungen bei reifen Neugeborenen

Hirnmassenblutungen bei reifgeborenen Kindern treten v. a. bei sehr großen Kindern nach traumatischer Geburt, im Zusammenhang mit intrakraniellen Gefäßmißbildungen, Tumoren oder Störungen der Hämostase auf [26, 104, 113, 129, 151]. Bei den *Gefäßmißbildungen* muß zwischen Aneurysem, die meist im Bereich des Circulus arteriosus Willisi lokalisiert sind, und arteriovenösen Aneurysmen der V. cerebri magna unterschieden werden.

Gerinnungsstörungen können einerseits durch eine ausgeprägte Thrombozytopenie [129], andererseits durch eine Hämophilie [249] oder, in seltenen Fällen, durch einen Vitamin-K-Mangel zur Hirnblutung führen. Störungen der Hämostase und Gefäßmißbildungen führen in der Regel zu Parenchymblutungen, während geburtstraumatisch bedingte Hämorrhagien sub- und epidurale Blutungen zur Folge haben.

Geburtstraumatisch bedingte Hirnblutungen werden v. a. bei sehr großen Kindern, die aus Beckenendlage oder Gesichtslage vaginal entbunden wurden, sowie gelegentlich nach Zangengeburt oder Vakuumextraktion gefunden [249, 255]. Bei 25 % aller Reifgeborenen mit Hirnblutung bleibt die Ursache der Blutung unklar [249]. Parenchymblutungen lassen sich mit Hilfe der kranialen Ultraschalldiagnostik sicher nachweisen. Mittellinienverschiebungen im Koronarschnitt sind verdächtig auf das Vorliegen einer sub- oder epiduralen Blutung. Zum sicheren Ausschluß von sub- oder epiduralen Blutungen müssen zusätzlich zu den Sagittal- und Koronarschnitten axiale Schnittebenen durch die dünne Schädelkalotte des Neugeborenen gelegt werden, da ansonsten kleinere periphere Blutansammlungen übersehen werden können (s. Abb. 5.31).

Kasuistiken. Bei 5 Reifgeborenen (Gestationsalter $40 \pm 0,7$ Wochen; Geburtsgewicht 3218 ± 236 g) wurde eine Hirnmassenblutung diagnostiziert. Bei allen 5 Kindern lag eine unauffällige Schwangerschaft und Geburt vor. Bei 3 Kindern war die Blutung bereits bei den pränatalen Ultraschallkontrollen aufgefallen. Die postnatal, am Geburtstag, durchgeführte Ultraschalluntersuchung zeigte bei diesen Kindern einen ausgeprägten posthämor-

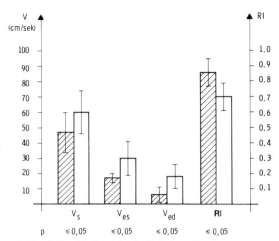

Abb. 5.10. Flußgeschwindigkeiten in der A. cerebri anterior bei 5 Reifgeborenen mit Hirnmassenblutung (*schraffierte Säulen*) im Vergleich zu einem gleichaltrigen und gleichschweren gesunden Kontrollkollektiv (*leere Säulen*). Bei den Kindern mit Hirnmassenblutung konnten signifikant niedrigere Flußgeschwindigkeiten als in der gesunden Kontrollgruppe gefunden werden

rhagischen Hydrozephalus mit alten Blutkoageln, sowie eine bzw. mehrere porenzephale Zysten im Bereich der Parenchymblutung. Bei einem Kind lag eine Alloimmunothrombozytopenie vor, die bereits pränatal zur Hirnblutung geführt hatte. Die Ätiologie bei den übrigen Kindern blieb unklar. 4 der 5 Kinder entwickelten einen progredienten shuntpflichtigen Hydrozephalus.
Die dopplersonographischen Flußmessungen in den Hirnarterien ergaben wie bei den Frühgeborenen signifikant niedrigere Flußgeschwindigkeiten im Vergleich zu einem gleichaltrigen und gleichschweren Kontrollkollektiv (Abb. 5.10, Tabelle 5.3). Der Resistanceindex war signifikant erhöht.

5.1.3 Subdurale und epidurale Blutungen

Subdurale und epidurale Blutungen werden v. a. bei älteren Säuglingen nach Schä-

Tabelle 5.3. Flußgeschwindigkeiten in der A. cerebri anterior bei 5 reifgeborenen Kindern mit Hirnmassenblutung im Vergleich zu 5 gleichaltrigen und gleichschweren gesunden reifen Neugeborenen

	Hirnblutung	Kontrollgruppe	p
n	5	5	
Gestationsalter (Wochen)	40 ± 0,7	40 ± 0,4	
Alter bei Untersuchung (Wochen)	2,4 ± 2,3	2,6 ± 1,9	
Gewicht bei Untersuchung [g]	3550 ± 247	3574 ± 230	
V_s [cm/s]	47 ± 13	60 ± 14	≤ 0,05
V_{es} [cm/s]	17 ± 3	30 ± 11	≤ 0,05
V_{ed} [cm/s]	6 ± 5	18 ± 8	≤ 0,05
RI	0,86 ± 0,09	0,70 ± 0,09	≤ 0,05

del-Hirn-Traumen gefunden, können aber in seltenen Fällen auch nach traumatischer Geburt auftreten. Bei älteren Säuglingen wird dabei häufig anamnestisch ein Sturz vom Wickeltisch angegeben. Immer ist jedoch an das Vorliegen einer Kindsmißhandlung zu denken.

Subduralen Blutungen liegt pathologisch-anatomisch meist ein Abriß der Brückenvenen zugrunde. Demgegenüber gehen epidurale Blutungen meist von Ästen der A. meningea media oder großen venösen Sinus aus. Vor allem große Schädelfrakturen, die die Schädelnähte kreuzen, können zum Auftreten von *epiduralen* Blutungen führen. Epidurale Blutungen sind zwischen dem Periost und der Schädelkalotte lokalisiert und stellen somit das intrakranielle Analogon zum Kephalhämatom dar. Größere subdurale und epidurale Blutungen lassen sich im *Ultraschall* auf den konventionellen Sagittal- und Koronarschnitten durch die Fontanelle gut darstellen (Abb. 5.11 a). Kleinere, mehr in der Peripherie (z. B. hochparietal) lokalisierte Blutungen können jedoch unter ausschließlicher Anwendung der genannten Technik übersehen werden. Aus diesem Grund sollten bei der Verdachtsdiagnose Subdural- bzw. Epiduralblutung immer zusätzlich axiale Schnittebenen durch die Schädelkalotte durchgeführt werden.

Kasuistiken. Bei 4 Kindern (Gestationsalter 57 ± 17 Wochen; Gewicht bei Untersuchung 5 500 ± 2 660 g) wurde eine subdurale (2 Kinder) bzw. eine epidurale Blutung (2 Kinder) diagnostiziert. Ein Kind war nach protrahierter Geburt mittels Vakuumextraktion entbunden worden. Intraoperativ konnte eine ausgedehnte Subduralblutung durch Abriß von Brückenvenen nachgewiesen werden. Bei den restlichen 3 Kindern trat die Blutung im späteren Säuglingsalter (23 ± 15 Wochen) auf. Bei allen Kindern lag ein Schädel-Hirn-Trauma vor: 2 Kinder waren vom Wickeltisch gefallen, beim 3. Kind konnte eine Kindsmißhandlung nachgewiesen werden. Die beiden epiduralen Blutungen waren durch Abriß der A. meningea media entstanden. Beide Kinder wiesen röntgenologisch eine parietale Schädelfraktur auf. Bei allen 4 Kindern konnte die Blutung sonographisch diagnostiziert werden, wobei zusätzlich zu den Sagittal- und Koronarschnitten axiale Schnittebenen durch die Schädelkalotte durchgeführt wurden. Die dopplersonographischen Flußmessungen in den Hirnarterien ergaben bei 2 Kindern mit Epidural- und bei einem Kind mit Subduralhämatom ein normales Flußprofil mit unauffälligen Flußgeschwindigkeiten. Alle 3 Kinder zeigten nach operativer Ausräumung des Hämatoms eine unauffällige neurologische Entwicklung.

Hirnblutungen

Abb. 5.11 a–c. Dopplersonographische Flußmessung in den Hirnarterien bei ausgeprägter Subduralblutung nach traumatischer Geburt. **a** Koronarschnitt: Ausgeprägtes subdurales Hämatom rechts temporoparietal (*weiße Pfeile*) mit Verschiebung der Mittellinienstrukturen zur Gegenseite. Der Interhemisphärenspalt ist mit *schwarzen Pfeilen* markiert. Das linke Vorderhorn (*VH*) ist darstellbar, das rechte ist komprimiert. **b** Flußprofil in der A. cerebri anterior: Systolischer Vorwärtsfluß, enddiastolischer Rückfluß. Identische Flußprofile konnten auch in der A. carotis interna, A. basilaris und A. cerebri posterior gemessen werden. **c** Atrophie der rechten Großhirnhemisphäre 16 Tage nach der Geburt

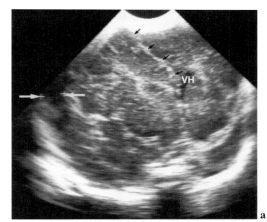

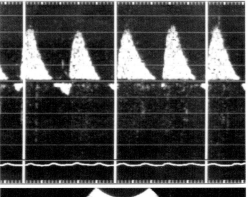

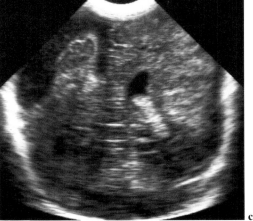

Das 4. Kind mit ausgeprägter Subdural- und Subarachnoidalblutung nach traumatischer Geburt wies ein hochpathologisches Flußprofil mit systolischem Vorwärtsfluß und diastolischem Rückfluß in allen Hirnarterien auf (Abb. 5.11 b). Alle Flußgeschwindigkeiten in den Hirnarterien waren im Vergleich zur Norm signifikant erniedrigt. Hierbei war der diastolische Vorwärtsfluß wesentlich stärker deprimiert als der systolische Fluß, so daß der Resistanceindex erhöht war.

Die Ultraschalluntersuchung zeigte neben der raumfordernden Subduralblutung eine Verschiebung der Mittellinienstrukturen zur Gegenseite (Abb. 5.11 a). Auch nach operativer Ausräumung des Hämatoms ließen sich die pathologischen Flußverhältnisse über 3 Tage nachweisen. Die Normalisierung des Flußprofils erfolgte über den langsamen Anstieg der diastolischen Amplitude, wobei zunächst ein fehlender enddiastolischer Fluß und anschließend ein abgeflachter diastolischer Fluß gefunden werden konnte. In der Folgezeit entwickelte das Kind eine schwere Defektheilung mit Atrophie der gesamten ipsilateralen Großhirnhemisphäre (Abb. 5.11 c).

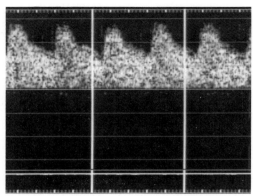

Abb. 5.12. Flußprofil in der A. carotis interna bei einem Kind mit Subarachnoidalblutung: deutlich erhöhte diastolische Amplitude

5.1.4 Subarachnoidale Blutungen

Subarachnoidalblutungen im Säuglingsalter werden v. a. durch hypoxische Ereignisse hervorgerufen. Gelegentlich können auch Gerinnungsstörungen oder Schädel-Hirn-Traumen zur Subarachnoidalblutung führen [249].

Pathologisch-anatomisch nehmen die Subarachnoidalblutungen ihren Ursprung von den kleinsten Gefäßen der Arachnoidea oder von Brückenvenen.

Während intraventrikuläre und intraparenchymatöse Blutungen sowie große sub- und epidurale Blutungen sonographisch sicher nachgewiesen werden können, ist die Diagnose von Subarachnoidalblutungen mit Hilfe der Sonographie ungleich schwieriger. Da es sich vorwiegend um sehr peripher lokalisierte, diskrete Blutansammlungen handelt, kann sonographisch häufig nicht sicher zwischen den echogenen Blutkoageln und der sich ebenfalls reflexreich darstellenden Hirnoberfläche unterschieden werden. Sonographische Hinweise auf eine Subarachnoidalblutung sind unter Umständen eine Aufweitung der Fissura Sylvii, die sich durch die aufgelagerten Blutkoagel echogen darstellt. Beim Nachweis von Subarachnoidalblutungen ist die Sonographie jedoch der Computertomographie unterlegen, so daß bei entsprechendem Verdacht immer ein kraniales Computertomogramm durchgeführt werden sollte. Der Vollständigkeit halber muß jedoch darauf hingewiesen werden, daß auch mit der Computertomographie diskrete Subarachnoidalblutungen übersehen werden können.

Kasuistiken. Wir untersuchten 4 Säuglinge (Gestationsalter 65 ± 25 Wochen; Gewicht bei Untersuchung 5215 ± 1813 g) mit computertomographisch gesicherter Subarachnoidalblutung. Bei einem Kind trat die Subarachnoidalblutung im Zusammenhang mit einer ausgeprägten Thrombozytopenie (≤ 20000 Thrombozyten/mm^3) und einer hypertensiven Krise auf. Beim 2. Kind lag der Verdacht auf eine Kindesmißhandlung vor. Das 3. Kind entwickelte die Blutung nach protrahierter Geburt und perinataler Asphyxie. Die Ätiologie der Blutung beim 4. Kind blieb unklar. Das Kind mit der thrombozytopenisch bedingten Blutung verstarb. Eines der überlebenden 3 Kinder entwickelte einen shuntpflichtigen posthämorrhagischen Hydrozephalus, sowie eine schwere periventrikuläre Leukomalazie.

Die dopplersonographischen Flußmessungen in der A. cerebri anterior zeigten bei 2 Kindern einen deutlichen *Anstieg aller Flußgeschwindigkeiten* (Abb. 5.12). Hierbei war v. a. der diastolische Fluß erhöht, was in einem signifikanten Anstieg der endsystolischen und enddiastolischen Flußgeschwindigkeiten zum Ausdruck kam. Die maximale systolische Flußgeschwindigkeit war weniger stark erhöht, so daß der Resistanceindex erniedrigt war. Der Anstieg der Flußgeschwindigkeiten war durch einen Vasospasmus, der durch die Subarachnoidalblutung verursacht war, hervorgerufen worden. Beide Kinder zeigten in der Folgezeit eine leichte Ventrikelerweiterung ohne Progredienz sowie eine leichte statomotorische und geistige Entwicklungsverzögerung.

Die beiden anderen Kinder mit Subarachnoidalblutung wiesen bei initialen dopplersonographischen Untersuchung eine *Erniedrigung sämtlicher Flußgeschwindigkeiten* auf (Abb. 5.13 und 5.14). Das Flußprofil zeigte einen negativen enddiastolischen Fluß. Dieses hochpathologische Flußprofil konnte bei dem Kind mit thrombozytopenisch bedingter Subarachnoidalblutung über 3 Tage nachgewiesen werden, ehe es zu einer Normalisierung der Flußkurve kam (Abb. 5.13 b, c). Das Kind starb 5 Tage nach Diagnosestellung an zentralem Regulationsversagen. Bei dem zweiten Kind mit Subarachnoidalblutung im Rahmen einer Kindesmißhandlung konnte bei der ersten dopplersonographischen Untersuchung ebenfalls ein negativer enddiastolischer Fluß gefunden werden (Abb. 5.14 a). In den folgenden Tagen kam es zu einer langsamen Normalisierung des Flußprofils, wobei zunächst ein fehlender enddiastolischer Fluß und anschließend ein erniedrigter diastolischer Fluß nachgewiesen wurden, ehe sich das Flußprofil normalisierte (Abb. 5.14 b). In der Folgezeit kam es zu einer progredienten Ventrikelerweiterung, die die Implantation einer liquorableitenden Drainage erforderlich machte und zu einer ausgeprägten periventrikulären Leukomalazie (Abb. 5.14 c).

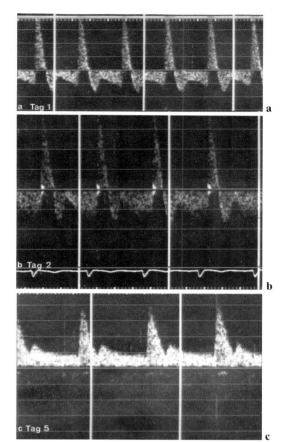

Abb. 5.13 a–c. Dopplersonographische Flußprofile in der A. cerebri anterior bei thrombozytopenisch bedingter Subarachnoidalblutung. Das Kind verstarb am 5. Tag nach der Blutung. **a** Tag 1: Systolischer Vorwärtsfluß, holodiastolischer Rückfluß. Auffallend ist außerdem der kurze spitz ausgezogene systolische Vorwärtsfluß. **b** Tag 2: Systolischer Vorwärtsfluß, holodiastolischer Rückfluß. Im Vergleich zu Tag 1 keine Befundbesserung. Weiterhin sehr kurzer systolischer Vorwärtsfluß. **c** Tag 5: Normalisierung des Flußprofils

5.1.5 Posthämorrhagischer Hydrozephalus

Hirnblutungen können, in Abhängigkeit vom Schweregrad der Blutung, zu einem mehr oder minder ausgeprägten posthämorrhagischen Hydrozephalus führen. Vor allem schwere Ventrikeleinbruchsblutungen (Grad III und IV) und subarachnoidale Blutungen sind häufig durch einen posthämorrhagischen Hydrozephalus kompliziert. Hierbei scheint die Blutmenge, die ins Ventrikelsystem und von dort über die liquorableitenden Wege in den Subarachnoidalraum der hinteren Schädelgrube gelangt, die entscheidende Rolle zu spielen. Durch eine Arachnoiditis kann es zur Verödung des Subarachnoidalraums kommen, wobei die freie Liquorzirkulation in diesem Bereich gestört und die resorptive Kapazität des Subarachnoidalraums vermindert ist. Beim posthämor-

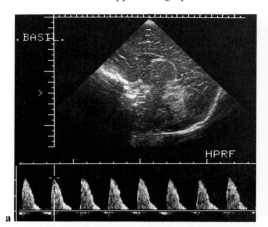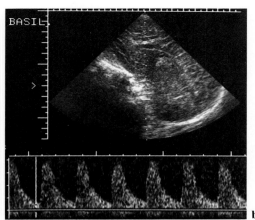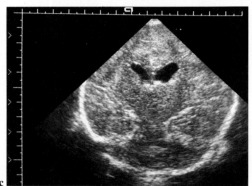

Abb. 5.14 a–c. Infratentorielle Subarachnoidalblutung nach Kindsmißhandlung. Pathologisches Flußprofil bei Aufnahme. Trotz relativ schneller Normalisierung des Flußprofils entwickelte das Kind eine schwere periventrikuläre Leukomalazie und einen Hydrocephalus internus. **a** Sagittalschnitt durch das Gehirn: Meßvolumen in der A. basilaris. Abgeflachter diastolischer Fluß. Fehlender bzw. negativer enddiastolischer Fluß. **b** Normalisierung des Flußprofils in der A. basilaris nach einem Tag. **c** Koronarschnitt durch das Gehirn eine Woche nach dem akuten Ereignis. Schwere periventrikuläre Leukomalazie mit deutlicher Echogenitätsvermehrung des Hirnparenchyms und Erweiterung der Ventrikel

rhagischen Hydrozephalus handelt es sich somit um einen Obstruktionshydrozephalus einerseits und um einen Hydrocephalus „male resorptivus" andererseits.

Kasuistiken. Bei 21 Kindern konnten wir einen mehr oder minder ausgeprägten posthämorrhagischen Hydrozephalus diagnostizieren. 10 dieser Kinder entwickelten eine rasch progrediente Ventrikelerweiterung, die eine liquorableitende Drainage erforderlich machte.

Die dopplersonographischen Flußmessungen ergaben bei allen Kindern mit leichter Ventrikelerweiterung ohne Progredienz sowie bei langsam progredienter, mäßiger Ventrikelerweiterung in allen untersuchten Hirnarterien normale Flußprofile und Flußgeschwindigkeiten, die sich nicht eindeutig von einem gesunden Kontrollkollektiv unterschieden.

Demgegenüber wiesen alle Kinder mit schwerem, rasch progredientem posthämorrhagischem Hydrozephalus pathologische Flußprofile in den Hirnarterien auf. Hierbei war v. a. der diastolische Vorwärtsfluß gegenüber einem vergleichbaren Normalkollektiv erniedrigt (Abb. 5.15). Bei besonders ausgeprägten, rasch fortschreitenden Ventrikelerweiterungen ließ sich gelegentlich kein enddiastolischer Fluß oder sogar ein negativer diastolischer Fluß finden (Abb. 5.16). Der negative Fluß entspricht dabei einem diastolischen Rückfluß des Bluts aus den Hirngefäßen. In Abb. 5.17 und Tabelle 5.4 sind die Mittelwerte der Flußgeschwindigkeiten sowie des Resistanceindex bei den 10 Kindern

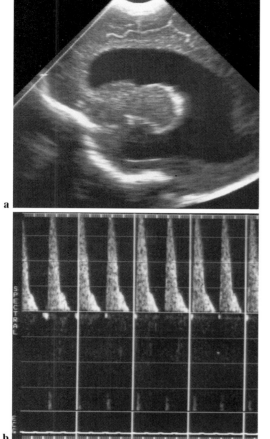

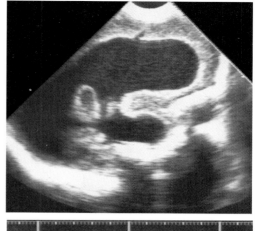

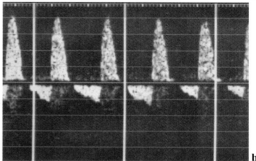

Abb. 5.15 a, b. Dopplersonographische Flußmessung in der A. cerebri anterior bei posthämorrhagischem Hydrozephalus. **a** Parasagittalschnitt durch den erweiterten Seitenventrikel. **b** Dopplerfrequenzspektrum: Deutlich erniedrigte diastolische Amplitude. Fehlender bzw. teilweise negativer enddiastolischer Fluß

Abb. 5.16 a, b. Dopplersonographisches Flußprofil in der A. cerebri anterior bei ausgeprägtem, rasch progredientem posthämorrhagischem Hydrozephalus. **a** Parasagittalschnitt durch den erweiterten Seitenventrikel: Echogene Blutkoagel im Hinterhorn des Seitenventrikels. Feinste Binnenreflexe im Ventrikellumen, die Erythrozyten entsprechen. **b** Dopplersonographisches Flußprofil: Systolischer Vorwärtsfluß, diastolischer Rückfluß. Zum Zeitpunkt der Untersuchung bestand kein Hinweis auf einen offenen Ductus arteriosus Botalli (Ductusligatur 2 Tage vor der Untersuchung)

mit progredientem shuntpflichtigem posthämorrhagischem Hydrozephalus einem gleichaltrigen und gleichschweren Kontrollkollektiv gegenübergestellt. Der statistische Vergleich der Flußgeschwindigkeiten mit dem gesunden Vergleichskollektiv zeigte eine signifikante Erniedrigung aller Flußgeschwindigkeiten. Die endsystolische und die enddiastolische Flußgeschwindigkeit waren dabei prozentual wesentlich stärker eingeschränkt als die maximale systolische Flußgeschwindigkeit, so daß der Resistanceindex im Vergleich zum gesunden Kontrollkollektiv signifikant erhöht war.

Da das expandierende Ventrikelsystem zu einer Gefäßkompression führt, kann die Erniedrigung der Flußgeschwindigkeiten

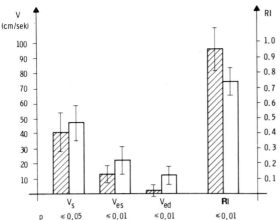

Abb. 5.17. Flußgeschwindigkeiten in der A. cerebri anterior bei 10 Säuglingen mit shuntpflichtigem posthämorrhagischem Hydrozephalus (*schraffierte Säulen*) im Vergleich zu einem gesunden Kontrollkollektiv (*leere Säulen*)

beim ausgeprägten, rasch progredienten, posthämorrhagischen Hydrozephalus zu einem Abfall der Hirndurchblutung führen. Wird dabei eine kritische Grenze unterschritten, so können ischämische Parenchymläsionen resultieren.

5.1.6 Klinische Wertigkeit der Dopplersonographie bei Hirnblutungen

Hirnblutungen beim Frühgeborenen sind häufig mit erniedrigten Flußgeschwindigkeiten in den Hirnarterien verbunden. Unsere Untersuchungen haben gezeigt, daß erniedrigte Flußgeschwindigkeiten häufig vor der Hirnblutung nachzuweisen sind. Sie könnten somit als ein wichtiger Risikofaktor für das Entstehen einer Hirnblutung angesehen werden. Noch besser geeignet als punktuelle Messungen ist dabei eine kontinuierliche Aufzeichnung der Blutströmung. Bei signifikantem Abfall der Flußgeschwindigkeiten sind dann gezielte therapeutische Maßnahmen wie Veränderung der Beatmungsparameter, Volumensubstitution und Gabe von Katecholaminen möglich.

Subdural-, Epidural- und Subarachnoidalblutungen sind prognostisch als günstig anzusehen, wenn normale Flußgeschwindigkeiten in den Hirnarterien nachgewiesen werden können. Ein fehlender oder negativer diastolischer Fluß ist prognostisch als sehr ernst zu bewerten und zeigt eine bedrohliche Minderperfusion des Gehirns an. Die operative Ausräumung des Hämatoms sollte in diesen Fällen ohne zeitliche Verzögerung durchgeführt werden, da ansonsten mit schwerwiegenden Defektheilungen gerechnet werden muß. Die Prognose ist dabei um so ungünstiger, je mehr das Flußprofil von der Norm abweicht und je länger die pathologischen Veränderungen postoperativ nachgewiesen werden können.

Beim posthämorrhagischen Hydrozephalus deutet ein fehlender oder negativer diastolischer Fluß auf einen erhöhten Hirndruck hin und sollte Anlaß für eine Shuntimplantation sein. Ein normales Flußprofil schließt jedoch einen erhöhten intrakraniellen Druck und die Indikation zur Implantation einer liquorableitenden Drainage nicht aus.

5.1.7 Zusammenfassung

Bei Kindern mit Hirnblutung lassen sich häufig erniedrigte Flußgeschwindigkeiten in den Hirnarterien nachweisen.
Bei Frühgeborenen können diese Veränderungen oft bereits vor Eintreten der Hirnblutung gefunden werden. Bei Subdural-, Epidural- und Subarachnoidalblutungen ist eine Erniedrigung der diastolischen Amplitude wohl bedingt durch den raschen Anstieg des intrakraniellen Druckes. Sie stellt ein prognostisch schlechtes Zeichen dar.

5.2 Hydrozephalus

Der Hydrozephalus ist bedingt durch ein Ungleichgewicht zwischen Liquorproduk-

Tabelle 5.4. Flußgeschwindigkeiten in der A. cerebri anterior bei 10 Früh- und Reifgeborenen mit shuntpflichtigem posthämorrhagischem Hydrozephalus im Vergleich zu 10 gleichaltrigen und gleichschweren Früh- und Neugeborenen

	Posthämorrhagischer Hydrozephalus	Kontrollgruppe	p
n	10	10	
Gestationsalter (Wochen)	35 ± 4	35 ± 4	
Alter bei Untersuchung (Wochen)	4,5 ± 5	4,5 ± 5,5	
Gewicht bei Untersuchung [g]	2480 ± 806	2470 ± 854	
V_s [cm/s]	41 ± 13	47 ± 12	≤ 0,05
V_{es} [cm/s]	13 ± 6	22 ± 9	≤ 0,01
V_{ed} [cm/s]	2 ± 4	12 ± 6	≤ 0,01
RI	0,95 ± 0,14	0,74 ± 0,09	≤ 0,01

tion einerseits und Liquorresorption andererseits. Des weiteren kann eine gestörte Liquorzirkulation bei Obstruktion der liquorableitenden Wege zur Ventrikelerweiterung führen. Die häufigsten Hydrozephalusformen im Kindesalter sind Ventrikelerweiterungen bei spinalen und okzipitozervikalen Dysraphien sowie der posthämorrhagische Hydrozephalus.

Beim Arnold-Chiari-Syndrom kommt es durch Kaudalverlagerung des Kleinhirnwurms ins Foramen magnum zu einer Obstruktion der Foramina Luschkae und Magendii, wodurch der freie Übertritt des Liquors in den Subarachnoidalraum der hinteren Schädelgrube behindert wird. Der posthämorrhagische und postmeningitische Hydrozephalus ist durch eine obliterende Arachnoiditis des Subarachnoidalraums der hinteren Schädelgrube bedingt. Dabei ist einerseits die Liquorzirkulation behindert, andererseits die resorptive Kapazität des Subarachnoidalraums vermindert. Die gemeinsamen Pathomechanismen, die unabhängig von der Ätiologie der Ventrikelerweiterung zur ZNS-Schädigung führen sind:

– Die *Kompression von Hirngewebe* durch das expandierende Ventrikelsystem. Hierbei können die Nervenzellen direkt durch den zunehmenden Gewebedruck geschädigt werden und Zerreißungen von Nervenfasern resultieren [32].

– Die *Abnahme der Hirndurchblutung* [145]. Vermindertes Sauerstoff- und Substratangebot können zu zusätzlichen ZNS-Schäden führen.

5.2.1 Kasuistiken

52 Neugeborene und Säuglinge mit Hydrozephalus unterschiedlicher Ätiologie und Schweregrades wurden mit der gepulsten Dopplersonographie untersucht. Die Kinder wurden mit einem mittleren Gestationsalter von 36,8 ± 3,8 Wochen geboren. Zum Zeitpunkt der Untersuchung hatten die Kinder ein durchschnittliches Gestationsalter von 41,3 ± 6,8 Wochen und ein mittleres Untersuchungsgewicht von 3 174 ± 1 165 g.

Die häufigste Ursache des Hydrozephalus waren dysraphische Fehlbildungen (spinale Dysraphie: 17 Kinder; okzipitozervikale Dysraphie: 1 Kind) und der posthämorrhagischer Hydrozephalus (15 Kinder). Bei 9 Kindern lag ein Mißbildungshydrozephalus vor. Bei 5 Kindern wurde ein Hydrozephalus e vacuo, bei 4 Säuglingen ein postmeningitischer Hydrozephalus

diagnostiziert. Bei einem Kind war der Hydrozephalus durch einen Hirntumor bedingt.
Bei 38 der 52 untersuchten Kinder war in der Folgezeit eine liquorableitende Drainage erforderlich, die durchschnittlich im Alter von 32 Tagen implantiert wurde. Bei 23 Kindern war vorher im Alter von 22 Tagen eine Rickham-Kapsel eingesetzt worden. Die dopplersonographischen Flußmessungen in den Hirnarterien dieser Kinder zeigten in Abhängigkeit vom Schweregrad und der Progredienz der Ventrikelerweiterung ein mehr oder minder pathologisches Flußprofil.
Kinder mit *leichter Ventrikelerweiterung ohne Progredienz* wiesen einen normalen systolisch-diastolisch positiven Vorwärtsfluß auf (Abb. 5.18). Die Flußgeschwindigkeiten und der Resistanceindex in dieser Gruppe unterschieden sich nicht von gesunden Kindern.
Demgegenüber konnte bei Kindern mit *ausgeprägtem, rasch progredientem Hydrozephalus* eine deutliche Erniedrigung des diastolischen Vorwärtsflusses gefunden werden (Abb. 5.15, 5.16, 5.19, 5.20). Bei besonders ausgeprägter Ventrikelerweiterung und rascher Progredienz konnte häufig ein fehlender enddiastolischer Fluß (Abb. 5.15 und 5.19 a) und bei einigen Kindern sogar ein negativer diastolischer Fluß (Abb. 5.16 und 5.20 a), der einem Rückfluß des Bluts in der Diastole entspricht, gefunden werden (Abb. 5.16 und 5.20). Aus diesem Grund wurde das Hydrozephaluskollektiv in Abhängigkeit vom Schweregrad der Ventrikelerweiterung und ihrer Progredienz in 3 Gruppen unterteilt:
Gruppe I: Kinder mit leichter Ventrikelerweiterung ohne nennenswerte Progredienz. Diese Gruppe umfaßte auch alle Kinder mit einem Hydrocephalus e vacuo.
Gruppe II: Kinder mit mäßiggradiger Ventrikelerweiterung und langsamer Progredienz des Hydrozephalus innerhalb weniger Wochen.

Gruppe III: Kinder mit massivem, rasch progredientem Hydrozephalus innerhalb weniger Tage.
In allen 3 Gruppen wurden absolute Flußgeschwindigkeiten in der A. cerebri anterior bestimmt und mit einem Kontrollkollektiv von gesunden, gleichaltrigen und gleichschweren Kindern verglichen.

Flußgeschwindigkeiten und Resistanceindex bei leichter Ventrikelerweiterung (Gruppe I)

Alle 9 Kinder mit leichter Ventrikelerweiterung ohne nennenswerte Progredienz sowie alle Kinder mit Hydrocephalus e vacuo wiesen ein normales Flußprofil mit einem systolisch-diastolisch positiven Vorwärtsfluß in den Hirnarterien auf (Abb. 5.18). Der statistische Vergleich mit dem gesunden Kontrollkollektiv zeigte keinen Unterschied bezüglich der Flußgeschwindigkeiten und des Resistanceindex (Tabelle 5.5) [58].

Flußgeschwindigkeiten und Resistanceindex bei mäßiggradiger, langsam progredienter Ventrikelerweiterung (Gruppe II)

Die 17 Kinder dieser Gruppe wiesen im Vergleich zu einem gesunden Vergleichskollektiv eine signifikante Erhöhung der maximalen systolischen Flußgeschwindigkeiten und des Resistanceindex auf (Tabelle 5.6). Des weiteren war bei einigen Kindern der diastolische Vorwärtsfluß abgeflacht, wobei v. a. die enddiastolische Geschwindigkeit erniedrigt war (Abb. 5.15 und 5.19 a). Der statistische Vergleich mit einem gesunden Vergleichskollektiv war jedoch nicht signifikant.

Flußgeschwindigkeiten und Resistanceindex bei massivem rasch progredientem Hydrozephalus (Gruppe III)

26 Kinder mit massiver Ventrikelerweiterung und rascher Progredienz des Hydrozephalus innerhalb weniger Tage wiesen

Hydrozephalus

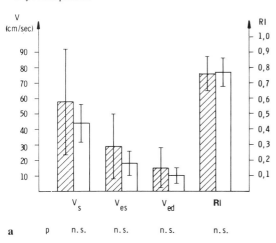
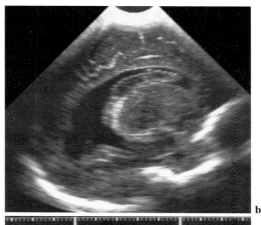
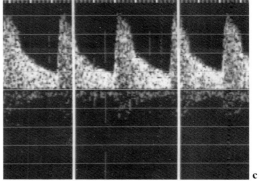

Abb. 5.18 a–c. Dopplersonographische Flußmessung in der A. cerebri anterior bei leichter Ventrikelerweiterung. **a** Flußgeschwindigkeiten und Resistanceindex bei 9 Kindern mit leichter Ventrikelerweiterung (*schraffierte Säulen*) im Vergleich zu einem gleichaltrigen und gleichschweren Kontrollkollektiv (*leere Säulen*). Die statistische Auswertung ergab keine signifikanten Unterschiede. **b** Parasagittalschnitt durch den leicht erweiterten Seitenventrikel. Echogene Blutkoagel im Vorderhorn des Seitenventrikels. **c** Frequenzspektrum aus der A. cerebri anterior. Es zeigt einen normalen systolisch-diastolischen Vorwärtsfluß

Tabelle 5.5. Flußgeschwindigkeiten und Resistanceindex in der A. cerebri anterior bei leichter Ventrikelerweiterung (Gruppe I) im Vergleich zu einem gesunden Kontrollkollektiv

	n	V_s [cm/s]	V_{es} [cm/s]	V_{ed} [cm/s]	RI
Leichte Ventrikelerweiterung	9	58 ± 34	29 ± 21	15 ± 13	0,76 ± 0,11
Gesundes Kontrollkollektiv	9	44 ± 12	18 ± 8	10 ± 5	0,77 ± 0,09
p		n.s	n.s.	n.s.	n.s.

Tabelle 5.6. Flußgeschwindigkeiten und Resistanceindex in der A. cerebri anterior bei mäßiggradigem, langsam progredientem Hydozephalus (Gruppe II) im Vergleich zu einem gesunden Kontrollkollektiv

	n	V_s [cm/s]	V_{es} [cm/s]	V_{ed} [cm/s]	RI
Mäßiggradiger Hydrozephalus	17	60 ± 27	26 ± 14	11 ± 11	0,82 ± 0,14
Gesundes Kontrollkollektiv	17	45 ± 16	23 ± 9	13 ± 7	0,72 ± 0,11
p		≤ 0,01	n.s.	n.s.	≤ 0,01

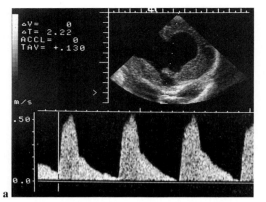

eine signifikante Erniedrigung des diastolischen Vorwärtsflusses auf. Häufig konnte enddiastolisch kein Fluß (Abb. 5.15 und 5.19a) oder sogar ein negativer enddiastolischer Fluß (Abb. 5.16 und 5.20a), der einem diastolischem Rückfluß des Bluts entspricht, nachgewiesen werden. In Abb. 5.20b und Tabelle 5.7 sind die Mittelwerte der entsprechenden Flußgeschwindigkeiten und des Resistanceindex bei massiver Ventrikelerweiterung einem gesunden Kontrollkollektiv gegenübergestellt. Der statistische Vergleich zwischen beiden Gruppen zeigte eine signifikante Erniedrigung der endsystolischen und der enddiastolischen Flußgeschwindigkeiten. Demgegenüber unterschieden sich die maximalen systolischen Flußgeschwindigkeiten in beiden Gruppen nicht voneinander. Der Resistanceindex war in der Hydrozephalusgruppe signifikant erhöht.

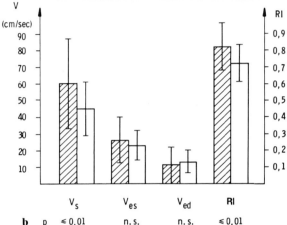

Abb. 5.19 a, b. Dopplersonographische Flußmessung bei ausgeprägtem, langsam progredientem Hydrozephalus. **a** Flußmessung in der A. carotis interna bei massiver Ventrikelerweiterung. Erniedrigter diastolischer Vorwärtsfluß. Enddiastolisch nur noch minimaler Fluß. **b** Flußgeschwindigkeiten und Resistanceindex in der A. cerebri anterior bei 17 Säuglingen mit mäßiggradigem, langsam progredientem Hydrozephalus (*schraffierte Säulen*) im Vergleich zu einem gesunden Kontrollkollektiv (*leere Säulen*)

5.2.2 Einfluß therapeutischer Maßnahmen auf die Flußgeschwindigkeiten in den Hirnarterien

Bei progredienter Ventrikelerweiterung muß das Gleichgewicht zwischen Liquorproduktion einerseits und Liquorresorption andererseits wiederhergestellt werden. Hierzu stehen verschiedene therapeutische Maßnahmen zur Verfügung.
Beim posthämorrhagischen Hydrozephalus des Frühgeborenen kann ein kon-

Tabelle 5.7. Flußgeschwindigkeiten und Resistanceindex in der A. cerebri anterior bei massivem, rasch progredientem Hydrozephalus (Gruppe III) im Vergleich zu einem gesunden Kontrollkollektiv

	n	V_s [cm/s]	V_{es} [cm/s]	V_{ed} [cm/s]	RI
Massiver Hydrozephalus	26	41 ± 17	15 ± 7	3 ± 7	0,91 ± 0,18
Gesundes Kontrollkollektiv	26	42 ± 13	19 ± 7	10 ± 4	0,77 ± 0,08
p		n.s	≤ 0,05	≤ 0,001	≤ 0,01

Hydrozephalus

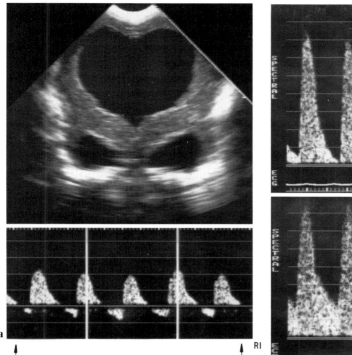

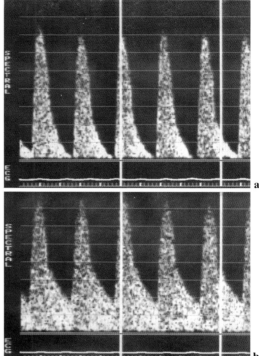

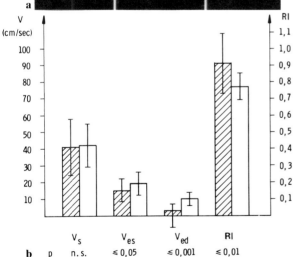

Abb. 5.20 a, b. Dopplersonographische Flußmessung bei massivem, rasch progredientem Hydrozephalus. **a** Ausgeprägte Ventrikelerweiterung im Koronarschnitt bei angeborenem Hydrozephalus aufgrund einer Aquäduktstenose. Systolischer Vorwärtsfluß mit niedriger Amplitude. Diastolischer Rückfluß. **b** Flußgeschwindigkeiten und Resistanceindex in der A. cerebri anterior bei 26 Säuglingen mit ausgeprägtem, rasch progredientem Hydrozephalus (*schraffierte Säulen*) im Vergleich zu einem gleichaltrigen und gleichschweren Kontrollkollektiv (*leere Säulen*)

Abb. 5.21 a, b. Einfluß der Liquorpunktion auf die Flußgeschwindigkeiten in der A. cerebri anterior beim ausgeprägten Hydrozephalus. **a** Flußprofil vor Punktion. Erniedrigter diastolischer Fluß. Fehlender enddiastolischer Fluß. **b** Flußprofil nach Punktion von 30 ml Liquor aus einem Rickham-Reservoir. Anstieg der endsystolischen und der enddiastolischen Flußgeschwindigkeiten

servativer Therapieversuch mit Serienlumbalpunktionen die Ventrikelerweiterung zum Stillstand und gelegentlich zur Rückbildung bringen. Bei allen anderen Hydrozephalusformen, insbesondere bei spinalen oder okzipitozervikalen Dysraphien, verbieten sich Lumbalpunktionen. Bei diesen Kindern muß frühzeitig eine liquorableitende Drainage angelegt werden. Bei sehr kleinen Frühgeborenen erfolgt häufig vor einer definitiven Liquorableitung die Implantation eines Rickham Reservoirs, aus dem mehrmals täglich größere Mengen Liquor abpunktiert werden.

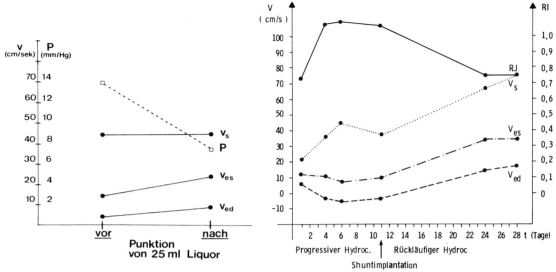

Abb. 5.22. Einfluß der Liquorpunktion auf die Flußgeschwindigkeiten in der A. carotis interna bei ausgeprägtem Hydrozephalus.
Vor Punktion: Erniedrigung der endsystolischen und der enddiastolischen Flußgeschwindigkeiten. Fontanellenmitteldruck auf 14 mm Hg erhöht.
Nach Punktion von 25 ml Liquor: Anstieg der endsystolischen und enddiastolischen Flußgeschwindigkeiten auf normale Werte. Abfall des Fontanellenmitteldrucks auf 8 mm Hg

Abb. 5.23. Graphische Darstellung der Flußgeschwindigkeiten und des Resistanceindex beim progredienten Hydrozephalus vor und nach Shuntimplantation. *Vor Shuntimplantation:* Abfall der endsystolischen und enddiastolischen Flußgeschwindigkeiten sowie Anstieg des Resistanceindex. *Nach Shuntimplantation:* Anstieg der endsystolischen und enddiastolischen Flußgeschwindigkeiten und Abfall des Resistanceindex auf normale Werte

Mit Hilfe dopplersonographischer Flußmessungen kann der Einfluß therapeutischer Maßnahmen auf die Flußgeschwindigkeiten in den Hirnarterien bei Kindern mit Hydrozephalus überprüft werden. Die dopplersonographischen Flußmessungen zeigten vor der Liquorpunktion (lumbal oder aus Rickham-Reservoir) häufig eine Erniedrigung des diastolischen Vorwärtsflusses (Abb. 5.21 a). Unmittelbar nach der Punktion kam es zu einem deutlichen Anstieg der endsystolischen und enddiastolischen Flußgeschwindigkeiten teilweise auf normale Werte (Abb. 5.21 b und 5.22).
Die gleichzeitige Registrierung des Fontanellenmitteldrucks bei einigen Kindern zeigte erhöhte Fontanellendruckwerte vor der Punktion (Abb. 5.22). Unmittelbar nach der Punktion konnte, synchron zur Normalisierung der Flußparameter, ein Abfall des Fontanellenmitteldrucks auf normale Werte gefunden werden (Abb. 5.22). Wiederholte Flußmessungen nach Implantation einer definitiven Liquorableitung zeigten einen zunehmenden Anstieg der endsystolischen und enddiastolischen Flußgeschwindigkeiten auf normale Werte, während gleichzeitig der Resistanceindex abfiel (Abb. 5.23). Verlaufskontrollen mit Hilfe der Dopplersonographie ermöglichen die frühzeitige Diagnose von Shuntkomplikationen und Insuffizienzen. Insbesondere bei Fortbestehen einer Ventrikelerweiterung trotz Anlegen einer liquorableitenden Drainage ist aus dem zweidimensionalen Ultra-

schallbild allein nicht immer eine sichere Aussage über das Vorliegen einer Ventilinsuffizienz möglich. In diesem Fall bietet die Dopplersonographie eine zusätzliche Entscheidungshilfe zum frühzeitigen Erkennen einer Shuntinsuffizienz. Eine progrediente Ventrikelerweiterung würde zu einem Abfall des diastolischen Vorwärtsflusses mit Erniedrigung der endsystolischen und enddiastolischen Flußgeschwindigkeiten und zum Anstieg des Resistanceindex führen.

5.2.3 Dopplersonographische Flußmessungen beim pränatal diagnostizierten Hydrozephalus

Mit Hilfe der Dopplersonographie kann bereits pränatal die Blutströmung in den Hirnarterien gemessen werden. Intrauterin kann die Blutströmung in der A. cerebri media in einer axialen Schnittebene oder in der A. carotis interna einfacher als in der A. cerebri anterior und A. basilaris registriert werden. Dem erfahrenen Untersucher gelingt jedoch auch die Einstellung der zuletzt genannten Gefäße.

Pränatale Flußmessungen in den Hirnarterien beim Hydrozephalus des Feten können als Entscheidungshilfe für eine vorzeitige Schnittentbindung herangezogen werden. In enger Zusammenarbeit mit dem Geburtshelfer muß zwischen den Gefahren der progredienten Ventrikelerweiterung und den Problemen der Frühgeburtlichkeit bei vorzeitiger Beendigung der Schwangerschaft sorgfältig abgewogen werden. Bei einem normalen Flußprofil würden wir uns eher abwartend verhalten. Ergeben die regelmäßigen pränatalen Ultraschallkontrollen eine rasch progrediente Ventrikelerweiterung bei vergrößertem biparietalem Durchmesser, so würden wir uns bei fehlendem oder negativem diastolischem Fluß jenseits der 32. Schwangerschaftswoche zu einer vorzeitigen Entbindung entschließen, um rechtzeitig eine

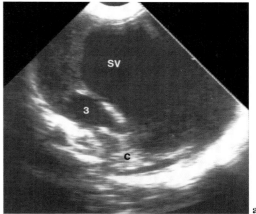

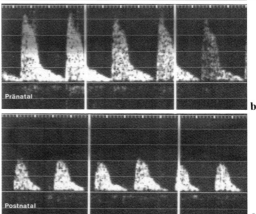

Abb. 5.24 a−c. Prä- und postnatale Flußmessungen beim angeborenen Hydrozephalus. **a** Medianer Sagittalschnitt. Massiv erweiterter Seitenventrikel und 3. Ventrikel. Kleinhirn kaudal verlagert. *SV* Seitenventrikel, *C* Cerebellum, *3* 3. Ventrikel. **b** Pränatal ermitteltes Flußprofil in der A. carotis interna. Erniedrigter diastolischer Vorwärtsfluß. **c** Postnatal ermitteltes Flußprofil in der A. cerebri anterior. Erniedrigter diastolischer Fluß. Enddiastolisch läßt sich überhaupt keine Blutströmung nachweisen

Rickham-Kapsel oder eine definitive Liquorableitung anlegen zu können.
Unsere Untersuchungen haben dabei eine sehr gute Übereinstimmung zwischen den intrauterin abgeleiteten Flußprofilen und den postnatal gemessenen Strömungsprofilen ergeben (Abb. 5.24).

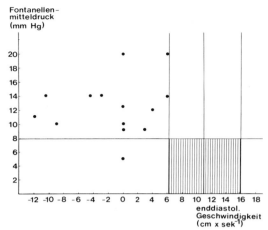

Abb. 5.25. Beziehung zwischen Fontanellenmitteldruck und enddiastolischer Flußgeschwindigkeit in der A. cerebri anterior bei massivem Hydrozephalus. Der Normalbereich ist *schraffiert* dargestellt. Bis auf 1 Kind wiesen alle Kinder mit erniedrigter enddiastolischer Flußgeschwindigkeit einen erhöhten Fontanellenmitteldruck auf

5.2.4 Zusammenhang zwischen erhöhtem Hirndruck und den Flußgeschwindigkeiten in den Hirnarterien

Bei 14 Kindern mit pathologischem Flußprofil in der A. cerebri anterior wurde im Anschluß an die dopplersonographischen Flußmessungen der Fontanellenmitteldruck mit einem Applanationstonometer bestimmt. Alle Kinder mit einem erhöhten Hirndruck wiesen ein pathologisches Flußprofil in der A. cerebri anterior auf. Hierbei bestand zwischen einer erniedrigten enddiastolischen Flußgeschwindigkeit und einem erhöhten Fontanellenmitteldruck eine positive Korrelation (Abb. 5.25).
Wie bereits erwähnt, konnte im Anschluß an die Liquorpunktion aus einem Rickham-Reservoir ein Abfall des Fontanellenmitteldrucks gefunden werden (Abb. 5.22). In gleichem Maße kam es zur Normalisierung des Flußprofils in der A. cerebri anterior, d. h. zu einem Anstieg der dia-

stolischen Flußgeschwindigkeiten (Abb. 5.21 und 5.22).
Ein weiterer Hinweis auf einen erhöhten Hirndruck als pathogenetisch bedeutsamen Faktor bei der Erniedrigung der diastolischen Flußgeschwindigkeiten war die Veränderung der Flußgeschwindigkeiten beim *Druck auf die Fontanelle* (Abb. 5.26 und 5.27).
Bei gesunden Kindern konnte aufgrund der Compliance des Schädels bei vorsichtiger Fontanellenkompression keine nennenswerte Beeinflussung des Flußprofils in den Hirnarterien erzielt werden. Bei Kindern mit Ventrikelerweiterung ließ sich häufig eine deutliche Erniedrigung des diastolischen Vorwärtsflusses beim Druck auf die Fontanelle nachweisen.
Bei *leichtem Druck* mit dem Schallkopf auf die Fontanelle kam es zunächst nur zu einer Abflachung des diastolischen Vorwärtsflusses.
Bei *mäßigem Druck* konnte häufig enddiastolisch ein Perfusionsstillstand gefunden werden.
Bei *starkem Druck* ließ sich sogar ein negativer enddiastolischer Fluß, der einem Rückfluß des Bluts aus den Hirnarterien entspricht, erzielen. Hierbei war häufig ein gleichzeitiger Abfall der maximalen systolischen Flußgeschwindigkeit nachzuweisen (Abb. 5.27).
Wie aus Abb. 5.26 hervorgeht, korreliert die Erniedrigung des diastolischen Flußprofils beim Hydrozephalus nicht immer mit dem Grad der Ventrikelerweiterung. Der Nachweis eines erniedrigten diastolischen Vorwärtsflusses, der sich beim Druck auf die Fontanelle weiter abflacht oder negativiert, spricht für einen erhöhten Hirndruck. Bei entsprechender klinischer Symptomatik, wie Bradykardien und Apnoen, liefert die dopplersonographische Flußmessung in den Hirnarterien eine wichtige Entscheidungshilfe zur frühzeitigen Implantation einer liquorableitenden Drainage. Bei dem in Abb. 5.26 und 5.27 gezeigten Patienten konnte nach An-

Hydrozephalus

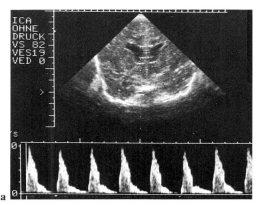

Abb. 5.26 a–c. Einfluß der Fontanellenkompression auf die Flußgeschwindigkeiten in der A. cerebri anterior bei einem Meningomyelozelenkind mit leichter Ventrikelerweiterung und den klinischen Zeichen eines gesteigerten Schädelinnendrucks. In Abhängigkeit vom Grad der Fontanellenkompression kommt es zu einer Abnahme des diastolischen Flusses bzw. zur Flußumkehr in der Diastole. **a** Flußprofil ohne Fontanellenkompression: Erniedrigter diastolischer Fluß. Fehlender enddiastolischer Fluß. **b** Flußprofil bei leichter Fontanellenkompression: Diastolischer Rückfluß. **c** Flußprofil bei mäßiger Fontanellenkompression: Zunahme des diastolischen Rückflusses

lage eines ventrikuloatrialen Shunts eine Normalisierung des Flußprofils erzielt werden. Gleichzeitig verschwanden die präoperativ nachweisbaren Apnoen und Bradykardien.

5.2.5 Klinische Wertigkeit der Dopplersonographie

Die progrediente Ventrikelerweiterung kann sowohl durch die Kompression von Hirngewebe als auch durch eine Verminderung der Hirndurchblutung zur ZNS-Schädigung führen.
Mit Hilfe der dopplersonographischen Flußmessungen sind Rückschlüsse auf die Hirndurchblutung möglich.
Die exakte Quantifizierung des Volumenflusses und damit der Hirndurchblutung scheitert jedoch daran, daß der Gefäßquerschnitt im Säuglingsalter mit den derzeit zur Verfügung stehenden Ultraschallgeräten nicht gemessen werden kann (s. 4.2). Dopplersonographisch läßt sich lediglich die mittlere Flußgeschwindigkeit bestimmen. Durch das expandierende Ventrikelsystem beim progredienten Hydrozephalus kommt es zu einer Kompression der Hirngefäße, so daß die Hirnarterien beim ausgeprägten Hydrozephalus einen geringeren Durchmesser als unter Normalbedingungen aufweisen. Ein gleichzeitiger Abfall der mittleren Flußgeschwindigkeit in den Hirnarterien führt somit zu einem Abfall des Volumenflusses und der Hirndurchblutung. Vor allem in den Randgebieten der Blutversorgung kann es zu hypoxämisch-ischämischen Parenchymläsionen kommen.

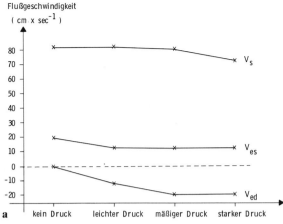

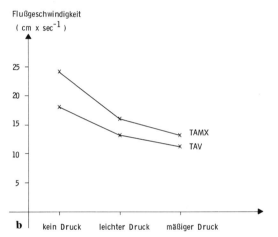

Abb. 5.27 a, b. Einfluß der Fontanellenkompression auf die Flußgeschwindigkeiten in der A. cerebri anterior. **a** Kontinuierliche Abnahme der endsystolischen und enddiastolischen Flußgeschwindigkeiten V_{es} und V_{ed} bei leichtem und mäßigem Druck. Bei starkem Druck kommt es auch zum Abfall der maximalen systolischen Flußgeschwindigkeit V_s. **b** Einfluß der Fontanellenkompression auf die mittleren Flußgeschwindigkeiten in der A. cerebri anterior beim progredienten Hydrozephalus. Kontinuierlicher Abfall der mittleren und der mittleren maximalen Flußgeschwindigkeit TAV und TAMX unter zunehmender Kompression

Volpe [251] konnte mit Hilfe der Positronenemissionstomographie bei 2 Kindern mit progredienter Ventrikelerweiterung eine verminderte Hirndurchblutung finden, die sich nach Anlegen einer liquorableitenden Drainage wieder normalisierte. Bei leichter Ventrikelerweiterung und beim Hydrocephalus e vacuo konnte meist ein normales Flußprofil mit unauffälligen Flußgeschwindigkeiten nachgewiesen werden. In seltenen Fällen bestand eine erhebliche Diskrepanz zwischen einer leichten Ventrikelerweiterung und einem pathologischen Flußprofil (Abb. 5.26). Das pathologische Flußprofil korrelierte jedoch sehr gut mit der klinischen Symptomatik.

Bei ausgeprägter Ventrikelerweiterung und rasch progredientem Hydrozephalus ließ sich häufig ein pathologisches Flußprofil finden. Anfänglich war dabei nur die enddiastolische Flußgeschwindigkeit abgeflacht. Eine weitere Progredienz des Hydrozephalus hatte eine Erniedrigung der endsystolischen Flußgeschwindigkeit bei fehlendem oder retrogradem enddiastolischem Fluß zur Folge. Jedoch konnte auch bei ausgeprägter Ventrikelerweiterung bei einigen Kindern in allen Hirnarterien ein unauffälliges Flußprofil mit normalen Flußgeschwindigkeiten gefunden werden. Die Erhöhung der maximalen systolischen Flußgeschwindigkeit bei mäßiggradiger, langsam progredienter Ventrikelerweiterung kann als möglicher Kompensationsmechanismus zur Verbesserung der Hirndurchblutung interpretiert werden. Ein mäßig erhöhter Umgebungsdruck im Gehirn führt zu einer Kompression der Hirngefäße, wodurch die Flußgeschwindigkeiten in diesen Gefäßen bei gleicher „vis a tergo" nach dem Kontinuitätsprinzip von Bernoulli ansteigen. Im Bereich einer Stenose gilt hierbei folgende Beziehung (Abb. 5.28):

$$V_1 \cdot A_1 = V_2 \cdot A_2$$

Dabei ist V die mittlere Flußgeschwindigkeit und A die Querschnittsfläche. Die Indizes 1 und 2 symbolisieren den Ein- bzw. den Ausfluß aus dem Gefäß. Mit anderen

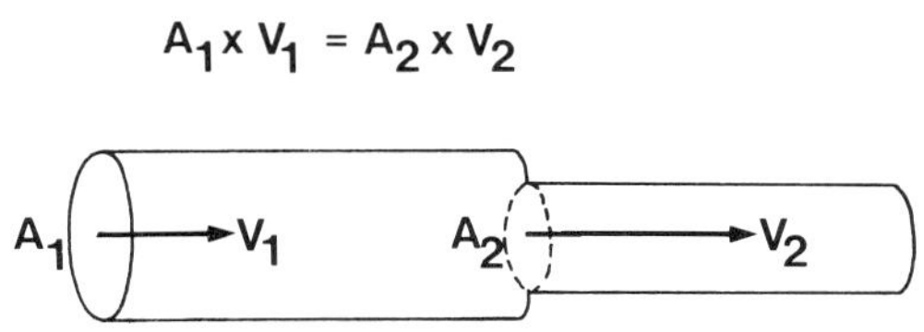

Abb. 5.28. Darstellung des Kontinuitätsprinzips nach Bernoulli. Das Kontinuitätsprinzip besagt, daß das Einflußvolumen im Bereich einer Engstelle dem Ausflußvolumen entspricht. Da sich der Volumenfluß als Produkt aus der Querschnittsfläche A und der mittleren Flußgeschwindigkeit V berechnet gilt: $A_1 \cdot V_1 = A_2 \cdot V_2$

Worten: das Einflußvolumen im Bereich einer Stenose entspricht dem Ausflußvolumen. Eine Abnahme des Gefäßquerschnitts führt somit innerhalb gewisser Grenzen zu einem Anstieg der Flußgeschwindigkeiten. Aus einem Anstieg der Flußgeschwindigkeiten kann umgekehrt auf einen verminderten Gefäßdurchmesser geschlossen werden.

Ein wichtiger und vielleicht der entscheidende Faktor, der den Fluß in den Hirnarterien beim progredienten Hydrozephalus beeinflußt, ist ein *erhöhter intrakranieller Druck*. Der gesteigerte Schädelinnendruck führt dabei v. a. zu einer Erniedrigung der diastolischen Flußgeschwindigkeiten. Unsere Untersuchungen haben gezeigt, daß die Veränderungen der Flußkurve dem Anstieg des Hirndrucks (gemessen mit der Fontanometrie) vorausgehen kann. Nach unseren Erfahrungen stellt die dopplersonographische Flußmessung einen empfindlicheren Indikator zur Früherkennung eines gesteigerten Schädelinnendrucks dar als die Fontanometrie. Die Fontanellendruckmessung ist zudem unzuverlässig, zeitaufwendig und bei sehr kleiner Fontanelle nicht mehr durchführbar. Die mit dieser Methode registrierten Drücke spiegeln zudem nicht immer den intrakraniellen Druck wieder. Ein normaler Fontanellenmitteldruck kann durchaus mit einem gesteigerten intrakraniellen Druck einhergehen. Wesentlich zuverlässiger sind intrakranielle Druckmessungen, die von einem epiduralen oder ventrikulären Druckaufnehmer registriert werden. Aufgrund des invasiven Charakters und der meist fehlenden therapeutischen Konsequenzen des beschriebenen Verfahrens sind routinemäßig invasive Druckmessungen beim Hydrozephalus nicht indiziert. Gerade aus diesem Grund sind nichtinvasive Verfahren wie die Dopplersonographie, die Rückschlüsse auf den Hirndruck erlauben, besonders wichtig.

Während aus einem pathologischen Flußprofil relativ zuverlässig auf einen erhöhten Hirndruck geschlossen werden kann, ist der umgekehrte Schluß nicht zulässig: Bei normalem Flußprofil kann nicht immer von einem normalen intrakraniellen Druck ausgegangen werden!

Die dopplersonographisch registrierte Flußkurve stellt ein Maß für den *Perfusionsdruck* im Gehirn dar [1–3]. Der Perfusionsdruck (PP) ist die Resultante aus dem Blutdruck (BP) und dem intrakraniellen Druck (ICP). Es gilt folgende Beziehung:

$$PP = BP - ICP$$

Durch Registrierung der Blutströmung in den Hirnarterien kann somit semiquantitativ auf den intrakraniellen Druck geschlossen werden. Bei konstantem Blutdruck führt ein kontinuierlicher Anstieg des intrakraniellen Drucks zu einer Verminderung des Perfusionsdrucks und damit zu einer Veränderung der Flußkurve (Abb. 5.29). Dabei wird v. a. der diastolische Vorwärtsfluß beeinträchtigt.

Rein theoretisch führt ein erhöhter Hirndruck zunächst zu einer Erniedrigung des diastolischen Vorwärtsflusses (Abb. 5.29). Bei einem weiteren Anstieg des Hirndruckes kann dieser enddiastolisch den Blutdruck erreichen, so daß enddiastolisch überhaupt keine Blutströmung mehr nachgewiesen werden kann.

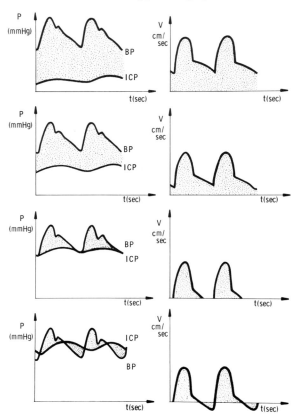

Abb. 5.29. Zusammenhang zwischen dem Perfusionsdruck (Differenz zwischen Blutdruck (*BP*) und intrakraniellem Druck (*ICP*)) einerseits und dem Flußprofil in den Hirnarterien andererseits. Auf der *linken Seite* ist die Beziehung zwischen dem Blutdruck (*BP*), der als konstant angesehen wurde, und einem ansteigenden intrakraniellen Druck (*ICP*) dargestellt. Auf der *rechten Seite* sind die theoretisch zu erwartenden Dopplerfrequenzspektren gegenübergestellt. Mit zunehmendem Anstieg des intrakraniellen Drucks kommt es zur Abnahme des diastolischen Flusses. Erreicht der intrakranielle Druck den Blutdruck enddiastolisch, so kann keine Blutströmung enddiastolisch nachgewiesen werden. Übersteigt der intrakranielle Druck den Blutdruck in der Diastole, so resultiert ein diastolischer Rückfluß

Übersteigt der intrakranielle Druck den Blutdruck, so kommt es enddiastolisch zu einer Flußumkehr, die sich in einer negativen Dopplerverschiebung zeigt.

Unsere dopplersonographischen Studien bei Kindern mit Hydrozephalus unterschiedlicher Ätiologie und Schweregrades haben tatsächlich alle 4 theoretisch zu erwartenden Flußkurven ergeben.

Ähnliche Flußkurven wurden auch von Hill et al. [111] bei Kindern mit progredientem Hydrozephalus beschrieben. Absolute Flußgeschwindigkeiten wurden jedoch von den genannten Autoren nicht bestimmt, da die Flußmessungen mit einem CW-Doppler durchgeführt wurden. Hill et al. [111] bestimmten nur den Resistanceindex, den sie signifikant erhöht fanden.

Der Resistanceindex war auch in unserem Patientengut sowohl bei mäßiggradiger, als auch hochgradiger Ventrikelerweiterung erhöht. Während die Erhöhung bei mäßiggradigem, langsam progredientem, Hydrozephalus durch den Anstieg der maximalen systolischen Flußgeschwindigkeit bedingt war, führte beim ausgeprägten Hydrozephalus ein Abfall der enddiastolischen Flußgeschwindigkeit zur Erhöhung des Resistanceindex. Der Resistanceindex ist somit ein schlechter Indikator zur Beurteilung der Hirndurchblutung beim progredienten Hydrozephalus, da sowohl ein Anstieg der maximalen systolischen Flußgeschwindigkeit als auch ein Abfall der enddiastolischen Flußgeschwindigkeit zu einem Anstieg des Resistanceindex führen können.

Aaslid [1] und Nakatani [156] konnten mit der transkraniellen Dopplersonographie ähnliche Flußkurven in den Hirnarterien bei zunehmendem intrakraniellem Druck nachweisen. Sie fanden eine Abflachung des diastolischen Vorwärtsflusses mit Erniedrigung der enddiastolischen Flußgeschwindigkeiten.

Ähnliche Flußmuster wie in der A. cerebri anterior konnten wir auch in A. basilaris, A. carotis interna und A. cerebri posterior registrieren.

Die zerebrale Dopplersonographie bei Kindern mit Ventrikelerweiterung stellt neben der Klinik und dem zweidimensionalen Ultraschallbefund eine wichtige Entscheidungshilfe für die Implantation einer liquorableitenden Drainage dar. Bei klinischen Hinweisen auf einen erhöhten Schädelinnendruck reicht das zweidimensionale Schnittbild mitunter für die Indikationsstellung zur Operation nicht aus, da sehr wohl leichte Ventrikelerweiterungen mit einem gesteigerten Hirndruck einhergehen können. Läßt sich mit Hilfe der Dopplersonographie eine Erniedrigung des diastolischen Vorwärtsflusses finden, so kann dies als wichtige Entscheidungshilfe für die Shuntimplantation dienen.

Für den pränatal diagnostizierten Hydrozephalus gilt das gleiche. Auch hier reicht der morphologische Befund der Ventrikelerweiterung allein oft nicht aus, die Indikation für eine vorzeitige Schnittentbindung zu stellen. Zudem muß zwischen den Risiken der Frühgeburtlichkeit und den Risiken der ZNS-Schädigung durch den Hydrozephalus sorgfältig abgewogen werden. Meist ist eine abwartende Haltung zu empfehlen. Zeigen die regelmäßigen sonographischen Kontrollen einen rasch zunehmenden Kopfumfang bei ausgeprägter Ventrikelerweiterung, so kann jenseits der 32. Schwangerschaftswoche ein pathologisches Flußprofil in den Hirnarterien ein wichtiges Kriterium für einen vorzeitigen Kaiserschnitt sein.

Postnatal kann dopplersonographisch der Einfluß therapeutischer Maßnahmen, wie z. B. Lumbalpunktionen oder die regelmäßige Punktion eines Rickham-Reservoirs, auf die Hirndurchblutung überprüft werden. Bei Implantation einer definitiven Liquordrainage kann die langsame Normalisierung der Flußprofile und Flußgeschwindigkeiten nachgewiesen werden. Shuntinsuffizienzen können frühzeitig am Abfall der diastolischen Flußgeschwindigkeiten und am Anstieg des Resistanceindex erkannt werden.

Ähnliche Veränderungen des diastolischen Flusses wie beim progredienten Hydrozephalus können auch bei anderen ZNS-Erkrankungen, die mit einem gesteigerten Schädelinnendruck einhergehen, gefunden werden. So können akut auftretende Subdural-, oder Subarachnoidalblutungen (Abb. 5.13) sowie ein massives Hirnödem (s. Abb. 5.35) mit einem fehlenden oder negativen diastolischen Fluß einhergehen. Die genannten Erkrankungen sind jedoch anamnestisch und aufgrund des zweidimensionalen Schnittbilds leicht abzugrenzen.

Des weiteren muß ein Hypokapnie ausgeschlossen werden. Ein erniedrigter pCO_2 kann zu einer deutlichen Erniedrigung des diastolischen Vorwärtsflusses führen. Im Extremfall kann der enddiastolische Fluß vollständig fehlen oder ein diastolischer Rückfluß resultieren.

Die häufigste Ursache eines fehlenden oder negativen diastolischen Flusses beim Früh- und Neugeborenen ist jedoch ein offener Ductus arteriosus Botalli. Der Pathomechanismus in diesem Fall ist nicht in einem erhöhten Schädelinnendruck, sondern durch ein Leck im Windkessel der Aorta bedingt, das zu einem diastolischen Abstrom des Bluts aus der Aorta ins Niederdrucksystem des Pulmonalkreislaufs führt. Komplexe Herzfehler mit offenem Ductus arteriosus Botalli, das aortopulmonale Fenster sowie der Truncus arteriosus communis und große arteriovenöse Fisteln können zu ähnlichen Flußmustern in den Hirnarterien führen und müssen differentialdiagnostisch ausgeschlossen werden. Dies ist durch eine sorgfältige klinische und echokardiographische Untersuchung möglich.

Differentialdiagnostische Probleme können Frühgeborene mit posthämorrhagischem Hydrozephalus und gleichzeitig bestehendem Ductus arteriosus Botalli bereiten. Der Verlauf in dieser Altersgruppe ist häufig kompliziert durch das Offenbleiben des Ductus. Zum sicheren Ausschluß einer durch den Ductus hervorgerufenen Erniedrigung der diastolischen Flußgeschwindigkeiten sollte in unklaren Fällen immer eine Flußmessung im Truncus coeliacus erfolgen. Ein Leck im Windkessel der Aorta führt zu einer Erniedrigung der diastolischen Flußgeschwindigkeiten sowohl in den Hirnarterien als auch im Truncus coeliacus. Ist der fehlende oder negative Fluß in den Hirnarterien bedingt durch die progrediente Ventrikelerweiterung, so kann im Truncus coeliacus immer ein normaler Fluß gefunden werden.

5.2.6 Zusammenfassung

Dopplersonographische Flußmessungen beim Hydrozephalus können ein pathologisches Flußmuster ergeben. Hierbei ist häufig der diastolische Vorwärtsfluß deutlich erniedrigt. Die Veränderungen der Flußkurve sind um so ausgeprägter, je rascher die Ventrikelerweiterung fortschreitet und je deutlicher die Ventrikel dilatiert sind. Allerdings können auch in Einzelfällen normale Flußprofile trotz ausgeprägtem, rasch progredientem Hydrozephalus gefunden werden. Andererseits kann gelegentlich bei nur leicht erweitertem Ventrikelsystem ein deutlich erniedrigter diastolischer Vorwärtsfluß vorliegen, der für einen erhöhten intrakraniellen Druck spricht.

Therapeutische Konsequenzen sollten nur aus einer pathologischen Flußkurve gezogen werden. In der Regel handelt es sich dabei um Entlastungspunktionen oder das Anlegen einer liquorableitenden Drainage.

5.3 Subduralergüsse

Eine Erweiterung der äußeren Liquorräume kann einerseits durch eine Hirnatrophie bedingt sein, andererseits auch als raumfordernde Flüssigkeitsansammlung zur Hirnkompression führen. Im Einzelfall kann aus dem zweidimensionalen Ultraschallbild oder dem Computertomogramm allein nicht sicher zwischen einer Erweiterung der äußeren Liquorräume aufgrund einer Hirnatrophie oder einem Subduralerguß differenziert werden. In unklaren Fällen kann die dopplersonographische Flußmessung die Differentialdiagnose erleichtern.

5.3.1 Kasuistiken

11 Kinder mit Subduralergüssen (Gestationsalter bei Untersuchung $48,6 \pm 10,9$ Wochen; aktuelles Alter bei Untersuchung 125 ± 102 Tage) wurden dopplersonographisch untersucht. Der Subduralerguß war bei 4 Kindern posttraumatisch aufgetreten. Bei 4 Kindern lag eine Überdrainage eines ventilversorgten Hydrozephalus vor. 2 Kinder wiesen ein chronisches subdurales Hämatom auf. Bei 1 Kind konnte neben dem Subduralerguß ein Hydrozephalus internus nachgewiesen werden.

Die traumatisch bedingten subduralen Hämatome wurden bereits im Kapitel über Hirnblutungen abgehandelt. Bei einem Kind, das nach traumatischer Geburt aus Beckenendlage mittels Vakuumextraktion entbunden wurde, konnte eine raumfordernde Subduralblutung diagnostiziert werden. Die Dopplersonographie zeigte bei diesem Kind einen negativen enddiastolischen Fluß (Abb. 5.11).

Bei einem Kind konnte ein vollkommen normales Flußprofil, bei zwei weiteren Kindern eine Erhöhung des diastolischen Vorwärtsflusses gefunden werden. Während sich die Kinder mit normalem diastolischem Flußprofil in der Folgezeit normal entwickelten oder allenfalls geringgradige neurologische Auffälligkeiten aufwiesen, entwickelte das Kind mit dem negativen diastolischen Fluß eine Atrophie der ipsilateralen Großhirnhemisphäre (Abb. 5.11 c).

Bei 4 Kindern mit Überdrainage eines ventilversorgten Hydrozephalus konnten wir einen Anstieg des diastolischen Vorwärtsflusses finden. Infolgedessen waren die

Subduralergüsse

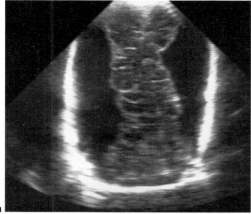

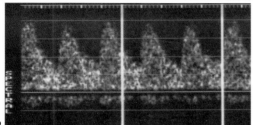

Abb. 5.30 a, b. Flußprofil in der A. cerebri anterior bei Überdrainage eines ventilversorgten Hydrozephalus. **a** Ausgeprägte Erweiterung der äußeren Liquorräume. **b** Die dopplersonographische Flußmessung zeigt ein normales Frequenzspektrum mit relativ hoher diastolischer Amplitude

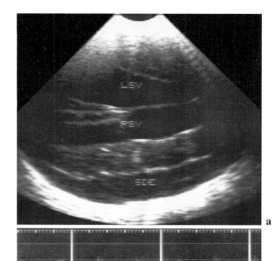

Abb. 5.31 a, b. Flußprofil in der A. cerebri anterior bei raumfordernder Subduralblutung und Ventrikelerweiterung. **a** Axialschnitt durch die temporale Schädelkalotte: Erweiterte Seitenventrikel (*SV*); raumfordernder Subduralerguß (*SDE*) von 1,4 cm Dicke. **b** Erniedrigter diastolischer Fluß. Fehlender enddiastolischer Fluß

endsystolische und die enddiastolische Flußgeschwindigkeit erhöht und der Resistance- und Pulsatilitätsindex erniedrigt (Abb. 5.30).
Bei einem Kind mit ventilversorgtem Hydrozephalus kam es entlang der Liquorableitung zu einem Liquorübertritt in den Subduralraum (Abb. 5.31 a). Neben der raumfordernden subduralen Flüssigkeitsansammlung konnte bei diesem Kind gleichzeitig ein ausgeprägter Hydrocephalus internus nachgewiesen werden. Die dopplersonographischen Flußmessungen zeigten bei diesem Kind eine deutliche Erniedrigung des diastolischen Vorwärtsflusses (Abb. 5.31 b). Enddiastolisch konnte kein Fluß registriert werden (Abb. 5.31 b).

Nach Einlegen einer zusätzlichen liquorableitenden Drainage in den Subduralraum und Rückbildung des Subduralergusses kam es zur Normalisierung des Flußprofils.
Bei 2 Kindern mit chronischem subduralem Hämatom unklarer Ätiologie konnten wir ein normales Flußprofil bzw. eine leichte Erhöhung des diastolischen Vorwärtsflusses sowie eine Erniedrigung des Pulsatilitäts- und Resistanceindex finden.

5.3.2 Klinische Wertigkeit der Dopplersonographie

Die dopplersonographischen Befunde bei Erweiterung der äußeren Liquorräume sind sehr uneinheitlich. Einerseits können normale Flußprofile, andererseits sowohl eine Erhöhung als auch eine Erniedrigung der diastolischen Amplitude mit Erhöhung bzw. Erniedrigung der endsystolischen und enddiastolischen Flußgeschwindigkeiten, gefunden werden.

Eine leichte Erweiterung der äußeren Liquorräume, bei leichten postmeningitisch oder posttraumatisch bedingten Subduralergüssen geht in der Regel mit einem normalen Flußprofil einher. Auch bei Vorliegen einer Hirnatrophie kann trotz ausgeprägter Erweiterung der äußeren Liquorräume ein normales Flußprofil bei normalen Flußgeschwindigkeiten gefunden werden. Der Pulsatilitäts- und Resistanceindex unterscheidet sich nicht von der Norm.

Raumfordernde subdurale Flüssigkeitsansammlungen, die zudem rasch progredient sind, wie z. B. nach einem schweren Schädel-Hirn-Trauma, können zur Kompression des Hirngewebes führen und dopplersonographische Veränderungen des Flußprofils zur Folge haben. Rein theoretisch ist dabei zunächst eine Kompression der Hirngefäße zu erwarten, die nach dem Kontinuitätsprinzip (Abb. 5.28) zu einem Anstieg der Flußgeschwindigkeiten führen kann. Bei zunehmendem Druck von außen kommt es zu einer Erniedrigung des diastolischen Vorwärtsflusses, wie sie bereits bei Kindern mit progredienter Ventrikelerweiterung beschrieben wurde (Abb. 5.29). So konnten wir bei einem Kind mit ausgeprägtem subduralem Hämatom nach traumatischer Geburt (Abb. 5.11) und bei einem Kind mit ventilversorgtem Hydrozephalus und großem Subduralerguß (Abb. 5.31) einen negativen bzw. einen fehlenden enddiastolischen Fluß finden.

Demgegenüber führt eine kompensatorische Erweiterung der äußeren Liquorräume bei Überdrainage eines ventilversorgten Hydrozephalus meist zu keiner Beeinträchtigung des Flußprofils. Gelegentlich kann eine Erhöhung des diastolischen Vorwärtsflusses gefunden werden, die durch einen erniedrigten intrakraniellen Druck bzw. einen erniedrigten peripheren Gefäßwiderstand bedingt sein dürfte. Mit Hilfe dopplersonographischer Flußmessungen läßt sich also zwischen raumfordernden subduralen Hämatomen und einer kompensatorischen Erweiterung der äußeren Liquorräume, z. B. bei Überdrainage eines ventilversorgten Hydrozephalus oder einer Hirnatrophie, gut unterscheiden. Bei raumfordernden Subduralergüssen findet man eine Erniedrigung des diastolischen Vorwärtsflusses.

Posttraumatisch bedingte subdurale Hämatome, die mit einer Erniedrigung des diastolischen Vorwärtsflusses einhergehen oder sogar einen retrograden diastolischen Fluß zur Folge haben, sind prognostisch immer ernst zu bewerten und können zur Defektheilung oder zum Tod des Kindes führen. Der Nachweis eines fehlenden oder negativen diastolischen Flusses sollte immer die sofortige neurochirurgische Intervention nach sich ziehen.

Prognostisch ungünstig ist dabei ein Fortbestehen pathologischer Flußverhältnisse nach operativer Ausräumung des Hämatoms. In diesem Fall muß mit einer schwere Defektheilung oder mit einem letalen Ausgang gerechnet werden.

5.3.3 Zusammenfassung

Mit Hilfe dopplersonographischer Flußmessungen bei einer Erweiterung der äußeren Liquorräume kann zwischen raumfordernden Subduralblutungen und einem Subduralerguß im Rahmen einer Hirnatrophie relativ sicher unterschieden werden. Während man im ersteren Fall eine Erniedrigung der diastolischen Amplitude findet, ist für die Hirnatrophie ein erhöhter diastolischer Fluß typisch.

5.4 Meningitis

Meningoenzephalitiden in der Neugeborenenperiode und im frühen Säuglingsalter führen häufig zu einer Defektheilung. Mögliche Ursachen sind ein vasogenes Hirnödem, das v. a. in der Akutphase der Erkrankung auftritt und zu einer veränderten Hirndurchblutung führen kann [249].

5.4.1 Kasuistiken

Bei 9 Kindern mit entzündlichen Erkrankungen des zentralen Nervensystems wurden dopplersonographische Flußmessungen in der A. cerebri anterior durchgeführt. Bei 7 Kindern lag eine bakterielle Meningitis (Erreger: E. coli 3, H. influenzae 1, β-hämolysierende Streptokokken 1, Meningokokken 1, Listeria monocytogenes 1), bei einem Kind eine Infektion mit Candida albicans vor. Bei einem Kind gelang keine Erregerisolierung.

Bei der zweidimensionalen Ultraschalluntersuchung konnte bei allen Kindern ein enges, jedoch abgrenzbares Ventrikelsystem gefunden werden. Daneben ließen sich fokale Echogenitätsvermehrungen im Hirnparenchym und in der Basalganglien

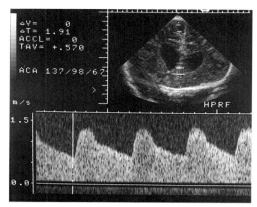

Abb. 5.32. Dopplersonographisches Flußprofil in der A. cerebri anterior bei Meningokokken-Meningitis: Erhöhter systolisch-diastolischer Fluß mit hoher diastolischer Amplitude. Alle Flußgeschwindigkeiten sind signifikant erhöht. $V_s = 137$, $V_{es} = 98$, $V_{ed} = 67$, TAV = 57 cm/s

nachweisen, die teilweise als Bezirke einer hämorrhagischen Infarzierung aufgrund einer Vaskulitis interpretiert werden konnten. Bei einigen Kindern konnte echogenes Material, das den Hirnwindungen aufgelagert war, dargestellt werden.

Bei allen Kindern ließ sich in der Akutphase der Erkrankung eine deutlich erhöhte diastolische Amplitude nachweisen (Abb. 5.32).

Tabelle 5.8. Flußgeschwindigkeiten in der A. cerebri anterior bei Säuglingen mit Meningitis im Vergleich zu einem gleichaltrigen und gleichschweren Kontrollkollektiv

	Meningitis	Kontrollgruppe	p
n	9	9	
Gestationsalter (Wochen)	38,2 ± 4,2	37,3 ± 4,3	
Geburtsgewicht [g]	2970 ± 1000	2750 ± 950	
Gestationsalter bei Untersuchung (Wochen)	53,5 ± 19,5	51,7 ± 15,5	
Gewicht bei Untersuchung [g]	5650 ± 2980	5850 ± 2640	
V_s [cm/s]	59 ± 20	49 ± 13	≤ 0,05
V_{es} [cm/s]	32 ± 15	25 ± 12	≤ 0,001
V_{ed} [cm/s]	20 ± 11	14 ± 9	≤ 0,05
RI	0,67 ± 0,09	0,72 ± 0,12	n.s.

Bei allen Kindern wurden die Flußgeschwindigkeiten in der A. cerebri anterior ermittelt und mit einem gesunden gleichaltrigen Kontrollkollektiv verglichen. Der statistische Vergleich zwischen beiden Gruppen zeigte einen signifikanten Anstieg aller Flußgeschwindigkeiten bei Meningitiden im Vergleich zum gesunden Vergleichskollektiv, wie aus Tabelle 5.8 zu entnehmen ist.

Der Resistanceindex bei Meningitis betrug $0{,}67 \pm 0{,}09$ gegenüber $0{,}72 \pm 0{,}12$ beim gesunden Vergleichskollektiv. Der statistische Vergleich ergab keine Signifikanz, da die maximale systolische und die enddiastolische Flußgeschwindigkeit gleichsinnig erhöht waren.

5.4.2 Klinische Wertigkeit der Dopplersonographie

Meningoenzephalitiden im Säuglingsalter verlaufen meist wesentlich schwerer als im späteren Kindes- oder Erwachsenenalter. Vor allem in der frühen Neonatalperiode führen sie häufig zum Tod des Kindes oder zu einer schweren Defektheilung. In mehr als der Hälfte aller Fälle ist mit Komplikationen zu rechnen [57].

Pränatale und neonatale Infektionen sind in mehr als zwei Drittel aller Fälle durch das Auftreten eines postmeningitischen Hydrozephalus kompliziert [57]. Infektionen mit gram-negativen Erregern führen häufig zu einer prognostisch sehr ungünstigen Ventrikulitis. Seltenere Komplikationen sind Subduralergüsse, porenzephale Zysten sowie die Entwicklung eines Hirnabszesses.

Jenseits der Neugeborenenperiode treten Komplikationen wesentlich seltener auf [57]. Allerdings ist auch im späteren Säuglingsalter eine Meningoenzephalitis in ca. einem Drittel aller Fälle durch einen postmeningitischen Hydrocephalus und in einem Fünftel aller Fälle durch einen postinfektiösen Subduralerguß kompliziert [57]. Pathologisch-anatomisch gehen Meningoenzephalitiden mit einer Arachnoiditis, Ventrikulitis, Vaskulitis sowie einem mehr oder minder ausgeprägten Hirnödem einher [249]. Vor allem in der Akutphase der Erkrankung können dabei die Vaskulitis und das Hirnödem die Hirndurchblutung beeinflussen. In der Spätphase der Erkrankung kann die Hirndurchblutung durch die progrediente Ventrikelerweiterung sowie durch einen Subduralerguß beeinflußt werden. Veränderungen des Blutflusses beim postmeningitischen Hydrozephalus und Subduralerguß sind in 5.2 und 5.3 besprochen.

Im akuten Stadium der Erkrankung führen v. a. die Vaskulitis und das Hirnödem zu einer Beeinflussung der Blutströmung in den Hirngefäßen. Vaskulitiden werden regelmäßig bei infektiösen ZNS-Erkrankungen gefunden [27]. Hierbei kann zwischen einer Phlebitis und einer Arteriitis unterschieden werden. Entzündliche Infiltrationen der Adventitia der Arterien können zur Lumeneinengung führen [85]. Komplette arterielle Verschlüsse sind jedoch die Ausnahme. Demgegenüber findet man entzündliche Infiltrationen im Bereich der venösen Strombahn wesentlich häufiger. Die Phlebitis wird dabei häufig durch eine Thrombose oder einen kompletten Verschluß kompliziert. Vaskulitiden können bereits in den ersten Tagen der Infektion beobachtet werden. Die stärkste Ausprägung der Gefäßentzündung wird in der 2. und 3. Krankheitswoche erreicht [249]. Neben einer Vaskulitis findet man bei entzündlichen Erkrankungen des ZNS regelmäßig ein mehr oder minder ausgeprägtes Hirnödem. Die Hirnschwellung kann dabei so schwer sein, daß das Ventrikellumen nur noch schlitzförmig dargestellt werden kann. Das Ödem wird einerseits durch die erhöhte Gefäßpermeabilität aufgrund der Vaskulitis (vasogene Komponente), andererseits durch einen vermehrten Zelluntergang (zytotoxische Komponente), bedingt durch Bakterientoxine, hervorgerufen [249].

Die dopplersonographischen Flußmessungen in den Hirngefäßen bei Kindern mit entzündlichen ZNS-Erkrankungen ergaben eine Erhöhung der systolischen und diastolischen Flußgeschwindigkeiten. Da die enddiastolische und die maximale systolische Flußgeschwindigkeit gleichsinnig anstiegen, ergab sich bezüglich des Resistanceindex kein Unterschied zum Kontrollkollektiv. Die Erhöhung der Flußgeschwindigkeiten in den Hirnarterien bei Meningitis dürfte durch die Lumeneinengung der Arterien, hervorgerufen durch die Arteriitis und die Gefäßkompression von außen, verursacht durch das Hirnödem, bedingt sein. Nach der Kontinuitätsgleichung von Bernoulli (Abb. 5.28) ist das Einflußvolumen vor einer Stenose gleich dem Ausflußvolumen hinter der Stenose. Innerhalb physiologischer Grenzen führt somit eine Verkleinerung des Gefäßquerschnitts zu einem Anstieg der Flußgeschwindigkeiten im entsprechenden Gefäß. Bei Okklusion der Arterien oder massivem Hirnödem wäre theoretisch eine Erniedrigung der Flußgeschwindigkeiten v. a. in der Diastole zu erwarten.

Ein negativer diastolischer Fluß würde darauf hindeuten, daß der intrakranielle Druck den Perfusionsdruck in der Diastole überschritten hat. Ein fehlender oder negativer diastolischer Fluß konnte jedoch bei keinem unserer Kinder nachgewiesen werden. Dies mag einerseits daran liegen, daß arterielle Gefäßverschlüsse selten sind, andererseits ist das Hirnödem bei Meningoenzephalitiden in der Regel nicht so ausgeprägt, daß eine nennenswerte Steigerung des Schädelinnendrucks resultiert [249]. Aufgrund der offenen Schädelnähte und der Compliance des Schädels im Säuglingsalter werden signifikante Anstiege des intrakraniellen Drucks und eine Einklemmung supratentorieller Strukturen in den Tentoriumschlitz sowie der Kleinhirntonsillen ins Foramen magnum in der Regel nicht beobachtet. Untersuchungen von McMenamin u. Volpe [149] haben gezeigt, daß bakterielle Meningitiden zwar mit einem erhöhten intrakraniellen Druck einhergehen, daß aber die Aufrechterhaltung eines adäquaten Blutdrucks eine ausreichende Hirnperfusion gewährleistet.

Eine weitere Erklärungsmöglichkeit für die erhöhten Flußgeschwindigkeiten in den Hirnarterien stellt die Obstruktion im Bereich der venösen Strombahn dar (s. S. 70, 71). In der Spätphase der Erkrankung kann der postmeningitische Hydrozephalus die Flußkurve in den Hirngefäßen beeinflussen. Eine Ventrikelerweiterung wird in ca. 40−50% aller Meningitiden des Säuglingsalters als häufigste Komplikation gefunden [27, 57]. Während leichte, langsam progrediente Hydrozephalusformen mit einer normalen Flußkurve einhergehen, führen ausgeprägte, rasch progrediente Ventrikelerweiterungen zu einer deutlichen Erniedrigung des diastolischen Vorwärtsflusses (s. 5.2). Gelegentlich kann sogar ein fehlender oder negativer diastolischer Fluß bei ausgeprägtem, rasch progredientem Hydrozephalus resultieren.

Postmeningitische Subduralergüsse treten v. a. nach Infektionen mit H. influenzae auf [57]. Die Erweiterungen der äußeren Liquorräume sind jedoch selten ausgeprägt. Raumfordernde Subduralergüsse, die zu einem Anstieg des intrakraniellen Drucks und damit zu einer Beeinflussung des Strömungsprofils in den Hirnarterien führen könnten, treten in der Regel nicht auf. Bei keinem der von uns untersuchten Kindern mit postmeningitischem Subduralerguß konnte ein pathologisches Flußprofil mit erniedrigter diastolischer Komponente, das einer verminderten Hirndurchblutung entsprochen hätte, gefunden werden.

5.4.3 Zusammenfassung

Dopplersonographische Flußmessungen bei akuter Meningoenzephalitis zeigen häufig einen erhöhten diastolischen Fluß,

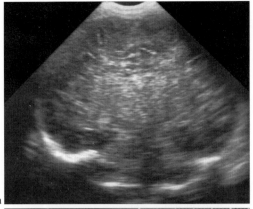
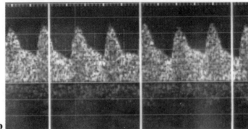

Abb. 5.33 a, b. Flußprofil in der A. cerebri anterior bei schwerem Hirnödem nach perinataler Asphyxie (Apgar 2/0/0). **a** Koronarschnitt durch das Gehirn: Diffuse Echogenitätsvermehrung („bright brain"). Das Ventrikelsystem und die intrakraniellen Strukturen sind nicht mehr abgrenzbar. **b** Erhöhter diastolischer Fluß mit erhöhter endsystolischer und enddiastolischer Flußgeschwindigkeit

der durch eine Vaskulitis bedingt sein dürfte. Ein Abfall der diastolischen Amplitude ist typisch für den progredienten postmeningitischen Hydrozephalus.

5.5 Hirnödem

Unter einem Hirnödem versteht man eine fokale oder generalisierte Schwellung intrakranieller Strukturen. Die häufigste Ursache des Hirnödems beim Neugeborenen ist die perinatale Asphyxie, die nach protrahierter Geburt, bei mehrfachen Nabelschnurumschlingungen, Nabelschnurvorfall oder vorzeitiger Plazentalösung auftreten kann.

Im späteren Säuglingsalter kann es, z. B. nach einer Strangulation, beim Ertrinkungsunfall oder beim plötzlichen Kindestod, zur asphyktischen Hirnschwellung kommen. Weitere Ursachen des Hirn-ödems sind Schädel-Hirn-Traumen, die in der Perinatalphase nach traumatischer Geburt und postnatal bei der Contusio cerebri, z. B. im Zusammenhang mit einer Kindesmißhandlung, auftreten können. Eine dritte wichtige Ursache des Hirnödems stellt die toxische ZNS-Schädigung bei bakterieller Meningitis dar (s. 5.4). Eine Vaskulitis kann dabei zur fokalen bzw. generalisierten Hirnschwellung führen.

5.5.1 Kasuistiken

16 Neugeborene und ältere Säuglinge mit Hirnödem wurden dopplersonographisch untersucht. Die Diagnose einer Hirnschwellung erfolgte aufgrund der zweidimensionalen Ultraschalluntersuchung der intrakraniellen Strukturen oder eines kranialen Computertomogramms.

Bei 13 Kindern kam es nach einer schweren perinatalen Asphyxie, bei 2 Kindern nach einer schweren Kindesmißhandlung und bei einem Kind im Zusammenhang mit einem „near missed sudden infant death syndrome" zur Hirnschwellung. Die perinatale Asphyxie war bei 3 Kindern durch eine protrahierte Geburt mit Geburtsstillstand bedingt, je 3mal lag eine mehrfache Nabelschnurumschlingung, oder ein Nabelschnurvorfall vor. 3 Kinder erlitten bei protrahierter Geburt eine Mekoniumaspiration, 2mal kam es zu einem Amnioninfektionssyndrom und einer schweren Asphyxie, bei 2 Neugeborenen lag eine vorzeitige Plazentalösung vor.

Tabelle 5.9. Flußgeschwindigkeiten in der A. cerebri anterior bei 15 Säuglingen mit Hirnödem im Vergleich zu einem gleichaltrigen und gleichschweren Kontrollkollektiv

	Hirnödem	Kontrollgruppe	p
n	15	15	
Gestationsalter (Wochen)	40 ± 2,4	39,8 ± 1,9	
Geburtsgewicht [g]	3300 ± 600	3350 ± 730	
Gestationsalter bei Untersuchung (Wochen)	40,9 ± 3,4	42,3 ± 7,3	
Alter bei Untersuchung (Tage)	19 ± 53	19 ± 48	
Gewicht bei Untersuchung [g]	3400 ± 680	3750 ± 1590	
V_s [cm/s]	43 ± 12	40 ± 13	n.s
V_{es} [cm/s]	24 ± 7	20 ± 9	$\leq 0,05$
V_{ed} [cm/s]	16 ± 6	11 ± 6	$\leq 0,01$
RI	0,62 ± 0,10	0,73 ± 0,08	$\leq 0,001$

Die ermittelten Flußgeschwindigkeiten wurden mit den Flußgeschwindigkeiten eines gleichaltrigen und gleichschweren gesunden Kontrollkollektivs verglichen (Tabelle 5.9). Die statistische Auswertung erfolgte mit dem Wilcoxon-Test für Paardifferenzen.

Im zweidimensionalen Ultraschallbild wurde bei allen Kindern eine mehr oder minder ausgeprägte Verschmälerung des Ventrikelsystems gefunden (Abb. 5.33a und 5.34). Im Extremfall ließen sich die Ventrikel überhaupt nicht mehr abgrenzen. Die intrakraniellen Strukturen waren häufig nur noch verwaschen darstellbar oder überhaupt nicht mehr voneinander abzugrenzen (Abb. 5.33a und 5.34). Das Hirnparenchym wies eine mehr oder minder ausgeprägte, fokale oder generalisierte Echogenitätsvermehrung auf (Abb. 5.33a).

Die dopplersonographischen Flußmessungen in der A. cerebri anterior ergaben bei 15 der untersuchten 16 Kinder einen Anstieg des diastolischen Flusses gegenüber gesunden Kindern (Abb. 5.33b und 5.34). Die statistische Auswertung ergab für die endsystolischen und enddiastolischen Flußgeschwindigkeiten einen signifikanten Anstieg bei Kindern mit Hirnödem, während sich die maximale systolische Flußgeschwindigkeit in beiden Gruppen nicht nennenswert unterschied. Der Resistanceindex war beim Hirnödem durch die Erhöhung der enddiastolischen Flußgeschwindigkeit signifikant gegenüber dem Normalkollektiv erniedrigt.

Das einzige Kind, das keine Erhöhung der Flußgeschwindigkeiten zeigte, war ein 6 Monate altes Mädchen mit schwerer Kindesmißhandlung. Bei diesem Kind wurde bei der initialen Ultraschalluntersuchung ein schweres Hirnödem mit diffuser Echogenitätsvermehrung bei nicht abgrenzbarem Ventrikelsystem gefunden (Abb. 5.35a). Die dopplersonographischen Flußmessungen ergaben in der A. cerebri anterior, A. basilaris, A. carotis interna und in der A. cerebri posterior einen systolischen Vorwärts- und einen diastolischen Rückfluß (Abb. 5.35a). In den folgenden Tagen kam es, trotz intensiver konservativer Therapie mit Hyperventilation, Phenobarbitalgabe sowie Behand-

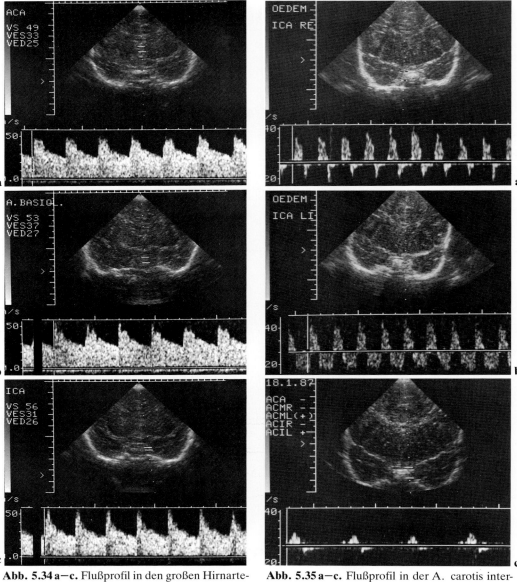

Abb. 5.34 a–c. Flußprofil in den großen Hirnarterien bei einem Reifgeborenen der 40. Schwangerschaftswoche und einem Geburtsgewicht von 4220 g mit schwerer perinataler Asphyxie nach Sturzgeburt und Herzstillstand. Schwere Hirnschwellung mit nicht abgrenzbarem Ventrikelsystem. Die dopplersonographischen Flußmessungen wurden von einem mittleren Koronarschnitt aus durchgeführt. **a** *A. cerebri anterior:* Erhöhter diastolischer Fluß. $V_s = 49$, $V_{es} = 33$, $V_{ed} = 25$ cm/s.
b *A. basilaris (Koronarschnitt):* Erhöhter diastolischer Fluß. $V_s = 53$, $V_{es} = 37$, $V_{ed} = 27$ cm/s.
c *A. carotis interna:* Erhöhte diastolische Amplitude. $V_s = 56$, $V_{es} = 31$, $V_{ed} = 26$ cm/s

Abb. 5.35 a–c. Flußprofil in der A. carotis interna bei massivem Hirnödem nach schwerer Kindesmißhandlung. **a** Tag 1: Schweres Hirnödem. Systolischer Vorwärtsfluß, diastolischer Rückfluß. **b** Tag 2: Abnahme der systolischen Amplitude bei weiterhin nachweisbarem diastolischem Rückfluß. **c** Tag 3: Weitere Abnahme der systolischen Amplitude. Oszillierender Fluß um die Null-Linie

lung mit Dexamethason und osmotischen Diuretika, zu einer kontinuierlichen Verschlechterung. Dopplersonographisch ließ sich eine zunehmende Erniedrigung der systolischen Flußgeschwindigkeiten nachweisen, während gleichzeitig der negative diastolische Fluß bestehen blieb (Abb. 5.35 b). Letztendlich konnte nur noch ein um die Null-Linie oszillierender Fluß mit schwachen systolischen und diastolischen Pulsationen gefunden werden (Abb. 5.35 c). Bei den dopplersonographischen Untersuchungen in den folgenden Tagen konnte in den genannten Arterien überhaupt keine Blutströmung mehr nachgewiesen werden. Dies entsprach den klinischen und elektroenzephalographischen Befunden des intravitalen Hirntodes.

5.5.2 Klinische Wertigkeit der Dopplersonographie

Pathogenese des Hirnödems

Die häufigsten Ursachen des Hirnödems beim Neugeborenen und Säugling sind asphyktische Zustände, Schädel-Hirn-Traumen sowie toxische ZNS-Schäden. Pathophysiologisch können 2 Formen des Hirnödems voneinander abgegrenzt werden: das *zytotoxische* und das *vasogene* Hirnödem. Das vasogene Hirnödem wird v. a. bei Vaskulitiden im Zusammenhang mit einer Meningitis gefunden, während das zytotoxische Ödem v. a. postasphyktisch auftritt.

Ein asphyktisches Ereignis führt zu einem Abfall des arteriellen Sauerstoffpartialdrucks und zu einem Anstieg des Kohlendioxidpartialdrucks. Der Abfall des pO_2 und der Anstieg des pCO_2 haben eine Vasodilatation der Hirnarterien zur Folge [249]. Gleichzeitig kommt es über eine Blutdruckerhöhung zu einem raschen Anstieg des Herzminutenvolumens [22, 137]. Die Vasodilatation der Hirngefäße und die Erhöhung des Cardiac output führen zu einem Anstieg der Hirndurchblutung, der als Schutzmechanismus zur Funktionserhaltung lebenswichtiger Zentren, v. a. im Bereich des Hirnstamms verstanden werden kann [249]. Die pathophysiologischen Veränderungen bei asphyktischen Ereignissen sind in Abb. 5.36 zusammengefaßt dargestellt. Tierexperimentelle Untersuchungen an fetalen und neonatalen Lämmern, Hunden und Affen zeigten, daß die Hirndurchblutung postasphyktisch um bis zu 500 % des Ausgangswertes ansteigt [12, 13, 14, 22, 42, 47, 118, 136, 183].

Verlauf des Hirnödems

Der Anstieg der Hirndurchblutung beim asphyktisch verursachten Hirnödem ist jedoch nur passager. Lou [136] erzeugte in seinen tierexperimentellen Studien mit Schafen eine Asphyxie durch Nabelschnurkompression. Er fand einen ca. 1 h andauernden passageren Blutdruckanstieg, bevor die Blutdruckwerte auf normale oder subnormale Werte abfielen. Schwere, länger andauernde asphyktische Zustände führen zu einem progredienten zytotoxischen Hirnödem sowie zu einem Verlust der Autoregulation der Hirndurchblutung [137, 249] (Abb. 5.36). Der Verlust der Autoregulation hat eine blutdruckpassive Hirnperfusion zur Folge: Synchron zu den Blutdruckschwankungen kommt es zu einem Anstieg bzw. Abfall der Hirndurchblutung [137]. Geringfügige Blutdruckabfälle können dabei bereits zu einer drastischen Erniedrigung der Hirndurchblutung führen. Als kritische untere Grenze wird von Lou [137] ein Blutvolumen von 20 ml/100 g/min angegeben. Vor allem in den Grenzgebieten der Gefäßversorgung, im Bereich der parasagittalen posterioren weißen Substanz, kann es zu einem kritischen Abfall der Perfusion kommen [249]. Besonders vulnerabel scheinen dabei unreife Frühgeborene zu sein, da sich in dieser Altersgruppe der normale Blutdruck bereits am unteren Ende des Autoregulationsniveaus befindet [136]. Gleichzeitig

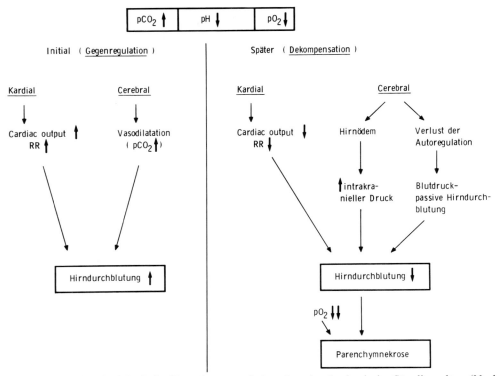

Abb. 5.36. Pathophysiologische Veränderungen bei perinataler Asphyxie im Säuglingsalter. (Nach Volpe [249])

kommt es bei längerfristigen asphyktischen Zuständen zu einer Erniedrigung des Cardiac output [22]. Die Verminderung der Auswurfleistung des Herzens kommt durch die hypoxische Myokardschädigung zustande [22]. Die Abnahme des Herzzeitvolumens sowie die blutdruckpassive Hirndurchblutung und die Hirnschwellung haben einen Abfall der Hirnperfusion zur Folge.

Neben der Verminderung des Herzzeitvolumens und der blutdruckpassiven Hirnzirkulation wird die Hirndurchblutung v. a. durch die progrediente Hirnschwellung weiter vermindert. Jede länger anhaltende Gewebshypoxie führt zum Zelluntergang und hat ein zytotoxisches Hirnödem zur Folge [249]. Die Hirnschwellung geht mit einem Anstieg des Gewebedrucks einher, der die Hirngefäße von außen kompri-

miert. Bei gleicher vis a tergo kommt es in den Hirnarterien nach dem Kontinuitätsprinzip der Bernoulli-Gleichung zu einem Anstieg der Flußgeschwindigkeiten, da das Einflußvolumen in einem Gefäß dem Ausflußvolumen entspricht (Abb. 5.28). Das Durchflußvolumen läßt sich als Produkt aus der Flußgeschwindigkeit und der Gefäßquerschnittsfläche berechnen. Eine Abnahme des Gefäßquerschnitts durch die Gefäßkompression von außen hat eine Zunahme der Flußgeschwindigkeiten zur Folge (Abb. 5.28). Der Anstieg der Flußgeschwindigkeiten in der A. cerebri anterior beim Hirnödem dürfte durch den erhöhten Umgebungsdruck bedingt sein und somit Ausdruck der Schwere des Hirnödems sein. Eine routinemäßige Registrierung des intrakraniellen Drucks erfolgte jedoch in unserem Patientengut nicht. Die offenen Schädelnähte des Neugeborenen und jungen Säuglings und die erhöhte Compliance des Säuglingsschädels haben nur selten einen ausgeprägten Anstieg des intrakraniellen Drucks zur Folge [249]. Herniationen der supratentoriellen Strukturen durch den Tentoriumschlitz sowie der Kleinhirntonsillen ins Foramen magnum werden deswegen nur selten gefunden [249]. Der Verschluß der Schädelnähte hat eine verminderte Compliance des Schädels zur Folge, so daß bei einer Hirnschwellung mit einem rascheren Anstieg des intrakraniellen Drucks zu rechnen ist. Bei besonders ausgeprägter Hirnschwellung kann der intrakranielle Druck den Perfusionsdruck, v. a. in der Diastole, überschreiten, so daß dopplersonographisch, ein fehlender oder negativer diastolischer Fluß gefunden werden kann (Abb. 5.29 und 5.35).

Ein retrograder diastolischer Fluß beim Hirnödem stellt ein prognostisch ungünstiges Zeichen dar: Meist ist mit einer schweren Defektheilung oder mit dem Tod des Kindes zu rechnen. Ein fehlender oder negativer diastolischer Fluß führt zu einer Erniedrigung der mittleren Flußgeschwindigkeit. Da gleichzeitig der Gefäßdurchmesser durch die progrediente Hirnschwellung vermindert ist, kommt es zu einem Abfall der Hirndurchblutung, die unterhalb einer kritischen Grenze zum Zelluntergang und damit zu irreversiblen ZNS-Schäden führen kann.

Die erhöhten Flußgeschwindigkeiten, die meist beim Hirnödem gefunden werden, könnten als Kompensationsmechanismus im Sinne einer vermehrten Hirndurchblutung verstanden werden. Dies erscheint jedoch wenig wahrscheinlich, da eine vermehrte Hirndurchblutung aufgrund eines Anstiegs des Herzzeitvolumens und einer zerebralen Vasodilatation nur kurzfristig nach einem asphyktischen Ereignis nachgewiesen werden kann [136, 249]. Die Hirndurchblutung des asphyktischen Säuglings hängt somit weniger vom Hirnödem als vielmehr vom Herzzeitvolumen ab. Aufgrund der blutdruckpassiven Hirnzirkulation, führt ein verminderter Cardiac output zu einem Abfall der Hirndurchblutung. Trotz der erhöhten Flußgeschwindigkeiten in den Hirnarterien kann somit die Hirndurchblutung beim Hirnödem deutlich erniedrigt sein. Ein retrograder diastolischer Fluß beim Hirnödem ist in jedem Fall Ausdruck einer verminderten Hirndurchblutung. Kommt es gleichzeitig zu einer Erniedrigung der systolischen Flußgeschwindigkeiten, so kann die Hirndurchblutung unter eine kritische Grenze fallen, die mit dem Leben nicht mehr vereinbar ist. Kennzeichen des intravitalen Hirntods ist neben einem negativen diastolischen Fluß eine kontinuierliche Abnahme der systolischen Flußgeschwindigkeiten. Letztendlich resultiert ein fehlender oder nur noch um die Null-Linie oszillierender Fluß in *allen Hirnarterien*, der einem Perfusionsstillstand entspricht und die dopplersonographische Bestimmung des intravitalen Hirntodes ermöglicht [150].

Stadieneinteilung nach dopplersonographischen Kriterien

Die Diagnose einer Hirnschwellung kann bei offener Fontanelle mit der zweidimensionalen Echoenzephalographie erfolgen: Neben einer mehr oder minder ausgeprägten Einengung des Ventrikelsystems findet man eine fokale oder diffuse Echogenitätsvermehrung der intrakranialen Strukturen. Im Einzelfall kann die Beurteilung einer Hirnschwellung aus dem zweidimensionalen Ultraschallbild allein sehr schwierig sein.

Mit Hilfe der gepulsten Dopplersonographie der intrakraniellen Arterien können die Befunde der zweidimensionalen Ultraschalldiagnostik objektiviert und spezifiziert werden. Mit der Duplextechnik ist eine Stadieneinteilung des Hirnödems in 3 Schweregrade möglich (Tabelle 5.10):

Tabelle 5.10. Stadieneinteilung des Hirnödems nach sonographischen Kriterien

Stadium	Zweidimensionale Ultraschalluntersuchung	Dopplersonographische Flußmessung	Prognose
Stadium I (leichtes Hirnödem)	– Eingeengtes, abgrenzbares Ventrikelsystem – Unauffälliges Hirnparenchym	– Unauffälliges Flußprofil – Normale Flußgeschwindigkeiten – Normaler Resistanceindex	Gut
Stadium II (mittelschweres Hirnödem)	– Schlitzförmiges, schlecht abgrenzbares Ventrikelsystem – Leichte, fokale Echogenitätsvermehrung des Parenchyms	– erhöhter diastolischer Fluß – Erhöhte endsystolische und enddiastolische Flußgeschwindigkeit – Erniedrigter Resistanceindex	– statomotorische und geistige Retardierung
Stadium III (schweres Hirnödem)	– Ventrikelsystem nicht abgrenzbar – Diffuse Echogenitätsvermehrung des Parenchyms	– Fehlender oder negativer diastolischer Fluß – Erniedrigte endsystolische und enddiastolische Flußgeschwindigkeit – Erhöhter Resistanceindex	– Schwere statomotorische und geistige Retardierung – Hirnatrophie und periventrikuläre Leukomalazie – evtl. Tod

Im *Stadium I* findet man ein eingeengtes, aber abgrenzbares Ventrikelsystem. Das Hirnparenchym stellt sich unauffällig dar. Die dopplersonographischen Flußmessungen ergeben ein normales Flußprofil mit normalen Flußgeschwindigkeiten und Resistanceindices. Die Prognose ist gut.

Im *Stadium II* kann ein schlitzförmiges, schlecht abgrenzbares Ventrikelsystem gefunden werden. Das Hirnparenchym weist eine deutliche, meist fokale Echogenitätsvermehrung auf. Die intrakraniellen Strukturen sind jedoch noch abgrenzbar. Die Flußmessungen ergeben einen erhöhten diastolischen Fluß mit einem Anstieg der endsystolischen und der enddiastolischen Flußgeschwindigkeiten bei unveränderter maximaler systolischer Flußgeschwindigkeit. Der Resistanceindex ist vermindert.
Prognostisch ist im Stadium II mit Folgeschäden, wie statomotorischen und intellektuellen Entwicklungsverzögerungen, zu rechnen.

Das *Stadium III* ist durch eine diffuse Echogenitätsvermehrung des Hirnparenchyms gekennzeichnet, die eine Abgrenzung des Ventrikelsystems und der übrigen intrakraniellen Strukturen nicht mehr erlaubt.

Dopplersonographisch findet sich ein erniedrigter diastolischer Fluß mit einem Abfall der endsystolischen und der enddiastolischen Flußgeschwindigkeiten und einem Anstieg des Resistanceindex. Ein gleichzeitiger Abfall der maximalen systolischen Flußgeschwindigkeit ist ein prognostisch sehr schlechtes Zeichen. Die Prognose ist um so ungünstiger, je niedriger die Flußgeschwindigkeiten sind und je länger ein pathologisches Flußmuster nachgewiesen werden kann. In der Regel ist mit einer schweren statomotorischen und geistigen Entwicklungsverzögerung zu rechnen. Pathologisch-anatomisch können meist eine ausgeprägte Hirnatrophie sowie eine periventrikuläre Leukomalazie nachgewiesen werden. Im Extremfall kann – bei Abfall der Hirnperfusion unter eine kritische Grenze – der Tod des Kindes nicht verhindert werden.

Probleme der Interpretation und Behandlung

Bei der Interpretation eines retrograden diastolischen Flusses in den Hirnarterien muß sorgfältig auf einen normalen pCO_2 geachtet werden, da auch ein erniedrigter pCO_2 zu einem Abfall des diastolischen Vorwärtsflusses führen kann. Dieser Hinweis ist deshalb wichtig, weil ein gängiges Therapiekonzept bei einer Hirnschwellung die Hyperventilation ist. Im Extremfall kann eine ausgeprägte Hypokapnie zu einem vollständigen Sistieren des diastolischen Vorwärtsflusses führen, eventuell sogar einen retrograden diastolischen Fluß hervorrufen.

Des weiteren müssen extreme Volumenmangelzustände, wie sie z. B. beim Kreislaufschock vorkommen können, ausgeschlossen werden. Im Schock wird der Windkessel der Aorta während der Systole nur unzureichend gefüllt, so daß der diastolische Vorwärtsfluß deutlich abgeflacht sein kann.

Beide Faktoren lassen die bisher übliche Therapie des Hirnödems mittels Hyperventilation und Steigerung der Diurese in einem neuen Licht erscheinen. Liegt bereits ein erniedrigter diastolischer Fluß vor, so kann es durch eine forcierte Diurese und v. a. durch die Hyperventilation noch zu einem weiteren Abfall der Flußgeschwindigkeiten und damit der Hirndurchblutung kommen.

5.5.3 Zusammenfassung

Bei Kindern mit Hirnschwellung können sowohl erhöhte Flußgeschwindigkeiten, v. a. in der Diastole, als auch ein erniedrigter diastolischer Fluß gefunden werden. Kinder mit erniedrigter diastolischer Amplitude haben dabei eine deutlich schlechtere Prognose als Kinder mit erhöhtem diastolischem Fluß. Immer ist mit einer schweren Defektheilung, deren pathologisch-anatomisches Korrelat meist eine periventrikuläre Leukomalazie und eine ausgeprägte Hirnatrophie ist, zu rechnen. Demgegenüber ist die Prognose bei Kindern mit erhöhter diastolischer Amplitude besser, obwohl auch hier Defektheilungen vorkommen können.

5.6 Intravitaler Hirntod

Mit der Dopplersonographie kann der intravitale Hirntod durch Flußmessungen in den hirnversorgenden Arterien nichtinvasiv nachgewiesen werden.
Dies zeigt der Fall des bereits erwähnten, 6-monatigen Mädchens mit schwerer Kindesmißhandlung (s. 5.5.1, Abb. 5.35).

5.6.1 Klinische Wertigkeit der Dopplersonographie

Ein progredientes Hirnödem ist durch einen zunehmenden Anstieg des intrakraniellen Drucks gekennzeichnet. Übersteigt dabei der intrakranielle Druck den diastolischen Blutdruck, so kann ein retrograder diastolischer Fluß gefunden werden (Abb. 5.29). Mit zunehmendem intrakraniellem Druck kann es auch zu einer Abnahme der systolischen Amplitude kommen (Abb. 5.29). Überschreitet der intrakranielle Druck den systolischen Blutdruck, so resultiert ein Perfusionsstillstand. Alle theoretisch zu erwartenden Flußprofile konnten bei unserer Patientin nachgewiesen werden.
Mit Hilfe der gezielten dopplersonographischen Flußmessung in *allen* Hirnarterien kann somit der intravitale Hirntod nichtinvasiv diagnostiziert werden. Für den intravitalen Hirntod spricht dabei ein fehlender Fluß in beiden Aa. carotides internae, beiden Vertebralarterien, der A.

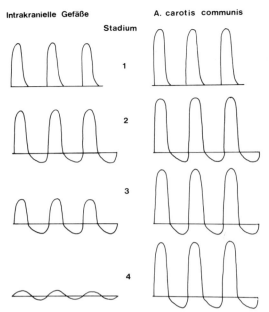

Abb. 5.37. Stadieneinteilung der dopplersonographischen Veränderungen bei der Entwicklung des Hirntodes. *1—4* Stadien. (Nach McMenamin [150])

Im *Stadium I* findet man enddiastolisch einen fehlenden Fluß, der durch den erhöhten Gefäßwiderstand im Bereich der zerebralen Strombahn zustande kommt.

Im *Stadium II* besteht ein negativer diastolischer Fluß, der einem Rückfluß des Bluts in der Diastole entspricht und für einen weiteren Anstieg des peripheren Widerstands spricht.

Im *Stadium III* kommt es zu einem zusätzlichen Abfall der systolischen Flußgeschwindigkeit bei weiterem Nachweis eines diastolischen Rückflusses.

Im *Stadium IV* kann ein um die Null-Linie oszillierender Fluß ohne nennenswerte systolische und diastolische Amplitude nachgewiesen werden. Dieses Flußprofil kommt einem Perfusionsstillstand gleich. Letztendlich kann im Stadium V überhaupt kein Dopplersignal mehr registriert werden.

Mit Hilfe der farbkodierten Dopplersonographie kann der intrakranielle Perfusionsstillstand im zweidimensionalen Schnittbild durch die fehlende Darstellbarkeit der intrakraniellen Gefäße dokumentiert werden. Aus juristischen Gründen müssen hierbei jedoch standardisierte Schnittebenen zur Darstellung der Gefäße verwendet werden, auf denen die wichtigsten intrakraniellen Arterien (A. carotis interna, A. basilaris, A. cerebri anterior, A. cerebri media, A. cerebri posterior und A. vertebralis) abgebildet werden. Des weiteren muß die Empfindlichkeit des Geräts möglichst hoch eingestellt werden, d. h. es muß die niedrigst mögliche Nyquist-Grenze gewählt werden, damit auch schwache Gefäßpulsationen sicher nachgewiesen werden können. Gleichzeitig muß ohne Filter gearbeitet werden, damit minimale Strömungssignale nicht unterdrückt werden.

basilaris und beiden Aa. cerebri anteriores mediae und den Aa. cerebri posteriores.
Ähnliche Befunde konnte auch McMenamin [150] erheben. Er führte auch dopplersonographische Flußmessungen in der A. carotis communis durch. Hierbei fand er wie in den intrakraniellen Gefäßen einen diastolischen Rückfluß. Im Gegensatz zu den intrakraniellen Gefäßen ließ sich jedoch in der A. carotis communis immer ein systolischer Vorwärtsfluß finden. Der systolische Vorwärts- und der diastolische Rückfluß kommen durch den hohen peripheren Gefäßwiderstand im Bereich des zerebralen Strombetts beim malignen Hirnödem zustande.
In Anlehnung an McMenamin [150] erscheint eine Stadieneinteilung nach dopplersonographischen Kriterien, die der zunehmenden Verschlechterung der Hirnperfusion gerecht wird, sinnvoll (Abb. 5.37).

Verwendet man die farbkodierte Dopplersonographie, so ist weiterhin darauf zu achten, daß Gefäße, die unter einem Winkel von 90° getroffen werden, nicht dargestellt werden. Aus diesem Grund sollten die Gefäße immer in mehreren Schnittebenen, auch durch die Schädelkalotte, abgebildet werden.

Die Diagnose des Hirntods sollte jedoch nur von einem mit der Methode sehr vertrauten Untersucher gestellt werden. Hierbei muß die Blutströmung mindestens in beiden Aa. carotides internae und der A. basilaris gemessen werden. Um schwerwiegende Fehldiagnosen zu vermeiden, sollte auch in beiden Aa. cerebri anteriores, in den Aa. cerebri mediae, beiden Aa. cerebri posteriores sowie in beiden Vertebralarterien eine Flußmessung vorgenommen werden. Bei optimaler Geräteeinstellung spricht ein fehlender Fluß in den genannten Arterien für den intravitalen Hirntod. Läßt sich in einem oder mehreren Gefäßen dopplersonographisch noch eine Blutströmung nachweisen, so sollten andere bildgebene Verfahren zur Sicherung der klinischen Verdachtsdiagnose herangezogen werden.

5.6.2 Zusammenfassung

Dopplersonographischer Hinweis auf ein malignes Hirnödem und den beginnenden intravitalen Hirntod ist ein negativer diastolischer Fluß bei noch erhaltener systolischer Amplitude in allen Hirnarterien. Im weiteren Verlauf kommt es auch zur Abnahme der systolischen Amplitude, bis letztendlich nur noch ein um die Null-Linie oszillierender Fluß oder überhaupt keine Blutströmung mehr gefunden werden kann.

5.7 Periventrikuläre Leukomalazie

Periventrikuläre Leukomalazien sind in der Regel die Folge hypoxämisch-ischämischer Parenchymläsionen des Gehirns. Sowohl beim Früh- als auch beim Reifgeborenen sind sie die wichtigste Ursache

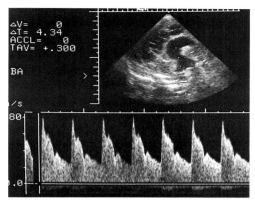

Abb. 5.38. Flußprofil in der A. basilaris bei schwerer periventrikulärer Leukomalazie. Der *obere Bildabschnitt* zeigt einen medianen Sagittalschnitt mit Lokalisation des Meßvolumens in der A. basilaris. Der 3. Ventrikel und ein angeschnittener Seitenventrikel sind deutlich erweitert. Periventrikulär lassen sich multiple porenzephale Zysten nachweisen. Der *untere Bildabschnitt* zeigt ein normales Frequenzspektrum mit unauffälligen Flußgeschwindigkeiten

schwerster neurologischer Erkrankungen [249]. Beim Frühgeborenen sind hypoxämisch-ischämische Parenchymläsionen in der Regel durch schwere Hirnblutungen kompliziert.

Pathologisch-anatomisch kommt es nach einer initialen Phase der Hirnschwellung (Abb. 5.36) zum Untergang von Ganglienzellen. Pathophysiologisch scheint eine verminderte Hirndurchblutung der entscheidende Risikofaktor für das Auftreten von hypoxämisch-ischämischen Parenchymläsionen zu sein [249]. Vor allem in den Grenzgebieten der periventrikulären weißen Substanz (Wasserscheide) kommt es zur Nekrose von Ganglienzellen.

Sonographisch können in der Frühphase der Erkrankung periventrikulär im Grenzgebiet der Gefäßversorgung breite Bänder vermehrter Echogenität nachgewiesen werden. Sie sind symmetrisch um beide Seitenventrikel angeordnet und weisen in der Regel ein relativ homogenes Binnenreflexmuster auf. Nach 1–3 Wochen

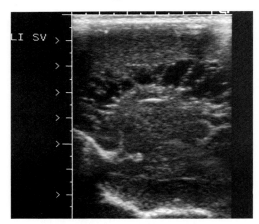

Abb. 5.39. Periventrikuläre Leukomalazie mit multiplen mottenfraßähnlichen periventrikulären Zysten nach rezidivierenden Apnoen in der Neugeborenenperiode. Parasagittalschnitt durch eine Großhirnhemisphäre

kommt es zur zystischen Umwandlung der vormals echogen imponierenden Areale (Abb. 5.38 und 5.39). Die Zysten sind v. a. okzipital, über dem Trigonum der Seitenventrikel lokalisiert. Anfangs sind die Zysten noch vom Ventrikelvolumen abgrenzbar. Im weiteren Verlauf kann dann häufig die freie Kommunikation der Zysten mit dem Ventrikellumen nachgewiesen werden. Des weiteren findet man häufig Zeichen der Hirnatrophie mit erweiterten Sulci und breitem Interhemisphärenspalt sowie eine Dilatation der Vorderhörner. Dopplersonographische Flußmessungen werden meist dann durchgeführt, wenn die periventrikuläre Leukomalazie im zweidimensionalen Schnittbild diagnostiziert wird, d. h. wenn entweder echogene periventrikuläre Bänder oder periventrikuläre Zysten nachweisbar sind. In dieser Phase der Erkrankung lassen sich immer ein normales Flußprofil und normale Flußgeschwindigkeiten nachweisen (Abb. 5.38). Werden die dopplersonographischen Flußmessungen jedoch bereits unmittelbar nach einem asphyktischen Ereignis durchgeführt, so können häufig pathologische Flußprofile und Flußgeschwindigkeiten gefunden werden. Bei *Frühgeborenen* können häufig sehr niedrige Flußgeschwindigkeiten nachgewiesen werden, die dann in der Folgezeit einerseits zur Ventrikeleinbruchsblutung (s. 5.1.1) andererseits zur periventrikulären Leukomalazie führen können.

Demgegenüber können beim *Reifgeborenen und älteren Säugling* zwei verschiedene Flußprofile gefunden werden: Es sind dies einerseits erhöhte diastolische Flußgeschwindigkeiten, andererseits ein erniedrigter diastolischer Fluß (s. 5.1.4, 5.5, 5.6). Diese Veränderungen der Strömungskurve sind Ausdruck einer mehr oder minder stark ausgeprägten Hirnschwellung. Ein erniedrigter diastolischer Fluß ist dabei immer ein Signum male ominis, das für ein ausgeprägtes Hirnödem spricht und auf eine verminderte Hirndurchblutung hindeutet (Abb. 5.14). In all diesen Fällen muß mit einer schweren Defektheilung, deren pathologisch-anatomisches Substrat die periventrikuläre Leukomalazie ist, gerechnet werden.

Die Diagnose der periventrikulären Leukomalazie kann erst nach einigen Tagen durch Nachweis der periventrikulären Echogenitätsvermehrung erfolgen. Zu diesem Zeitpunkt hat sich das Flußprofil bereits wieder vollständig normalisiert (Abb. 5.14). Die Normalisierung der Flußkurve dauert in der Regel allenfalls 24 h. Je länger das pathologische Flußprofil nachweisbar ist, um so schlechter ist die Prognose des Kindes.

5.7.1 Klinische Wertigkeit der Dopplersonographie

Dopplersonographische Flußmessungen bei sonographisch eindeutig nachweisbarer Leukomalazie zeigen in der Regel ein normales Flußprofil und normale Flußgeschwindigkeiten. In diesem Stadium der Erkrankung ist die Dopplersonographie wenig hilfreich.

Asphyktische Ereignisse, die über eine Minderperfusion zum Hirnödem und anschließend zur Leukomalazie führen, gehen mit veränderten Strömungsparametern in den Hirnarterien einher, die bereits in 5.1 und 5.5 besprochen wurden.

5.8 Apnoe

Rezidivierende Apnoen sind eine häufige Komplikation von unreifen Frühgeborenen. Sie werden mit einer Häufigkeit von bis zu 25 % gefunden [177, 249]. Als Folge der Apnoe können gelegentlich schwere periventrikuläre Leukomalazien auftreten, wie sie in Abb. 5.39 dargestellt sind. Klinisch fallen diese Kinder häufig durch spastische Diplegien auf.

Im Rahmen der Apnoe kann es dabei zu einer schweren Beeinträchtigung der Hirndurchblutung kommen. Routinemäßige dopplersonographische Flußmessungen scheitern jedoch häufig an der Tatsache, daß Flußmessungen während der Apnoe nur selten durchgeführt werden können.

Gelegentlich gelingt es jedoch, einen Apnoe-Anfall während der dopplersonographischen Flußmessung zu erfassen. Hierbei konnten wir häufig einen dramatischen Abfall der Flußgeschwindigkeiten in den Hirnarterien nachweisen, wie aus Abb. 5.40 zu entnehmen ist: Die enddiastolische Flußgeschwindigkeit war dabei wesentlich stärker erniedrigt als die maximale systolische und die endsystolische Flußgeschwindigkeit. Die mittleren Flußgeschwindigkeiten fielen um ca. 30 % gegenüber dem Ausgangswert ab. Der Abfall der Flußgeschwindigkeiten war um so stärker ausgeprägt, je bradykarder die Kinder im Anfall wurden und je länger die Apnoe anhielt. (Abb. 5.41).

Perlman u. Volpe [177] wiesen bei 101 dopplersonographisch erfaßten Apnoeattacken bei 15 Säuglingen eine enge Korrelation zwischen dem Abfall der cerebra-

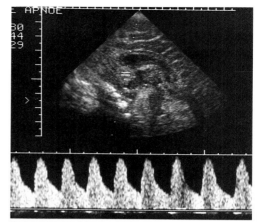
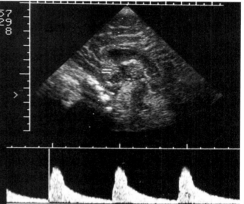

Abb. 5.40 a, b. Flußgeschwindigkeiten in der A. cerebri anterior bei Apnoe mit Bradykardie. **a** Vor der Apnoe (Herzfrequenz 138/min): Normale Flußgeschwindigkeiten und normales Flußprofil. $V_s = 80$, $V_{es} = 44$, $V_{ed} = 29$, TAV = 26, TAMX = 41 cm/s. **b** Während der Apnoe (Herzfrequenz 62/min): Deutlicher Abfall der diastolischen Amplitude und aller Flußgeschwindigkeiten. $V_s = 57$, $V_{es} = 29$, $V_{ed} = 8$, TAV = 12, TAMX = 21 cm/s

len Blutflußgeschwindigkeiten und dem Ausmaß der Bradykardie nach [177]. Die Apnoeattacken wurden in Abhängigkeit vom Abfall der Herzfrequenz in leicht (Frequenz 100–120/min), mäßig (Frequenz 80–100/min) und schwer (Frequenz unter 80/min) unterteilt.

Apnoen mit leichter Bradykardie führten zu einer Erniedrigung des diastolischen

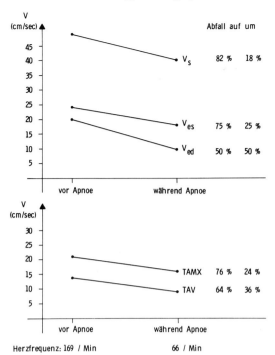

Abb. 5.41. Einfluß einer Apnoe mit Bradykardie auf die Flußgeschwindigkeiten in der A. cerebri anterior bei einem Frühgeborenen der 28. Schwangerschaftswoche. Signifikanter Abfall aller Flußgeschwindigkeiten während der Apnoe. Die enddiastolische Flußgeschwindigkeit fällt prozentual wesentlich stärker ab als die übrigen Flußgeschwindigkeiten. Abfall der mittleren Flußgeschwindigkeiten um ca. 30%

Vorwärtsflusses und der mittleren Flußgeschwindigkeit (gemessen als Fläche unter der Umhüllenden des Frequenzspektrums), während sich die maximale systolische Flußgeschwindigkeit nicht von der Norm unterschied.

Apnoen mit mäßiger Bradykardie hatten einen weiteren Abfall der diastolischen Flußgeschwindigkeiten und der mittleren Flußgeschwindigkeit zur Folge, während die maximale systolische Flußgeschwindigkeit nur geringfügig gegenüber der Norm erniedrigt war. Enddiastolisch konnte häufig kein Fluß mehr registriert werden.

Apnoen mit ausgeprägter Bradykardie führten zu einem weiteren Abfall der diastolischen Flußgeschwindigkeiten. Enddiastolisch ließ sich meist keine Blutströmung nachweisen. Gleichzeitig waren die maximale systolische und die mittlere Flußgeschwindigkeit signifikant gegenüber der Norm erniedrigt.

Während sich die erniedrigten diastolischen Flußgeschwindigkeiten bei leichter und mäßiger Bradykardie nach Ende der Apnoe innerhalb weniger Sekunden wieder normalisierten, stiegen die systolischen und diastolischen Flußgeschwindigkeiten bei schwerer Bradykardie nur langsam wieder auf normale Werte an. Die Erholungszeit korrelierte dabei sehr gut mit der Dauer der Bradykardie. Die gleichzeitige Registrierung des Blutdrucks zeigte bei leichten und mäßigen Bradykardien einen Abfall des diastolischen Werts, während der systolische Blutdruck sich nicht änderte. Schwere Bradykardien führten zu einem weiteren Abfall des diastolischen Blutdrucks bei gleichzeitig erniedrigtem systolischem Blutdruck. Während bei leichter und mäßiger Bradykardie die Blutdruckwerte nach Einsetzen der Spontanatmung rasch auf normale Werte anstiegen, erfolgte die Normalisierung des Blutdrucks bei schwerer Apnoe verzögert.

Die von Perlman u. Volpe [177] untersuchten 4 Kinder mit angeborenem AV-Block wiesen dagegen normale Blutdruckwerte und Flußgeschwindigkeiten in der A. cerebri anterior auf.

Die zerebrale Hämodynamik spiegelt die hämodynamischen Veränderungen im Systemkreislauf wieder. Aufgrund der blutdruckpassiven Hirndurchblutung [137] bei unreifen Frühgeborenen führt ein Blutdruckabfall zu einem Absinken der Hirndurchblutung. Die Abnahme der Hirndurchblutung bei Apnoen, die mit schwerer Bradykardien einhergehen, ist somit eng mit der Abnahme des systolischen Blutdrucks verknüpft.

Die Daten von Perlman u. Volpe [177] zeigen zudem eine enge Korrelation zwischen der Herzfrequenz und dem Blutdruck. Jede länger anhaltende Apnoe kann somit zu einem Abfall des Volumenflusses in den Hirnarterien führen. Bei einem Abfall der Flußgeschwindigkeiten in allen hirnversorgenden Arterien, wie wir ihn bei unseren kleinen Patienten nachweisen konnten, kann es somit zu einer dramatischen Erniedrigung der Hirndurchblutung kommen. Vor allem häufige, langanhaltende Apnoen können das unreife Gehirn des Frühgeborenen schädigen. Da jede Apnoe mit einer Hypoxie verbunden ist, liegen die Gefahren für das Zentralnervensystem auf der Hand.

Schwere Apnoen mit Bradykardie sind somit ein entscheidender Risikofaktor für die Entwicklung hypoxämisch-ischämischer Parenchymläsionen [249] (s. 5.7).

Aus diesem Grund sollten alle Frühgeborenen mit rezidivierenden Apnoen engmaschig überwacht und die Kinder bereits vor dem Auftreten einer Bradykardie stimuliert oder mit der Maske beatmet werden, damit die erhöhte Inzidenz von spastischen Diplegien und periventrikulären Leukomalazien in dieser Patientengruppe auf ein Minimum begrenzt wird.

5.9 Zerebrale Krampfanfälle

Perlman u. Volpe führten bei 12 Säuglingen mit zerebralen Krampfanfällen dopplersonographische Flußmessungen in der A. cerebri anterior durch [175]. Gleichzeitig wurden der Fontanellendruck mit einem Applanationstonometer und der Blutdruck mit einem Nabelarterienkatheter gemessen.

Während der zerebralen Krampfanfälle kam es zu einem Anstieg der diastolischen Flußgeschwindigkeiten und zu einem Abfall des Resistanceindex von $0,69 \pm 0,07$ vor dem Anfall auf $0,48 \pm 0,07$ während des Anfalls. Im Gegensatz zum Anstieg der diastolischen Amplitude änderte sich die maximale systolische Flußgeschwindigkeit im Anfall nicht [175].

Während des Anfalls kam es gleichzeitig zu einem signifikanten Anstieg des systolischen, diastolischen und mittleren Blutdrucks sowie der Herzfrequenz [175].

Der simultan gemessene Fontanellenmitteldruck stieg von $6,8 \pm 1,6$ cm H_2O vor dem Krampfanfall auf $22,1 \pm 6,7$ cm H_2O während des Anfalls signifikant an.

Nach Ende des Anfalls fielen bei allen Kindern die diastolischen Flußgeschwindigkeiten in der A. cerebri anterior ebenso wie Blutdruck, Herzfrequenz und Fontanellendruck auf normale Werte ab.

Der Anstieg der diastolischen Blutflußgeschwindigkeiten in der A. cerebri anterior spiegelt die Änderung der Hämodynamik während des zerebralen Krampfanfalls wieder. Obwohl mit der Dopplersonographie nur Flußgeschwindigkeiten und nicht die Hirndurchblutung gemessen werden, entspricht der Anstieg der Flußgeschwindigkeiten einer Zunahme des zerebralen Blutflusses im Anfall, wie Untersuchungen mit der Xenon[133]-Clearance, der Positronenemissionstomographie und thermoelektrischen Sensoren gezeigt haben [69, 128, 175, 205].

Mehrere Faktoren sind für die drastische Zunahme der Hirndurchblutung im Zusammenhang mit zerebralen Krampfanfällen verantwortlich:

1. Die ausgeprägte neuronale Aktivität während des Krampfanfalls führt zu einem drastischen Anstieg der Laktat- und damit der H^+-Ionenkonzentration, in deren Folge es zu einer Vasodilatation kommt [175].

2. Durch den vermehrten Sympathikotonus während des Krampfanfalls kommt es zu einem Anstieg des Blutdrucks [80, 175].

3. Der simultane Anstieg der Hirndurchblutung läßt sich mit der fehlenden Autoregulation der Hirndurchblutung

während des Anfalls erklären [175], wie im Tierexperiment nachgewiesen werden konnte [137].

4. Der deutliche Anstieg des intrakraniellen Drucks im Anfall ist nicht restlos geklärt. Einerseits soll die mangelnde Spontanatmung über den Anstieg des zerebralen Venendrucks zum Anstieg des Hirndrucks führen, andererseits könnte jedoch die vermehrte Hirndurchblutung allein einen Anstieg des Hirndrucks zur Folge haben [152].

Der Anstieg der Hirndurchblutung während des zerebralen Krampfanfalls kann als Schutzmechanismus des Gehirns angesehen werden, um den vermehrten Substratbedarf des ZNS während des Krampfanfalls zu decken.

Eine vermehrte Hirndurchblutung während zerebraler Krampfanfälle kann v. a. bei unreifen Frühgeborenen zur Hirnblutung führen. Die metabolischen Veränderungen während des Anfalls führen zur Vasodilatation, während die fehlende Autoregulation der Hirndurchblutung eine blutdruckpassive Perfusion zur Folge hat, so daß ein Blutdruckanstieg zu einem Anstieg der Hirnperfusion führt. Die zerebrovaskulären Veränderungen können durch den Anstieg des pCO_2 bei mangelnder Spontanatmung noch verstärkt werden, da ein erhöhter Kohlendioxidpartialdruck im Blut ein potenter Vasodilatator ist.

Die vermehrte Hirnperfusion kann in den unreifen periventrikulären Keimlagern des unreifen Frühgeborenen v. a. in ischämisch vorgeschädigten Arealen zur Gefäßruptur und Hirnblutung führen.

Aus diesem Grund sollten zerebrale Krampfanfälle bei Frühgeborenen frühzeitig diagnostiziert und behandelt werden, um die Gefahr von Hirnblutungen zu vermindern.

5.10 Aneurysma der Vena cerebri magna

Aneurysmatische Erweiterungen der V. cerebri magna sind seltene Fehlbildungen der Hirngefäße. Die Kinder fallen in der Neugeborenenperiode durch eine oft nicht beherrschbare Herzinsuffizienz auf. Bei der sorgfältigen körperlichen Untersuchung läßt sich lautes Strömungsgeräusch über dem Neurokranium auskultieren.

Mit der konventionellen Ultraschalluntersuchung des Schädels läßt sich im Sagittal- und im hinteren Koronarschnitt ein rundes bzw. ovales, echofreies Areal oberhalb der Vierhügelplatte und unterhalb des Splenium corporis callosi nachweisen. Gleichzeitig liegt ein dilatierter Sinus rectus vor. Über eine Kompression des Aquädukts kann ein Hydrocephalus internus hervorgerufen werden. Bereits bei der Realtime-Untersuchung lassen sich häufig deutliche Gefäßpulsationen des Aneurysmas und des abführenden Sinus nachweisen, die mit der Dopplersonographie verifiziert werden können.

Mit dem Farbdoppler kann sofort die vaskuläre Natur der Fehlbildung nachgewiesen und von anderen zystischen Fehlbildungen dieser Region (z. B. Arachnoidalzysten) abgegrenzt werden. Die farbkodierte Darstellung erleichtert zudem das Aufsuchen der zuführenden Arterien, wodurch die Operabilität besser beurteilt werden kann.

Mit der gepulsten Dopplersonographie kann der vaskuläre Ursprung der Raumforderung ebenfalls bewiesen werden [105]. Hierbei läßt sich im Bereich der Raumforderung ein bidirektionaler, turbulenter Fluß finden. Die zuführenden Arterien zeigen einen erhöhten Fluß, wobei v. a. die diastolische Amplitude erhöht ist. Gelegentlich läßt sich in den großen hirnversorgenden Arterien ein diastolischer Rückfluß finden, der im Sinne eines Steal-

Phänomens durch das Aneurysma bedingt sein dürfte.

Die Blutströmung im Bereich des abführenden Sinus rectus ist durch das große Shuntvolumen erhöht. Helmke u. Winkler [105] bestimmten den Volumenfluß im Sinus rectus bei gesunden Säuglingen und bei Kindern mit einer arteriovenösen Malformation der V. cerebri magna. Gesunde Kinder zeigten einen Volumenfluß von 400 ml/min; demgegenüber konnte bei 2 Kindern mit einem Aneurysma der V. cerebri magna ein deutlich erhöhter Volumenfluß von über 1 200 ml/min gemessen werden. Beide Kinder verstarben an einer nicht beherrschbaren Herzinsuffizienz. Obwohl Bestimmungen des Volumenflusses in den Hirngefäßen mit Vorsicht zu genießen sind, da weder die Querschnittsfläche des Gefäßes noch die mittlere Flußgeschwindigkeit exakt bestimmt werden können, konnten Helmke u. Winkler den massiv erhöhten Volumenfluß, der zur raschen kardialen Dekompensation führt, beweisen.

Im Gegensatz zur massiven Erhöhung der Flußgeschwindigkeiten im Sinus rectus, konnten in den basalen Venen normale Flußgeschwindigkeiten gefunden werden. Dopplersonographische Flußmessungen in der A. carotis communis und interna sowie in der V. jugularis zeigten einen deutlichen gesteigerten Volumenfluß [257].

Häufig sind diese aneurysmatischen Fehlbildungen nicht operabel, so daß versucht werden kann, das Aneurysma zu embolisieren [257]. Mit Hilfe der zerebralen Dopplersonographie kann der Erfolg der Embolisation überprüft werden. Nach Implantation der Metallcoils kann in der Peripherie des Aneurysmas weiterhin ein hoher Fluß gefunden werden, während im Zentrum eine deutlich reduzierte oder fehlende Blutströmung nachzuweisen ist [257]. In der A. carotis interna, im Sinus rectus und in den Jugularvenen konnte häufig noch bis zu 4 Monate nach der Embolisation ein erhöhter Fluß gefunden wer-

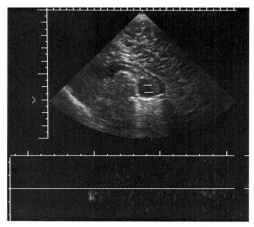

Abb. 5.42. Dopplersonographische Flußmessung in einem medianen Sagittalschnitt in einer zystischen Raumforderung, die hinter dem 3. Ventrikel, unter dem Splenium corporis callosi und oberhalb der Vierhügelplatte lokalisiert ist. Dopplersonographisch ließ sich keine Blutströmung nachweisen, so daß es sich um eine Arachnoidalzyste handelt. Ein vaskulärer Ursprung der Raumforderung ließ sich somit ausschließen

den. Klinisch kam es bei fast allen Kindern zu einer dramatischen Besserung der Herzinsuffizienz.

5.10.1 Klinische Wertigkeit der Dopplersonographie

Zystische Raumforderungen, die hinter dem Splenium corporis callosi und oberhalb der Vierhügelplatte hinter dem 3. Ventrikel lokalisiert sind, können dopplersonographisch leicht dem Gefäßsystem zugeordnet oder von diesem abgegrenzt werden (Abb. 5.42). Handelt es sich um eine vaskuläre Raumforderung, so können mit der Dopplersonographie die zuführenden arteriellen Gefäße aufgesucht und der deutlich erhöhte Volumenfluß in den abführenden Sinus nachgewiesen werden.

Eine schnelle Orientierung ermöglicht die farbkodierte Dopplersonographie, die den vaskulären Ursprung einer Raumforderung sowie die zuführenden arteriellen Gefäße leichter aufzeigen hilft.

5.10.2 Zusammenfassung

Die Dopplersonographie ist eine hervorragende Methode, ein Aneurysma der V. cerebri magna nichtinvasiv zu diagnostizieren. Weiterhin können die zuführenden Arterien und die abführenden Venen dopplersonographisch erfaßt und das erhöhte Shuntvolumen semiquantitativ abgeschätzt werden. Nach Embolisation ist die Dopplersonographie eine geeignete Methode, den Erfolg der Therapie durch wiederholte Flußmessungen und evtl. Bestimmungen des Volumenflusses zu bestätigen.

6 Dopplersonographische Flußmessungen bei Herzerkrankungen

KARL-HEINZ DEEG und THOMAS RUPPRECHT

Neben Erkrankungen des Zentralnervensystems können v. a. kardiovaskuläre Erkrankungen zu einer Beeinflussung des Flußprofils und der Flußgeschwindigkeiten in den Hirnarterien führen. Erkrankungen des zentralen Nervensystems sind dadurch gekennzeichnet, daß in den extrakraniellen hirnversorgenden Arterien A. carotis communis und im extrakraniellen Verlauf beider Vertebralarterien ein normales Flußprofil vorliegt. Das pathologische Flußprofil in den intrakraniellen Hirnarterien und Venen kommt durch intrakranielle Einflüsse auf die Hirngefäße zustande. Demgegenüber führen Erkrankungen des Herzens und des Kreislaufsystems sowohl in den intra- als auch extrakraniellen Arterien zu gleichen Veränderungen der Flußkurve und Flußgeschwindigkeiten. Nicht alle Herzfehler haben jedoch eine pathologische Strömungskurve in den Hirnarterien zur Folge. Alle Herzfehler, die die Hämodynamik in der Aorta nicht nennenswert beeinflussen, gehen mit einem normalen Flußprofil einher. Hämodynamische bedeutsame Herzfehler können in 2 große Gruppen eingeteilt werden:

1. Herzfehler, die das Strömungsprofil in den Hirnarterien beeinflussen,
2. Herzfehler, die mit einem normalen Strömungsprofil einhergehen.

Zur Erklärung der Einflüsse kardiovaskulärer Erkrankungen auf das Flußprofil in den Hirnarterien muß man sich vergegenwärtigen, wie das normale Flußprofil zustande kommt. Der systolisch-diastolische Vorwärtsfluß ist die Resultante aus der die Blutströmung antreibenden Herzkraft bzw. der Windkesselfunktion der Aorta und dem niederen Gefäßwiderstand im Bereich der Hirnarterien. Der *systolische Vorwärtsfluß* ist in erster Linie Ausdruck der Kontraktilität und der Auswurfleistung des linken Ventrikels. Der *diastolische Vorwärtsfluß* kommt v. a. durch die Windkesselfunktion der Aorta einerseits und den niederen Umgebungswiderstand im Bereich des ZNS zustande. Prinzipiell ist mit einer veränderten Flußkurve bei allen Herzfehlern zu rechnen, die mit einem pathologischen Flußprofil in der Aorta einhergehen, d. h.

1. Herzfehler mit *Obstruktionen im Bereich des linken Herzens* oder mit *verminderter Auswurfleistung des Herzens* (Aortenstenose, Aortenisthmusstenose, Kardiomyopathie etc.),
2. Herzfehler mit einem *Leck im Windkessel der Aorta* (Ductus arteriosus Botalli, Truncus arteriosus communis, Aorto-pulmonales Fenster, Aorteninsuffizienz, aortopulmonaler Shunt etc.).

Demgegenüber ist bei allen Herzfehlern mit normalem Flußprofil in der Aorta eine unauffällige Flußkurve in den Hirnarterien zu erwarten.

6.1 Herzerkrankungen mit normalem Flußprofil in den Hirnarterien

Ein normales Flußprofil in den Hirnarterien kann bei allen Herzfehlern mit alleinigem intrakardialem Shunt gefunden werden, d. h. bei allen Vorhofseptumdefek-

Tabelle 6.1. Herzfehler mit normalem Flußprofil in den Hirngefäßen

1. Intrakardiale Shuntvitien
   - Vorhofseptumdefekte
   - Ventrikelseptumdefekte
   - Atrioventrikularkanaldefekte
2. Obstruktionen im Bereich des rechten Herzens
   - Trikuspidalklappenstenose
   - Pulmonalklappenstenose
   - Fallot-Tetralogie
   - Trikuspidalatresie mit Ventrikelseptumdefekt
3. Insuffizienz der Atrioventrikularklappen
   - Mitralklappeninsuffizienz
   - Trikuspidalklappeninsuffizienz
   - Ebstein-Anomalie der Trikuspidalklappe
4. Herzfehler mit fehlerhaftem Ursprung der großen Arterien
   - d-Transposition der großen Gefäße
   - „double-outlet right ventricle"

Tabelle 6.2. Herzfehler mit pathologischem Flußprofil in den Hirngefäßen

	n
1. *Herzfehler mit Leck im Windkessel der Aorta*	141 total
– Persistierender Ductus arteriosus (PDA)	56
– Persistierender Ductus arteriosus und zusätzlicher Herzfehler	67
PDA + Vorhofseptumdefekt	4
PDA + Ventrikelseptumdefekt	4
PDA + kompletter Atrioventrikulardefekt	16
PDA + Trikuspidalklappenatresie	3
PDA + Pulmonalklappenatresie	10
PDA + Trikuspidalklappen- und Pulmonalklappenatresie	3
PDA + Fallot-Tetralogie	4
PDA + d-Transposition der großen Arterien	10
PDA + „double-outlet right ventricle"	9
PDA + singulärer Ventrikel	4
– Truncus arteriosus communis	8
– Aortopulmonales Fenster	1
– Aortenklappeninsuffizienz	1
– Aortopulmonaler Shunt	8
2. *Herzfehler mit Linksobstruktion*	27 total
– Hypoplastisches Linksherzsyndrom	8
– Valvuläre Aortenstenose	4
– Koarktationssyndrom	15

ten, Ventrikelseptumdefekten sowie bei Endokardkissendefekten (kompletter oder partieller AV-Kanal).
Weiterhin weisen alle Obstruktionen im Bereich des rechten Herzens ein normales Flußprofil in den Hirnarterien auf, sofern der Ductus arteriosus geschlossen ist. So kann bei der Trikuspidal- und Pulmonalklappenstenose, der Fallot-Tetralogie und der Trikuspidalklappenatresie mit Ventrikelseptumdefekt ein normales Flußprofil in den Hirnarterien gefunden werden.
Insuffizienzen der Atrioventrikularklappen und die Ebstein-Anomalie der Trikuspidalklappe weisen ebenfalls ein normales Flußprofil in den Hirnarterien auf.
Bei der d-Transposition der großen Arterien und beim „double-outlet-right ventricle" kann bei geschlossenem Ductus arteriosus Botalli ebenfalls eine normale Flußkurve in den Hirnarterien gefunden werden.
Die wichtigsten Herzfehler, die mit einem unauffälligen Flußprofil in den Hirnarterien einhergehen, sind in Tabelle 6.1 zusammengefaßt.

6.2 Herzfehler mit pathologischem Flußprofil in den Hirnarterien

Pathologische Flußprofile lassen sich bei allen Herzfehlern, die mit einem Leck im Windkessel der Aorta einhergehen, sowie bei Obstruktionen im Bereich des linken Herzens nachweisen (Tabelle 6.2). Normalerweise kann in den Hirnarterien ein systolisch-diastolisch positiver Fluß gefunden werden. Die diastolische Komponente ist einerseits bedingt durch die Windkesselfunktion der Aorta, andererseits durch den niederen Umgebungsdruck im Bereich der Hirngefäße. Die systolische Komponente des Flußprofils wird v. a. durch die Kontraktionskraft des linken Ventrikels und das Schlagvolumen bedingt. Die Kontraktion des linken Ventrikels und das Schlagvolumen führen in der Systole einerseits zu einer Beschleunigung der Blutsäule und andererseits zur Volumenzunahme der Aorta (Windkesselfunktion). Die Volumenabnahme der Aorta in der Diastole aufgrund der Windkesselfunktion bedingt den diastolischen Vorwärtsfluß in den Hirnarterien.

Ein Leck im Windkessel der Aorta führt somit theoretisch zu einer Erniedrigung des diastolischen Vorwärtsflusses; in Extremfällen ist sogar mit einem fehlenden oder negativen (retrograden) diastolischen Fluß zu rechnen.

Demgegenüber ist bei Herzfehlern mit Linksobstruktion ein veränderter systolischer Fluß zu erwarten. Schwere Obstruktionen im Bereich des linksventrikulären Ausflußtrakts können, in Abhängigkeit vom Schweregrad der Obstruktion, zu einem deutlich erniedrigten systolischen Fluß führen. Demgegenüber ist bei Kindern mit Aortenisthmusstenose, entsprechend den hohen Blutdruckwerten an der oberen Extremität, mit einem überhöhten systolischen Fluß in den Hirnarterien zu rechnen.

6.2.1 Herzfehler mit Leck im Windkessel der Aorta

Der Druck in der Aorta ist bei gesunden Kindern 4- bis 5mal höher als in der Pulmonalarterie. Bei einer Kurzschlußverbindung zwischen der Aorta und der Pulmonalarterie kommt es aufgrund der Druckdifferenz zwischen beiden Systemarterien zu einem Abstrom des Bluts ins Niederdrucksystem des Pulmonalkreislaufs. Dieser „run-off" findet v. a. während der Diastole statt. Windkesseldefekte der Aorta führen deswegen v. a. zu einer Erniedrigung des diastolischen Vorwärtsflusses in den Hirnarterien. Unter hämodynamischen Gesichtspunkten können folgende Herzfehler als Leck im Windkessel der Aorta verstanden werden:

− persistierender Ductus arteriosus Botalli,
− Truncus arteriosus communis,
− Aortenseptumdefekt,
− Aortenklappeninsuffizienz,
− große arteriovenöse Aneurysmen,
− aortopulmonaler Shunt,
− Aorto-kameraler Tunnel,
− ruptiertes Sinus valsalvae Aneurysma

6.2.2 Herzfehler mit Linksobstruktion

Während Herzfehler mit einem Leck im Windkessel der Aorta zu einer Beeinflussung des diastolischen Vorwärtsflusses führen, ist bei Herzfehlern mit Linksobstruktion mit einem veränderten systolischen Fluß in den Hirnarterien zu rechnen. Hierbei sind sowohl die Flußgeschwindigkeiten als auch die Anstiegs- und Abfallsteilheit der Kurve verändert.

Folgende Herzfehler sind unter dem Oberbegriff der Linksobstruktion zu betrachten:

− Aortenstenose,
− hypoplastisches Linksherzsyndrom,
− Mitralstenose,
− Aortenisthmusstenose,
− hypoplastischer oder atretischer Aortenbogen.

Bei der Mitral- und Aortenstenose und beim hypoplastischen Linksherzsyndrom ist mit erniedrigten Flußgeschwindigkeiten und einem Abfall der Anstiegs- und Abfallsteilheit der Flußkurve in den Hirnarterien zu rechnen. Demgegenüber ist bei der Aortenisthmusstenose und beim Koarktationssyndrom entsprechend den erhöhten Blutdruckwerten an der oberen Extremität mit erhöhten systolischen

Flußgeschwindigkeiten in den Hirnarterien zu rechnen, während gleichzeitig in poststenotischen Referenzgefäßen wie dem Truncus coeliacus erniedrigte Flußgeschwindigkeiten zu erwarten sind.

Im folgenden sollen die Herzfehler, die ein pathologisches Flußprofil in den Hirnarterien zur Folge haben, ausführlicher dargestellt werden.

6.3 Offener Ductus arteriosus Botalli

Der offene Ductus arteriosus Botalli tritt v. a. bei beatmeten Frühgeborenen mit Atemnotsyndrom auf. Die Diagnose erfolgt in der Regel klinisch: Pathognomonisch ist das in den Rücken fortgeleitete kontinuierliche Maschinengeräusch, das jedoch beim Frühgeborenen nur selten gefunden wird. In dieser Altersgruppe läßt sich häufig nur ein in den Rücken fortgeleitetes Systolikum und gelegentlich trotz großem Ductus überhaupt kein Herzgeräusch auskultieren. Die hämodynamische Relevanz des Ductus kann anhand der hebenden Radialis- und Femoralispulse, die durch die große Blutdruckamplitude zustande kommen, beurteilt werden. Bei großem Shuntvolumen lassen sich epigastrische Palpitationen und eine vergrößerte Leber nachweisen. Die Lungenüberflutung führt zum Lungenödem, so daß eine Erhöhung des Beatmungsdrucks erforderlich wird.

Röntgenologisch kann ein vergrößertes Herz mit vermehrter Lungengefäßzeichnung gefunden werden. Häufig sind beide Lungenpartien milchglasartig eingetrübt. Eine sichere Aussage über die hämodynamische Relevanz des Ductus und damit die Behandlungsbedürftigkeit kann jedoch häufig nicht gemacht werden.

Objektivere Kriterien, die Rückschlüsse auf die Größe des Ductus erlauben, lassen sich mit der *Echokardiographie* erheben: So kann aus der Größe des linken Vorhofs im *M-Mode* auf das Shuntvolumen und damit die Größe des Ductus geschossen werden (Abb. 6.1a). Hierbei wird der Durchmesser des Aortenklappenrings (AO) zur Größe des linken Vorhofs (LA) in Beziehung gesetzt. Normalerweise beträgt der LA/AO-Quotient in etwa 1. Ein LA/AO-Quotient über 1,3 spricht für einen großen hämodynamisch wirksamen und damit behandlungsbedürftigen Ductus (Abb. 6.1a). Beim beatmeten Frühgeborenen läßt sich jedoch die Größe des linken Vorhofs aufgrund von Luftüberlagerungen aus überblähten Lungenpartien nicht immer exakt bestimmen. Auch kommen aus demselben Grund fälschlicherweise zu niedrige Werte zustande. Ein großer linker Vorhof ist zudem nicht pathognomonisch für einen großen Ductus. Er kann auch bei anderen Herzfehlern mit großem Links-rechts-Shunt, z. B. einem großen Ventrikelseptumdefekt, gefunden werden.

Eine weitere Möglichkeit zur Diagnosestellung eines offenen Ductus ist die direkte zweidimensionale Darstellung des Ductus von supra- oder parasternal (Abb. 6.1b). Sie ist jedoch beim beatmeten Frühgeborenen wegen Luftüberlagerungen aus dem rechten Hauptbronchus oder überblähten vorgelagerten Lungenabschnitten meist nicht möglich. Außerdem kann der offene Ductus oft multipel gewunden und geschlängelt verlaufen (Abb. 6.1b) und deswegen nicht in seinem gesamten Verlauf eingesehen werden: So kann ein aortal noch weit offener Ductus pulmonalwärts fast vollständig verschlossen und somit hämodynamisch nicht mehr besonders wirksam sein.

Weder das Time-motion-Verfahren, noch die direkte zweidimensionale Darstellung des Ductus erlauben eine sichere Aussage über die hämodynamische Wirksamkeit eines Ductus. Sie kann jedoch mit Hilfe dopplersonographischer Flußmessungen in großen Systemarterien erfolgen. Beim Säugling bieten sich dopplersonographische Flußmessungen in den Hirnarterien

Offener Ductus arteriosus Botalli

Abb. 6.1 a–c. Darstellung der verschiedenen Möglichkeiten zur Ductusdiagnostik. **a** M-Mode durch den linken Vorhof. Deutlich vergrößerter linker Vorhof im Vergleich zur Aortenwurzel. Der LA/AO-Quotient ist mit 2 erheblich vergrößert. **b** Suprasternale lange Achse durch den Aortenbogen mit Darstellung eines weit offenen Ductus arteriosus Botalli (*PDA*) bei einem Kind mit Transposition der großen Arterien. *PA* Pulmonalarterie, *DAO* deszendierende Aorta, *LA* linker Vorhof. **c** Flußprofil in einer großen Systemarterie (A. cerebri anterior): Erniedrigter diastolischer Vorwärtsfluß. Enddiastolisch negativer Fluß

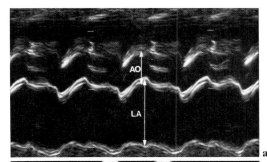

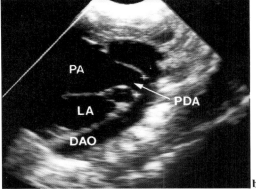

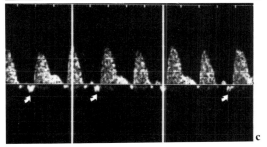

und im Truncus coeliacus an. Mit Hilfe der Dopplersonographie kann eine sicherere Aussage über die Hämodynamik erfolgen als mit der konventionellen Echokardiographie alleine. Weiterhin kann mit der Dopplersonographie eine Erklärung für die gehäufte Inzidenz von hypoxämisch-ischämischen Parenchymläsionen sowie der nekrotisierenden Enterokolitiden bei Frühgeborenen mit offenem Ductus arteriosus Botalli gefunden werden [23, 55. 68, 124, 134, 143, 176].

6.3.1 Kasuistiken

Bei 56 Frühgeborenen mit offenem Ductus arteriosus Botalli wurden dopplersonographische Flußmessungen in der A. cerebri anterior, der A. carotis interna und der A. basilaris durchgeführt. Bei 24 Kindern wurde gleichzeitig die Blutströmung im Truncus coeliacus gemessen.

Das Ductuskollektiv wurde nach klinischen und echokardiographischen Kriterien in 2 Gruppen unterteilt: eine Gruppe von 32 Kindern mit großem, hämodynamisch wirksamem Ductus, bei denen die operative Unterbindung des Ductus erforderlich war, und eine Gruppe von 24 Frühgeborenen mit kleinem Ductus, bei denen der Ductusverschluß konservativ erzielt werden konnte.

Die 32 Frühgeborenen mit großem Ductus arteriosus Botalli hatten zum Zeitpunkt der Untersuchung ein Gestationsalter von 31,3 ± 3,1 Wochen und eine Untersuchungsgewicht von 1 280 ± 530 g. Demgegenüber waren die Kinder mit klinisch kleinem Ductus arteriosus im Durchschnitt etwas älter und schwerer. Sie wiesen zum Zeitpunkt der Untersuchung ein Gestationsalter von 35 ± 3,7 Wochen und ein Untersuchungsgewicht von 1 960 ± 650 g auf.

Die Flußgeschwindigkeiten in den Hirngefäßen und im Truncus coeliacus bei Kindern mit offenem Ductus arteriosus wurden mit den Flußgeschwindigkeiten eines Kontrollkollektivs gleichaltriger und

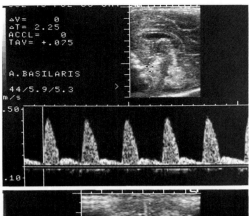
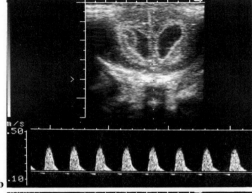
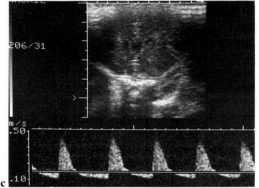

Abb. 6.2 a–c. Dopplersonographische Flußmessung in den Hirnarterien beim offenen Ductus arteriosus Botalli. **a** Kleiner Ductus: Flußmessung in der A. basilaris in einem medianen Sagittalschnitt. Deutlich erniedrigter diastolischer Vorwärtsfluß. Im Gegensatz zum großen Ductus läßt sich jedoch auch enddiastolisch ein Vorwärtsfluß nachweisen. **b** Großer Ductus: Flußmessung in der A. cerebri anterior in einem nach vorn geneigten Koronarschnitt. Erweiterte Seitenventrikelvorderhörner. Blutkoagel im rechten Seitenventrikelvorderhorn. Deutlich erniedrigter diastolischer Fluß. Negativer enddiastolischer Fluß. **c** Großer Ductus: Flußmessung in der A. cerebri anterior in einem nach vorn geneigten Koronarschnitt. Das Meßvolumen ist unterhalb eines Cavum septi pellucidi in der A. cerebri anterior lokalisiert. Holodiastolischer Rückfluß, der für einen großen, hämodynamisch wirksamen Ductus spricht

gleichschwerer Kinder verglichen. Der statistische Vergleich erfolgte mit dem Wilcoxon-Test für Matchpaare [55].

Bei Kindern mit offenem Ductus arteriosus Botalli konnte eine mehr oder minder ausgeprägte Erniedrigung des diastolischen Vorwärtsflusses gefunden werden (Abb. 6.2). Bei klinischen Hinweisen auf einen kleinen, hämodynamisch unbedeutenden Ductus konnte häufig nur eine Abflachung des diastolischen Vorwärtsflusses gefunden werden (Abb. 6.2 a). Ein großer Ductus mit nennenswertem Links-rechts-Shunt hingegen war durch einen fehlenden diastolischen Fluß (Abb. 6.2 b) oder sogar einen retrograden diastolischen Fluß (Abb. 6.2 c) gekennzeichnet.

Da sowohl die zerebrale als auch die abdominelle Zirkulation Niederdrucksysteme mit diastolischem Vorwärtsfluß sind, entsprachen die Veränderungen der Strömungskurve im Truncus coeliacus denen der Hirnarterien. Sowohl im Truncus coeliacus als auch in der A. renalis konnte bei offenem Ductus eine deutliche Abflachung der diastolischen Amplitude nachgewiesen werden [62].

Flußgeschwindigkeiten in der A. cerebri anterior bei kleinem Ductus arteriosus Botalli

Bei kleinem Ductus arteriosus Botalli wurde in der A. cerebri anterior im Vergleich zum gleichaltrigen und gleichschweren gesunden Kontrollkollektiv ein signifikanter Anstieg der maximalen systolischen Flußgeschwindigkeit bei gleichzeitig signifikantem Abfall der enddiastolischen Flußge-

Tabelle 6.3. Flußgeschwindigkeiten in der A. cerebri anterior bei 24 Frühgeborenen mit kleinem Ductus arteriosus Botalli im Verleich zu einem gleichaltrigen und gleichschweren Kontrollkollektiv

	Kleiner Ductus	Kontrollgruppe	p
n	24	24	
Gestationsalter (Wochen)	35 ± 3,7	35 ± 3,5	
Untersuchungsgewicht [g]	1960 ± 650	1950 ± 660	
V_s [cm/s]	44 ± 11	37 ± 8	≤ 0,001
V_{es} [cm/s]	14 ± 5	16 ± 4	n.s.
V_{ed} [cm/s]	5 ± 3	9 ± 3	≤ 0,001
RI	0,90 ± 0,04	0,75 ± 0,06	≤ 0,001

Tabelle 6.4. Flußgeschwindigkeiten in der A. cerebri anterior bei 32 Frühgeborenen mit großem Ductus arteriosus Botalli im Verleich zu einem gleichaltrigen und gleichschweren Kontrollkollektiv

	Großer Ductus	Kontrollgruppe	p
n	32	32	
Gestationsalter (Wochen)	31,3 ± 3,1	31,3 ± 3,2	
Untersuchungsgewicht [g]	1280 ± 530	1290 ± 520	
V_s [cm/s]	35 ± 9	28 ± 7	≤ 0,001
V_{es} [cm/s]	4 ± 3	13 ± 5	≤ 0,001
V_{ed} [cm/s]	3 ± 4	7 ± 3	≤ 0,001
RI	1,07 ± 0,21	0,76 ± 0,07	≤ 0,001

schwindigkeit gefunden (Tabelle 6.3). Demgegenüber unterschieden sich die endsystolischen Flußgeschwindigkeiten in beiden Gruppen nicht voneinander. Aufgrund der Erhöhung der maximalen systolischen Flußgeschwindigkeit bei gleichzeitigem Abfall der enddiastolischen Flußgeschwindigkeit war der Resistanceindex beim Ductuskollektiv signifikant erhöht.

Entsprechende Messungen im Truncus coeliacus bei 14 Kindern mit kleinem Ductus zeigten keine signifikanten Unterschiede in den Flußgeschwindigkeiten und im Resistanceindex im Vergleich zur gesunden Kontrollgruppe [62].

Flußgeschwindigkeiten in der A. cerebri anterior bei großem Ductus arteriosus Botalli

Bei 32 Frühgeborenen mit den klinischen und echokardiographischen Zeichen (LA/AO-Quotient > 1,3) eines großen Ductus arteriosus Botalli erfolgte die operative Unterbindung des Ductus. Im Vergleich zu den Kindern mit kleinem Ductus wurden in dieser Gruppe deutlich niedrigere diastolische Flußgeschwindigkeiten in den Hirn- und Abdominalgefäßen gefunden. Häufig ließ sich enddiastolisch keine Blutströmung (Abb. 6.2b) oder sogar eine retrograde Durchströmung der Arterien nachweisen (Abb. 6.2c).

Der statistische Vergleich zwischen den Kindern mit großem Ductus und der gesunden Kontrollgruppe ergab einen signifikanten Anstieg der maximalen systolischen Flußgeschwindigkeit und des Resistanceindex, während die endsystolischen und die enddiastolischen Flußgeschwindigkeiten beim Ductuskollektiv signifikant erniedrigt waren (Tabelle 6.4). In Abb. 6.2 sind die Flußgeschwindigkei-

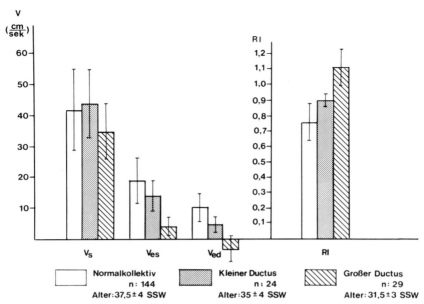

Abb. 6.3. Graphische Darstellung der Flußgeschwindigkeiten und des Resistanceindex (*RI*) bei 53 Kindern mit offenem Ductus arteriosus Botalli im Vergleich zu einem gesunden Kontrollkollektiv von 144 Kindern

ten und die Resistanceindizes einem gesunden Kontrollkollektiv gegenübergestellt. Obwohl bei dieser Untersuchung Alter und Gewicht der Kinder nicht mitberücksichtigt wurden, liegen die wesentlichen Unterschiede der einzelnen Gruppen auf der Hand: Mit zunehmender Relevanz des Ductus kommt es zu einer Abnahme der diastolischen Flußgeschwindigkeiten und zu einer Zunahme des Resistanceindex. Dabei ist die enddiastolische Flußgeschwindigkeit wesentlich stärker erniedrigt als die endsystolische.

Der Vergleich der absoluten Flußgeschwindigkeiten bei kleinem und großem Ductus zeigte signifikant niedrigere Werte für die endsystolischen und enddiastolischen Flußgeschwindigkeiten bei Kindern mit großem Ductus, während der Resistanceindex gleichzeitig signifikant höher war als bei kleinem Ductus. Zur Unterscheidung zwischen großem und kleinem Ductus eignen sich somit v. a. die enddiastolische Flußgeschwindigkeit und der Resistanceindex: So kann bei einer enddiastolischen Flußgeschwindigkeit in der A. cerebri anterior von unter 1 cm/s und einem Resistanceindex über 0,94 von einem großen Ductus ausgegangen werden. Oder einfacher: Ein fehlender oder retrograder diastolischer Fluß ist, nach Ausschluß eines erniedrigten pCO_2 oder eines gesteigerten intrakraniellen Drucks, Hinweis für einen großen hämodynamisch wirksamen Ductus.

Ähnliche Veränderungen konnten auch bei Flußmessungen im Truncus coeliacus von 14 Frühgeborenen mit großem Ductus arteriosus gefunden werden [62]. Auch im Truncus coeliacus waren die maximale systolische Flußgeschwindigkeit und der Resistanceindex im Vergleich zum Normalkollektiv signifikant erhöht, während die enddiastolische Flußgeschwindigkeit signifikant erniedrigt war. Die endsystolische Flußgeschwindigkeit im Truncus coeliacus war bei großem Ductus im Vergleich zum Normalkollektiv ebenfalls erniedrigt [62].

Dopplersonographische Flußmessungen nach operativer Unterbindung des Ductus arteriosus Botalli

Bei 20 Frühgeborenen mit großem Ductus arteriosus Botalli wurden Flußmessungen vor und nach Unterbindung des Ductus durchgeführt. Die Kontrolluntersuchungen fanden innerhalb der ersten postoperativen Woche statt.
Nach Ductusligatur kam es bei allen Kindern zu einem Anstieg der endsystolischen und enddiastolischen Flußgeschwindigkeiten und zu einem Abfall des Resistanceindex (Abb. 6.4 und 6.5).
Die entsprechenden Werte sind in Tabelle 6.5 zusammengefaßt dargestellt.
Der statistische Vergleich zeigte einen signifikanten Anstieg der endsystolischen und enddiastolischen Flußgeschwindigkeiten sowie einen signifikanten Abfall des Resistanceindex, während sich die maximalen systolischen Flußgeschwindigkeiten in beiden Gruppen nicht voneinander unterschieden.
Die Abb. 6.4 und 6.5 zeigen das Flußprofil und den Anstieg der endsystolischen und enddiastolischen Flußgeschwindigkeiten in der A. cerebri anterior vor und nach Ligatur eines großen Ductus arteriosus Botalli.
Ähnliche Verhältnisse ergaben die postoperativen Flußmessungen im Truncus coeliacus. Auch hier kam es zu einem signifikanten Anstieg der endsystolischen und der enddiastolischen Flußgeschwindigkeiten, während sich die maximale systolische Flußgeschwindigkeit unmittelbar postoperativ nicht änderte [62]. Der Resistanceindex fiel postoperativ signifikant ab.
Ein Vergleich der postoperativ nach Ductusligatur ermittelten Werte mit einem gesunden Kontrollkollektiv zeigte keine nennenswerten Unterschiede der Flußgeschwindigkeiten. Lediglich der Resistanceindex war unmittelbar postoperativ in der A. cerebri anterior noch höher und im

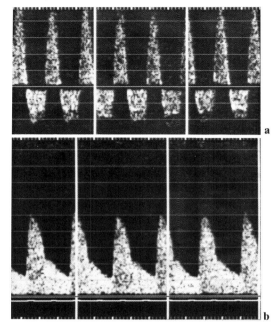

Abb. 6.4 a, b. Flußprofil in der A. cerebri anterior vor und nach Ductus-Ligatur bei einem Frühgeborenen der 29. Schwangerschaftswoche. **a** Vor Ligatur: Systolischer Vorwärtsfluß bei holodiastolischem Rückfluß. **b** Nach Ligatur: Normaler Vorwärtsfluß während der Systole und Diastole

Truncus coeliacus niedriger als bei der Kontrollgruppe [62].
Führt man die dopplersonographische Flußmessung unmittelbar nach der Operation durch, so kann gelegentlich noch ein pathologisches Flußprofil mit fehlendem oder sogar negativem diastolischem Fluß gefunden werden. Wiederholte Flußmessungen zeigen dann einen Tag später in der Regel ein normales Flußprofil und normale Flußgeschwindigkeiten. Eine eindeutige Erklärung dieses Phänomens gibt es nicht. Da eine allgemein anerkannte Therapie des Ductus beim Frühgeborenen in einer strikten Flüssigkeitsrestriktion besteht, kann es im Zusammenhang mit der Narkose und dem perioperativen Abfall der Körpertemperatur zu einem Volumenmangel kommen, der das Fortbestehen des pathologischen Flußprofils in den

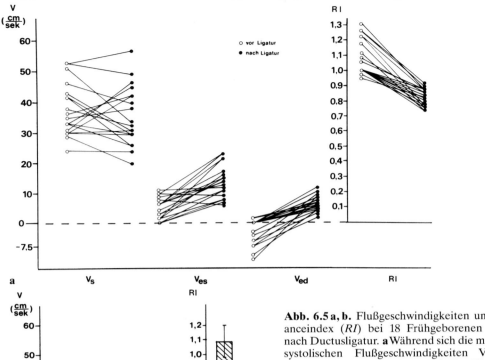

Abb. 6.5 a, b. Flußgeschwindigkeiten und Resistanceindex (*RI*) bei 18 Frühgeborenen vor und nach Ductusligatur. **a** Während sich die maximalen systolischen Flußgeschwindigkeiten V_s unterschiedlich verhielten, stiegen bei allen Kindern die enddiastolischen Flußgeschwindigkeiten V_{ed} und bei 15 von 18 Kindern auch die endsystolischen Flußgeschwindigkeiten V_{es} gegenüber den präoperativen Werten an. Bei allen Kindern kam es zu einem deutlichen Abfall des Resistanceindex. **b** Histogramme der entsprechenden Flußgeschwindigkeiten nach Ductusligatur (*leere Säulen*) im Vergleich zu den präoperativen Werten (*schraffierte Säulen*). Signifikanter Anstieg der endsystolischen und der enddiastolischen Flußgeschwindigkeiten und Abfall des Resistanceindex

Tabelle 6.5. Flußgeschwindigkeiten in der A. cerebri anterior bei 20 Frühgeborenen mit großem Ductus arteriosus Botalli vor und nach Ductusligatur

	Vor Ligatur	Nach Ligatur	p
n	20	20	
Gestationsalter (Wochen)	31,1 ± 3,2	31,7 ± 3,1	
Untersuchungsgewicht [g]	1330 ± 590	1390 ± 590	
Tage nach Ductusligatur	0	3 ± 3	
V_s [cm/s]	37 ± 8	35 ± 10	n.s.
V_{es} [cm/s]	5 ± 9	13 ± 6	≤ 0,001
V_{ed} [cm/s]	–3 ± 4	6 ± 3	≤ 0,001
RI	1,02 ± 0,26	0,83 ± 0,06	≤ 0,001

Hirnarterien erklären könnte (schlechte Auffüllung des aortalen Windkessels in der Systole).

6.3.2 Flußmessungen in der Aorta, der Pulmonalarterie und im Ductus arteriosus bei offenem Ductus

Die Diagnose eines Windkessellecks der Aorta kann durch Flußmessungen in großen Systemarterien erfolgen. Die hämodynamische Wirksamkeit des Lecks kann damit ausgezeichnet beurteilt werden. Eine sichere Differentialdiagnose der verschiedenen Windkesseldefekte kann jedoch durch alleinige Bestimmung der Blutströmung in großen Systemarterien nicht erfolgen.

Zur sicheren Diagnose eines offenen Ductus arteriosus muß immer zusätzlich zu den Flußmessungen in großen Systemarterien die Messung der Blutströmung in der Aorta, Pulmonalarterie und wenn möglich direkt im Ductus arteriosus erfolgen. Bei fraglicher Diagnose empfehlen sich zusätzliche dopplersonographische Flußmessungen in der Pulmonalarterie und der Aorta.

Flußmessungen in der Aorta (Abb. 6.6)

Die dopplersonographische Flußmessung in der Aorta descendens [211–213] ergibt ähnliche Ergebnisse wie die Flußmessung in der A. cerebri anterior oder im Truncus coeliacus. Sie stellt neben der Flußmessungen in den großen Systemarterien die beste Möglichkeit zur semiquantitativen Abschätzung der hämodynamischen Wirksamkeit des Ductus dar. Die Größe des Lecks im Windkessel der Aorta und die Druckdifferenz zwischen dem Pulmonal- und Körperkreislauf bestimmen dabei die Größe des Links-rechts-Shunts.

Dopplersonographisch wird die Blutströmung in der Aorta am besten von suprasternal gemessen (Abb. 3.16). In der Aorta ascendens ist dabei die Blutströmung auf den Schallkopf zu gerichtet, so daß sich

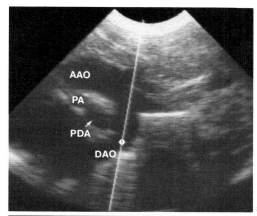

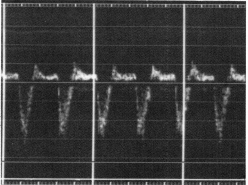

Abb. 6.6a, b. Dopplersonographische Flußmessung in der Aorta descendens bei großem Ductus arteriosus Botalli. **a** Suprasternale lange Achse durch den Aortenbogen. Das Meßvolumen ist in der deszendierenden Aorta (*DAO*) im Bereich des Abgangs des Ductus (*PDA*) lokalisiert. *AAO* Aorta ascendens; *PA* Pulmonalarterie. **b** Flußkurve aus der Aorta descendens. Laminarer systolischer Vorwärtsfluß, der sich unterhalb der Null-Linie darstellt, da die normale Blutströmung in der Aorta descendens vom Schallkopf weggerichtet ist. Ausgeprägter diastolischer Rückfluß, der sich oberhalb der Null-Linie darstellt. Er kommt durch den diastolischen Abstrom des Bluts ins Niederdrucksystem des Pulmonalkreislaufs zustande

das Frequenzspektrum oberhalb der Null-Linie abbildet, während in der Aorta descendens die Blutströmung vom Schallkopf weg gerichtet ist, so daß das Flußspektrum unterhalb der Null-Linie dargestellt wird (Abb. 3.16). Bei gesunden Kindern findet sich immer ein laminarer systolischer Vorwärtsfluß. Das Flußprofil ist endsystolisch durch einen kurzen Rückfluß gekennzeichnet, der durch den Aortenklappenschluß zustande kommt (Abb. 3.16) [29]. Während der Diastole kann nur ein minimaler Vorwärtsfluß nachgewiesen werden, dessen Flußrichtung dem systolischen Fluß entspricht.

Beim offenen Ductus arteriosus Botalli fehlt ein diastolischer Vorwärtsfluß in der Aorta. Stattdessen findet man in Abhängigkeit vom in die Pulmonalarterie abströmenden Blutvolumen, einen mehr oder minder ausgeprägten diastolischen Rückfluß in der Aorta descendens (Abb. 6.6) [211, 212, 213]. Demgegenüber ist der Fluß in der Aorta ascendens auch in der Diastole zum Schallkopf hin gerichtet.

Differentialdiagnostisch kann dieser Vorwärtsfluß in der aszendierenden Aorta zur Abgrenzung von einigen komplexen Herzfehlern, die ebenfalls mit einem Leck im Windkessel der Aorta einhergehen, herangezogen werden. Es sind dies der Truncus arteriosus communis, der Aortenseptumdefekt und die Aorteninsuffizienz sowie ein linksventrikulär-aortaler Tunnel und ein rupturiertes Sinus Valsalvae Aneurysma [100]. Bei diesen Herzfehlern kann auch in der Aorta ascendens ein retrograder diastolischer Fluß gefunden werden. Des weiteren ist ein diastolischer Rückfluß in der Aorta ascendens typisch für einen aortopulmonalen Shunt. Diese Herzfehler können dopplersonographisch voneinander abgegrenzt werden, indem der *Ort des initialen diastolischen Rückflusses* in der Aorta ascendens bzw. descendens aufgesucht wird [100]. Bei der Aortenklappeninsuffizienz, einem rupturierten Sinus Valsalvae Aneurysma und einem aortokameralen Tunnel kann der diastolische Rückfluß auch im linksventrikulären Ausflußtrakt und bereits unmittelbar hinter der Aortenklappe nachgewiesen werden.

Beim Truncus arteriosus communis mit kompetenter Truncusklappe, dem Aortenseptumdefekt und dem aortopulmonalen Shunt wird der initiale Rückfluß erst in einiger Entfernung von der Semilunarklappe registriert. Beim Truncus arteriosus communis mit insuffizienter Truncusklappe werden ähnliche Flußverhältnisse wie bei der Aortenklappeninsuffizienz gefunden.

Flußmessungen in der Pulmonalarterie (Abb. 6.7)

Die Flußmessung in der Pulmonalarterie kann entweder in der parasternalen kurzen Achse in Höhe der Aortenklappe erfolgen, wie sie in 3.17 beschrieben wurde, oder in der parasternalen langen Achse (Abb. 3.16) durch die Pulmonalarterie. In beiden Schnittebenen verläuft die Blutströmung vom Schallkopf weg nach dorsal, so daß sich eine negative Dopplerverschiebung ergibt (Abb. 3.16 und 3.17). Die Blutströmung in der Pulmonalarterie ist im Normalfall laminar. Der Schluß der Pulmonalklappe führt zu einem kurzfristigen endsystolischen Rückfluß, der sich oberhalb der Null-Linie darstellt (Abb. 3.17) [82, 100]. Während der Diastole erfolgt nur ein minimaler Vorwärtsfluß. Diese Flußverhältnisse werden bei gesunden Kindern im gesamten Verlauf des Pulmonalarterienhauptstammes [82] sowie in beiden Pulmonalarterienästen gefunden. Demgegenüber weisen Kinder mit offenem Ductus arteriosus in Höhe der Pulmonalisbifurkation und im Pulmonalishauptstamm ein turbulentes Strömungsprofil auf. Kurz hinter der Pulmonalklappe läßt sich demgegenüber ein normaler laminarer Vorwärtsfluß nachweisen. Die Blutströmung im Bereich der Pulmonalisbifurkation ist in der Diastole zum Schallkopf hin gerichtet und wird somit oberhalb der Null-Linie abgebildet (Abb. 6.7a, b) [100, 116, 225, 233, 235, 236]. In der Systole findet sich wie beim gesunden Kind ein vom Schallkopf weggerichteter, negativer Fluß, der jedoch häufig turbulent ist (Abb.

Abb. 6.7 a—c. Dopplersonographische Flußmessung in der Pulmonalarterie beim offenen Ductus arteriosus Botalli. **a** Flußmessung im Pulmonalarterienstamm: Laminarer systolischer Vorwärtsfluß, der sich unterhalb der Null-Linie darstellt, da die normale Blutströmung in der Pulmonalarterie vom Schallkopf weggerichtet ist. Turbulenter diastolischer Rückfluß, der zum Schallkopf hin gerichtet ist und sich deshalb oberhalb der Null-Linie darstellt. **b** Flußmessung im Bereich der Einmündung des Ductus (PDA): Das Meßvolumen ist im Bereich der Mündung des Ductus lokalisiert. Ausgeprägter turbulenter Einstrom in die Pulmonalarterie über den Ductus. Nur kurzfristiger systolischer Vorwärtsfluß im Bereich der Ductusmündung bedingt durch den normalen systolischen Pulmonalisfluß. *DAO* deszendierende Aorta; *PA* Pulmonalarterie; *RPA* rechte Pulmonalarterie; *LPA* linke Pulmonalarterie. Das Frequenzspektrum zeigt einen turbulenten, nahezu kontinuierlichen Vorwärtsfluß, der auf den Schallkopf zu gerichtet ist (Links-rechts-Shunt über den Ductus) und sich deshalb oberhalb der Null-Linie darstellt. Minimaler systolischer Vorwärtsfluß, der unterhalb der Null-Linie zur Darstellung kommt. **c** Flußmessung in der linken Pulmonalarterie (parasternale lange Achse durch die Pulmonalarterie): Systolisch-diastolisch negativer Fluß der sich unterhalb der Null-Linie darstellt, da in den Pulmonalarterien auch beim Ductus ein Vorwärtsfluß vorliegt. Das Flußprofil unterscheidet sich jedoch vom Normalfall durch einen turbulenten Vorwärtsfluß in der Diastole (*Pfeile*)

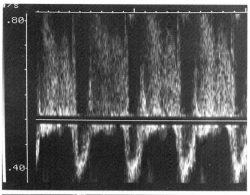

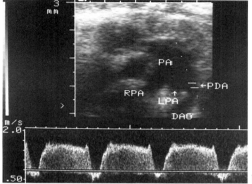

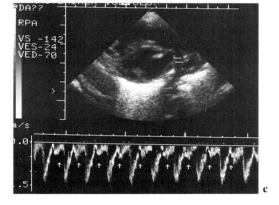

6.7a). Im Gegensatz dazu kann in beiden Pulmonalarterienästen ein systolisch-diastolisch turbulenter, vom Schallkopf weggerichteter Fluß nachgewiesen werden (Abb. 6.7c) [82, 248]. Besonders charakteristisch ist der turbulente diastolische Vorwärtsfluß in beiden Pulmonalarterien. Differentialdiagnostisch muß der diastolische Rückfluß im Bereich des Pulmonalarterienstamms von einer Pulmonalinsuffizienz abgegrenzt werden. Bei dieser wird der diastolische Rückfluß jedoch nicht nur in Höhe des Pulmonalarterienstamms und insbesondere der Pulmonalisbifurkation, sondern auch in Höhe der Pulmonalklappe und im rechtsventrikulären Ausflußtrakt gefunden [100, 116]. Weiterhin können bei der Pulmonalinsuffizienz niedrigere diastolische Flußgeschwindigkeiten als beim offenen Ductus arteriosus nachgewiesen werden [100].

Die Höhe des diastolischen Flusses ist von der Größe des Ductus und vom Widerstand in den Pulmonalarterien und somit vom Druck in diesem Bereich abhängig. Eine gleichzeitige Bestimmung des Blutdrucks

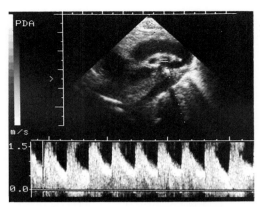

Abb. 6.8. Dopplersonographische Flußmessung im Ductus. *Oberer Bildabschnitt* (suprasternale lange Achse durch den Aortenbogen): Das Meßvolumen ist im offenen Ductus plaziert. *Unterer Bildabschnitt:* Turbulenter systolisch-diastolischer Vorwärtsfluß mit einem systolischen Flußmaximum und einem diastolischen Flußminimum

Direkte Flußmessungen im Ductus arteriosus (Abb. 6.8)

Die direkte Flußmessung im offenen Ductus arteriosus erfordert zunächst die zweidimensionale Darstellung. Dies gelingt am besten in der suprasternalen langen Achse (Abb. 6.8) oder in einer parasternalen kurzen Achse durch die Aortenwurzel. Beim beatmeten Frühgeborenen kann der Ductus jedoch häufig wegen Luftüberlagerung aus überblähten Lungenpartien oder dem rechten Hauptbronchus nicht dargestellt werden [186].

Ist die zweidimensionale Darstellung jedoch möglich, so kann im Ductus dopplersonographisch ein turbulenter Fluß während der Systole und Diastole gefunden werden (Abb. 6.8) [100]. Dieser kann sowohl oberhalb als auch unterhalb der Null-Linie dargestellt werden, je nachdem, ob der Blutfluß im gewundenen Ductus auf den Schallkopf zu oder von diesem weggerichtet ist. Eine Quantifizierung des Blutflusses ist jedoch durch direkte Flußmessung im Ductus nicht möglich. Bei normalen Pulmonalarteriendrücken kann eine hohe Flußgeschwindigkeit im Ductus gefunden werden, da der Druck in der Aorta wesentlich höher als in der Pulmonalarterie ist. Die höchsten Flußgeschwindigkeiten werden gegen Ende der Systole registriert, während es in der Diastole wieder zu einem Abfall der Flußgeschwindigkeiten kommt [100]. Bei pulmonaler Hypertonie kann nur in der Frühdiastole ein Fluß im Ductus nachgewiesen werden. Die Verkürzung des diastolischen Flusses korreliert dabei gut mit dem Schweregrad der Hypertonie [100, 235].

ermöglicht somit eine semiquantitative Bestimmung des diastolischen Pulmonalarteriendrucks über die modifizierte Bernoulli-Gleichung ($\Delta p = 4 \cdot v^2$) [100]. Dabei entspricht Δp dem Druckgradienten zwischen Aorta und Pulmonalarterie. Dieser Druckgradient kann über die dopplersonographische Bestimmung der maximalen diastolischen Flußgeschwindigkeit im Ductus ermittelt werden. Der systemische Blutdruck in der Diastole kann nichtinvasiv gemessen werden, so daß sich der maximale Druck in der Pulmonalarterie semiquantitativ abschätzen läßt. Hohe Flußgeschwindigkeiten im Ductus sprechen für einen niederen Druck in den Pulmonalarterien. Niedere Flußgeschwindigkeiten werden bei pulmonaler Hypertonie gefunden [100]. Ein holodiastolischer Rückfluß im Pulmonalarterienstamm deutet ebenfalls auf einen niederen Pulmonalarteriendruck hin, während ein kurzer frühdiastolischer Rückfluß bei fehlendem spätdiastolischem Fluß für die pulmonale Hypertonie typisch ist [100, 235].

6.3.3 Klinische Wertigkeit der Dopplersonographie

Die Diagnose des offenen Ductus arteriosus Botalli beim Frühgeborenen erfolgt in der Regel klinisch. Meist läßt sich in dieser

Altersgruppe nicht das typische Maschinengeräusch auskultieren; statt dessen kann häufig nur ein zum Rücken fortgeleitetes Systolikum nachgewiesen werden. Für einen hämodynamisch wirksamen Ductus sprechen hebende Femoralis- und Radialispulse, epigastrische Pulsationen, sowie das Vorliegen einer Herzinsuffizienz. Bei der Blutdruckmessung fällt die große Blutdruckamplitude auf, die durch den diastolischen Abstrom des Bluts in das Niederdrucksystem des Pulmonalkreislaufs zustande kommt.

Eine sichere Aussage über die hämodynamische Relevanz und damit Behandlungsbedürftigkeit eines Ductus kann jedoch aufgrund der klinischen Parameter häufig nicht gemacht werden [222]. Bei der Beurteilung der hämodynamischen Wirksamkeit bietet die Echokardiographie in Verbindung mit der Dopplersonographie eine wichtige Entscheidungshilfe für die Behandlungsbedürftigkeit. Zunächst gilt es, echokardiographisch komplexe Herzfehler mit ähnlicher Symptomatik wie den Truncus arteriosus communis und den Aortenseptumdefekt oder eine schwere Aortenklappeninsuffizienz auszuschließen. Des weiteren müssen ductusabhängige zyanotische Herzfehler vom isolierten Ductus arteriosus abgegrenzt werden. Die Beurteilung der hämodynamischen Wirksamkeit kann aufgrund eines vergrößerten linken Vorhofs im M-Mode erfolgen. Ein LA/AO-Quotient über 1,3 spricht für einen hämodynamisch wirksamen Links-rechts-Shunt. Allerdings können auch andere Herzfehler mit großem Links-rechts-Shunt, wie z. B. ein großer Ventrikelseptumdefekt, zu einer Vergrößerung des linken Vorhofs führen. Eine Schwierigkeit beim beatmeten Frühgeborenen ist die Luftüberlagerung aus vorgeschalteten überblähten Lungenpartien, so daß der linke Vorhof sich echokardiographisch nicht darstellen läßt. Die direkte zweidimensionale Darstellung des Ductus von suprasternal ist wegen Luftüberlagerungen aus dem rechten Hauptbronchus ebenfalls nicht immer möglich. Außerdem kann ein multipel geschlängelter Ductus häufig nicht in seinem gesamten Verlauf dargestellt werden. So kann ein aortal noch weit offener Ductus an seinem pulmonalen Ende fast vollständig verschlossen und somit hämodynamisch nicht mehr besonders wirksam sein.

Die dopplersonographische Darstellung der arteriellen Strömungsverhältnisse erlaubt eine nichtinvasive, störungsfreie Beurteilung intraarterieller Flußparameter. Störende Einflüsse, wie z. B. Luftüberlagerungen können bei Flußmessungen in den Hirn- oder Abdominalarterien ausgeschlossen werden [55, 222].

Im Gegensatz zum systolisch-diastolischen Vorwärtsfluß in den Hirnarterien gesunder Säuglinge ist der offene Ductus arteriosus Botalli durch eine deutliche Erniedrigung des diastolischen Flusses gekennzeichnet. Der Abfall der diastolischen Flußgeschwindigkeiten kommt durch den Abstrom des aortalen Bluts ins Niederdrucksystem des Pulmonalkreislaufs zustande. Bei kleinem Ductus fließt nur ein geringer Teil des Schlagvolumens des linken Ventrikels in der Diastole in die Pulmonalarterie, was zu einer Erniedrigung des diastolischen Vorwärtsflusses in den Hirnarterien führt. Bei großem Ductus und somit nennenswertem Links-rechts-Shunt, kommt es zu einer ausgeprägten Erniedrigung der diastolischen Flußgeschwindigkeiten: Meist läßt sich enddiastolisch keine Blutströmung oder sogar ein retrograder Fluß nachweisen.

Ähnliche Flußverhältnisse in den Hirnarterien wurden bei offenem Ductus auch von Bejar [23], Lipman [134], Martin [143] und Perlman [176] gefunden.

Absolute Flußgeschwindigkeiten wurden von den genannten Autoren nicht bestimmt, da sie ihre Untersuchungen mit CW-Dopplergeräten durchführten, die nur eine Bestimmung des Widerstandsindex erlauben. Martin [143] fand bei

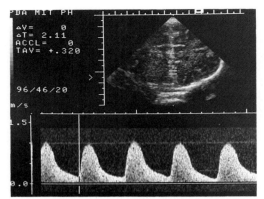

Abb. 6.9. Dopplersonographisches Flußprofil in der A. cerebri anterior bei großem Ductus arteriosus mit pulmonaler Hypertonie. Das Flußprofil zeigt einen systolisch-diastolischen Vorwärtsfluß. Die positive diastolische Amplitude ist bedingt durch den hohen Lungengefäßwiderstand, der nur einen kleinen Links-rechts-Shunt über den Ductus zuläßt

offenem Ductus in der A. cerebri anterior eine Erhöhung des Resistanceindex auf $0,96 \pm 0,06$ im Vergleich zu seinen Normalwerten von $0,75 \pm 0,03$. Die von Perlman [176] in der A. cerebri anterior gemessenen Werte lagen in einem ähnlichen Bereich von $0,91 \pm 0,03$ bei großem Ductus im Vergleich zu seinen Normalwerten von $0,67 \pm 0,05$. Die von uns ermittelten Werte in der A. cerebri anterior liegen mit $0,90 \pm 0,04$ bei kleinem Ductus und $1,07 \pm 0,21$ bei großem, hämodynamisch wirksamem Ductus noch höher.

Ein offener Ductus kann somit an einem signifikanten Anstieg des Resistanceindex erkannt werden. Zudem kann an Hand des Resistanceindex zwischen kleinem und hämodynamisch bedeutsamen Ductus unterschieden werden. Diese Unterscheidung ist zur Beurteilung der Behandlungsbedürftigkeit eines persistierenden Ductus besonders wichtig. Während ein kleiner Ductus häufig durch konservative Maßnahmen wie Flüssigkeitsrestriktion, Erhöhung des inspiratorischen Sauerstoffgehalts in der Atemluft und evtl. Gabe von Diuretika therapiert werden kann, muß ein großer, hämodynamisch bedeutsamer Ductus möglichst frühzeitig verschlossen werden, um eine kardiale Dekompensation und die Nebenwirkungen einer länger dauernden Beatmung zu verhindern [222]. Hierzu stehen einerseits der operative Ductusverschluß [222], andererseits der medikamentöse Verschluß durch den Prostaglandinantagonisten Indomethacin zur Verfügung. Die Verkleinerung des Ductus unter Indomethacingabe kann an der Normalisierung des Flußprofils objektiviert werden: Das Ansprechen auf die Medikamentengabe läßt sich am Anstieg der endsystolischen und insbesondere der enddiastolischen Flußgeschwindigkeiten und am Abfall des Resistanceindex erkennen.

Diese Flußparameter können jedoch nur so lange zur Beurteilung der hämodynamischen Wirksamkeit eines offenen Ductus arteriosus Botalli herangezogen werden, wie der Lungengefäßwiderstand niedrig ist. Mit zunehmendem Anstieg des Lungengefäßwiderstands und Abnahme der Druckdifferenz zwischen Aorta und Pulmonalarterie kommt es zu einer Abnahme des Shuntvolumens über den Ductus. Bei hohem Lungengefäßwiderstand und niedrigem Shuntvolumen kommt es zu einer Normalisierung des Flußprofils in den Hirngefäßen (Abb. 6.9). Ein großer Ductus führt jedoch erst nach einigen Wochen oder Monaten zu einer widerstandsbedingten pulmonalen Hypertonie, so daß für die Neonatalperiode die Flußmessung in den Hirnarterien zur Beurteilung der hämodynamischen Wirksamkeit eines Ductus herangezogen werden kann.

Des weiteren können Früh- und Neugeborene mit einer persistierenden fetalen Zirkulation trotz weit offenem Ductus ein normales Flußprofil in den Hirnarterien aufweisen. Auch bei diesen Kindern liegt ein sehr hoher Lungengefäßwiderstand vor, der sogar den Widerstand des großen Kreislaufs überschreiten kann. Im letzteren Fall kommt es über den Ductus zu einem Rechts-links-Shunt, der durch direkte Flußmessungen im Ductus nachgewiesen werden kann. Da der Windkessel der Aorta bei diesen Kindern aufgrund des hohen Lungengefäßwiderstands kein Leck aufweist, kann in den Hirn- und Abdominalarterien ein normaler Fluß gefunden werden, obwohl der Ductus offen ist.

Zum sicheren Nachweis eines offenen Ductus arteriosus im späteren Säuglingsalter müssen zusätzliche Flußmessungen in der Aorta und v. a. in den Pulmonalarterien durchgeführt werden. Bei offenem Ductus findet man im Pulmonalarterienhauptstamm einen diastolischen Rückfluß. Aus der Höhe des Jets im Pulmonalarterienstamm kann auf die Druckdifferenz zwischen Aorta und Pulmonalarterie geschlossen werden und unter Berücksichtigung des Blutdrucks der diastolische Pulmonalarteriendruck ermittelt werden (diastolischer Pulmonalarteriendruck = diastolischer Blutdruck minus dopplersonographisch ermittelte Druckdifferenz).

Ähnliche Flußverhältnisse wie in den Hirnarterien konnten von anderen Autoren in der deszendierenden Aorta und in der A. carotis communis nachgewiesen werden [186, 211, 212, 213, 256].

Sie fanden bei großem Ductus einen diastolischen Rückfluß, wobei die Veränderungen in der deszendierenden Aorta ausgeprägter waren als in der aszendierenden Aorta [212].

Auch in den Ästen der deszendierenden Aorta konnten wir, wie in den Hirnarterien eine deutliche Erniedrigung des diastolischen Vorwärtsflusses finden [62]. Allerdings waren die Veränderungen in der A. cerebri anterior wesentlich ausgeprägter als im Truncus coeliacus und in den Nierenarterien. Während sich bei kleinem Ductus arteriosus Botalli die Flußgeschwindigkeiten und der Resistanceindex im Truncus coeliacus nicht eindeutig vom Normalkollektiv unterschieden, bestanden in der A. cerebri anterior für die maximale systolische Flußgeschwindigkeit, die enddiastolische Flußgeschwindigkeit und für den Resistanceindex signifikante Unterschiede [55, 62]. Dopplersonographische Flußmessungen im Truncus coeliacus hätten somit einen kleinen Ductus nicht erfaßt [62]. Ein hämodynamisch wirksamer Ductus kann jedoch auch durch Flußmessungen im Truncus coeliacus und der A. renalis an der Erniedrigung der enddiastolischen Flußgeschwindigkeit und der Erhöhung des Resistanceindex erkannt werden.

Dopplersonographische Differentialdiagnose des offenen Ductus

Ähnliche Flußverhältnisse wie beim offenen Ductus arteriosus Botalli findet man auch bei anderen Herzfehlern, die als Leck im Windkessel der Aorta verstanden werden müssen: Es sind dies v. a. zyanotische Herzfehler, bei denen die Lungendurchblutung über einen offenen Ductus erfolgt, der Truncus arteriosus communis, der Aortenseptumdefekt und eine schwere Aorteninsuffizienz. Komplexe Herzfehler mit offenem Ductus müssen echokardiographisch ausgeschlossen werden. Neben der echokardiographischen Darstellung eignen sich hierzu v. a. Flußmessungen in der Aorta und der Pulmonalarterie (Abb. 6.10). Während beim offenen Ductus nur in der Aorta descendens ein retrograder diastolischer Fluß gefunden wird, kann beim Truncus arteriosus communis, dem Aortenseptumdefekt und der Aortenklappeninsuffizienz auch in der Aorta ascendens ein retrograder diastolischer Fluß nachgewiesen werden. Bei der Aortenklappeninsuffizienz läßt sich zudem im linksventrikulären Ausflußtrakt ein diastolischer Rückfluß finden (Abb. 6.10). Die dopplersonographischen Flußmessungen in der Aorta ermöglichen somit neben der zweidimensionalen Darstellung die Differenzierung. Dopplersonographische Flußmessungen in der Pulmonalarterie zeigen bei Herzfehlern mit offenem Ductus im Pulmonalarterinhauptstamm einen retro-

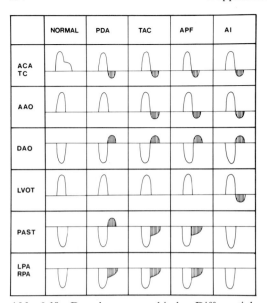

Abb. 6.10. Dopplersonographische Differentialdiagnose der Herzfehler mit einem Leck im Windkessel der Aorta durch Flußmessungen in Systemarterien, Aorta, Pulmonalarterie und im linksventrikulären Ausflußtrakt. *PDA* persistierender Ductus arteriosus Botalli, *TAC* Truncus arteriosus communis, *APF* aortopulmonales Fenster, *AI* Aorteninsuffizienz, *ACA* A. cerebri anterior, *TC* Truncus coeliacus, *AAO* Aorta ascendens, *DAO* Aorta descendens, *LVOT* linksventrikulärer Ausflußtrakt, *PAST* Pulmonalarterienstamm, *LPA* linke Pulmonalarterie, *RPA* rechte Pulmonalarterie

graden diastolischen Fluß (Abb. 6.7), während beim Truncus arteriosus communis und beim Aortenseptumdefekt im Pulmonalarterienstamm ein systolisch-diastolisch turbulenter Vorwärtsfluß gefunden wird (normalerweise laminarer Vorwärtsfluß nur in der Systole). Bei der Aortenklappeninsuffizienz findet man in der Pulmonalarterie einen normalen Fluß. Die dopplersonographische Differentialdiagnose der Windkesseldefekte der Aorta ist in Abb. 6.10 zusammengefaßt dargestellt. Neben kardiovaskulären Erkrankungen können auch verschiedene Erkrankungen des zentralen Nervensystems zu einem fehlenden oder negativen diastolischen Fluß in den Hirnarterien führen. Wie in Kap. 5 ausführlich dargestellt sind es in erster Linie Erkrankungen, die mit einem gesteigerten intrakraniellen Druck einhergehen, wie der progrediente Hydrocephalus internus, raumfordernde Hirnblutungen und ein malignes Hirnödem. Die entsprechenden Erkrankungen können meist aufgrund der Klinik und der zweidimensionalen Schädelsonographie ausgeschlossen werden. In unklaren Fällen kann die Flußmessung im Truncus coeliacus mit herangezogen werden: Wird das pathologische Flußprofil in den Hirnarterien durch einen gesteigerten Schädelinnendruck verursacht, so kann im Truncus coeliacus ein normaler Fluß nachgewiesen werden. Bei Erkrankungen des Herz-Kreislauf-Systems mit einem Windkesselleck der Aorta entsprechen sich die intrakraniellen und abdominellen Strömungsprofile.

Schwierigkeiten können sehr unreife Frühgeborene bereiten, die gleichzeitig an einem offenen Ductus arteriosus Botalli und einem rasch progredienten posthämorrhagischen Hydrozephalus leiden. Ein pathologisches Flußprofil in der A. cerebri anterior kann dabei sowohl durch den Ductus als auch durch die progrediente Ventrikelerweiterung bedingt sein. Auch in diesem Falle ermöglicht die anschließende Flußmessung im Truncus coeliacus die Differenzierung, so daß therapeutische Maßnahmen (Ductusligatur bzw. Indomethacin-Gabe oder Serienlumbalpunktionen) unverzüglich erfolgen können.

Hypoxämisch-ischämische ZNS-Läsionen und nekrotisierende Enterokolitis als Folge eines großen Ductus arteriosus Botalli

Nach Literaturangaben haben Frühgeborene mit offenem Ductus arteriosus Botalli eine erhöhte Inzidenz von hypoxämisch-ischämischen Parenchymläsionen und sekundären Hirnblutungen sowie nekrotisierenden Enterokolitiden [23, 68, 124, 143]. Des weiteren werden bei offenem

Ductus häufig passagere Niereninsuffizienzen mit Oligurie und Anurie gefunden.

Mit Hilfe der Dopplersonographie läßt sich diese erhöhte Inzidenz als Folge der zerebralen und intestinalen Minderperfusion erklären. Da die großen Hirnarterien relativ kaliberkonstant sind, wie angiographische Untersuchungen von Hilal [110] gezeigt haben, korreliert der Volumenfluß mit der mittleren Flußgeschwindigkeit. Ein Abfall der mittleren Flußgeschwindigkeit beim offenen Ductus arteriosus kann somit zu einer verminderten Organperfusion führen und die erhöhte Inzidenz an hypoxämisch-ischämischen Parenchymläsionen im Bereich des Gehirns und der nekrotisierenden Enterokolitis bei Kindern mit großem Ductus arteriosus Botalli erklären.

Unsere dopplersonographischen Flußmessungen zeigten anfänglich nur eine Erniedrigung der enddiastolischen Flußgeschwindigkeit, während die maximale systolische Flußgeschwindigkeit erhöht war. Die mittlere Flußgeschwindigkeit war nur unwesentlich erniedrigt. Mit zunehmender Dauer der Ductussymptomatik und Zunahme des Links-rechts-Shunts aufgrund des abfallenden Lungengefäßwiderstands kam es zu einer weiteren Erniedrigung der enddiastolischen und endsystolischen Flußgeschwindigkeiten, was zu einem Abfall der mittleren Flußgeschwindigkeit führte, obwohl die maximale systolische Flußgeschwindigkeit erhöht war.

Mit weiterer Dauer der Ductussymptomatik und kardialer Dekompensation aufgrund der ausgeprägten Volumenbelastung des linken Ventrikels, die vom Myokard des Frühgeborenen nur schlecht toleriert wird, ist auch mit einem Abfall der maximalen systolischen Flußgeschwindigkeit zu rechnen, was zu einem weiteren Abfall der mittleren Flußgeschwindigkeit führen würde. Da jedoch in unserem Krankengut sofort nach Diagnosestellung eines hämodynamisch wirksamen Ductus therapeutische Maßnahmen zum Ductusverschluß einschließlich der Ductusligatur erfolgten, trat eine nennenswerte kardiale Dekompensation nicht auf. Aus diesem Grund war die Inzidenz von hypoxämisch-ischämischen Parenchymläsionen und der nekrotisierenden Enterokolitiden bei Kindern mit offenem Ductus nicht höher als in einem vergleichbaren gesunden Kontrollkollektiv.

Der offene Ductus arteriosus Botalli stellt somit eine progrediente Erkrankung dar. Mit zunehmendem Abfall des Lungengefäßwiderstands und Zunahme des Links-rechts-Shunts nimmt die Volumenbelastung des linken Ventrikels zu, was zur kardialen Dekompensation mit mangelnder Auswurfleistung des linken Herzens führen kann. Die dopplersonographischen Flußmessungen zeigen anfänglich nur eine Erniedrigung der enddiastolischen Flußgeschwindigkeit, die noch durch eine Erhöhung der maximalen systolischen Flußgeschwindigkeit (bedingt durch das erhöhte Schlagvolumen) kompensiert wird. Mit zunehmender Dauer der Symptomatik nimmt auch die endsystolische und letztendlich auch die maximale systolische Flußgeschwindigkeit ab. In gleichem Maße kommt es zu einer Erniedrigung der mittleren Flußgeschwindigkeit. Postuliert man einen konstanten Durchmesser der großen hirnversorgenden Arterien und der Abdominalarterien, so bedeutet ein Abfall der mittleren Flußgeschwindigkeit eine Minderperfusion im Versorgungsgebiet der entsprechenden Arterie. Dies gilt nicht nur für die A. cerebri anterior, sondern auch für die A. carotis interna und basilaris. In allen großen hirnversorgenden Arterien konnten die gleichen Flußprofile mit einer Erniedrigung der diastolischen Amplitude und einem Abfall der Flußgeschwindigkeiten gefunden werden. Ein Abfall des Volumenflusses in den 3 großen hirnversorgenden Arterien hat einen Abfall der Hirndurchblutung zur Folge. Hypoxämisch-ischämische Parenchymläsionen und sekundäre Hirnblutungen lassen sich, ebenso wie die nekrotisierende Enterokolitis und die Niereninsuffizienz, als Folge der zerebralen und intestinalen Minderperfusion erklären [55, 62]. Auch kann die Oligurie und Anurie bei diesen Kindern ebenfalls durch die mangelnde Perfusion der Nieren erklärt werden.

6.4 Flußparamter bei ductusabhängigen komplexen Herzfehlern

Der offene Ductus kommt häufig in Kombination mit einem zusätzlichen Herzfehler vor (Tabelle 6.2). Klinische Bedeutung haben hierbei die zyanotischen ductusabhängigen Herzfehler. Bei diesen Kindern hängt die Lungenperfusion und damit das Überleben vorwiegend oder ausschließlich von der Größe des Ductus ab. Weiter ist ein offener Ductus bei hochgradiger Aortenisthmusstenose und dem Koarktationssyndrom zur Perfusion der unteren Körperhälfte wichtig. Der Verschluß des Ductus führt zur Minderperfusion der unteren Körperhälfte und kann eine Oligurie, Anurie und eine Verbrauchskoagulopathie nach sich ziehen.

6.4.1 Kasuistiken

Bei 67 Kindern mit offenem Ductus arteriosus Botalli konnten neben dem Ductus noch ein oder mehrere zusätzliche Herzfehler diagnostiziert werden.
Bei 24 Kindern wurde ein offener Ductus arteriosus in Zusammenhang mit einem intrakardialen Shuntvitium (Vorhofseptumdefekt 4; Ventrikelseptumdefekt 4; kompletter Artrioventrikularkanal 16) nachgewiesen.
Bei 20 Kindern lag ein offener Ductus arteriosus neben einer hochgradigen Obstruktion im Bereich des rechten Herzens vor (Trikuspidalatresie 3; Pulmonalklappenatresie 10; Trikuspidal- und Pulmonalklappenatresie 3; Fallot-Tetralogie 4).
Bei 23 Kindern trat der Ductus in Zusammenhang mit einem Fehlabgang der großen Körperarterien auf (d-Transposition der großen Arterien 10; „double-outlet-right ventricle" 9; singulärer Ventrikel 4).
Wie beim isolierten Ductus arteriosus kann auch bei komplexen Herzfehlern mit offenem Ductus arteriosus Botalli die hämodynamische Wirksamkeit des Ductus an der Erniedrigung des diastolischen Vorwärtsflusses in den Hirnarterien erkannt werden. Ein kleiner Ductus führt nur zu einer Erniedrigung des diastolischen Vorwärtsflusses. Ein fehlender oder negativer diastolischer Fluß spricht für einen hämodynamisch wirksamen Ductus (Abb. 6.11).
Bei 23 Kindern mit intrakardialem Shuntvitium und großem Ductus kam es zu einer ausgeprägten Lungenüberflutung mit rasch einsetzender Herzinsuffizienz, die die rasche operative Ductusligatur erforderlich machte.
Die dopplersonographischen Meßwerte aus der A. cerebri anterior wurden mit einem Kontrollkollektiv gesunder Kinder verglichen (Tabelle 6.6).
Der statistische Vergleich zwischen beiden Gruppen zeigte eine signifikante Erniedrigung aller Flußgeschwindigkeiten bei Kindern mit offenem Ductus und assoziiertem intrakardialem Shuntvitium. Der Resistanceindex war demgegenüber signifikant erhöht.

6.4.2 Klinische Wertigkeit der Dopplersonographie

Herzfehler mit *intrakardialem Linksrechts-Shunt* und zusätzlich einem offenen Ductus arteriosus Botalli führen häufig frühzeitig zur Herzinsuffizienz. Außerdem sind diese Kinder durch eine pulmonale Hypertonie stark gefährdet. Zur Vermeidung der kardialen Dekompensation bzw.

Abb. 6.11 a–c. Dopplersonographische Flußmessung in der A. cerebri anterior (*ACA*) und in der Aorta descendens (*DAO*) bei einem Kind mit Trikuspidal- und Pulmonalklappenatresie sowie großem Ductus arteriosus. **a** (Vierkammerblick): Rudimentärer rechter Ventrikel (*RV*); die Trikuspidalklappe ist durch eine Membran ersetzt (*LV* linker Ventrikel). **b** Flußprofil in der A. cerebri anterior. Fehlender bzw. negativer enddiastolischer Fluß, der für ein großes Windkesselleck der Aorta spricht. **c** Flußprofil in der deszendierenden Aorta. Ausgeprägter diastolischer Rückfluß bei großem Ductus arteriosus Botalli. Der Rückfluß ist auf den Schallkopf zu gerichtet und deshalb oberhalb der Null-Linie dargestellt

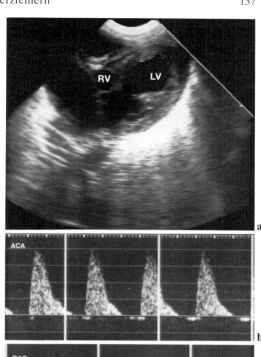

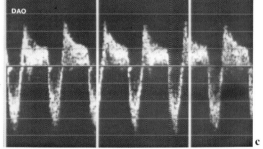

der pulmonalen Hypertonie muß der Ductus bei diesen Kindern frühzeitig unterbunden werden. Mit Hilfe dopplersonographischer Flußmessungen in großen Systemarterien, wie z. B. den Hirnarterien, kann die hämodynamische Relevanz des Ductus rechtzeitig erkannt und das Kind sofort der operativen Korrektur zugeführt werden.

Die Beurteilung der hämodynamischen Bedeutung des Ductus anhand der dopplersonographischen Flußmuster in den Hirnarterien gilt jedoch nur, solange der Lungengefäßwiderstand niedrig ist. Mit zunehmender Entwicklung einer pulmonalen Hypertonie kommt es zu einem An-

Tabelle 6.6. Flußgeschwindigkeiten in der A. cerebri anterior bei 23 Säuglingen mit intrakardialem Shuntvitium und großem Ductus arteriosus Botalli im Vergleich zu einem gleichaltrigen und gleichschweren Kontrollkollektiv

	Intrakardiales Shunt-vitium und großer Ductus	Kontrollkollektiv	p
n	23	23	
Gestationsalter (Wochen)	41 ± 7	41 ± 6	
Untersuchungsgewicht [g]	3290 ± 1200	3310 ± 1220	
V_s [cm/s]	46 ± 16	56 ± 19	$\leq 0{,}01$
V_{es} [cm/s]	11 ± 10	23 ± 12	$\leq 0{,}001$
V_{ed} [cm/s]	1 ± 7	16 ± 9	$\leq 0{,}001$
RI	1,01 ± 0,15	0,74 ± 0,09	$\leq 0{,}001$

stieg der diastolischen Amplitude und zu einer Normalisierung des Flußprofils und der Flußgeschwindigkeiten (Abb. 6.9). Im 2. Lebenshalbjahr muß mit einem Anstieg des Lungengefäßwiderstands gerechnet werden, so daß die Flußprofile in den Hirnarterien nur noch bedingt zur Beurteilung der hämodynamischen Relevanz eines Ductus geeignet sind. Bei Kindern mit Down-Syndrom kann sich eine pulmonale Hypertonie auch bereits in den ersten Lebensmonaten entwickeln.

Bei einem Großteil der *zyanotischen Herzfehler* mit verminderter Lungendurchblutung erfolgt die Perfusion der Lunge über einen offenen Ductus arteriosus Botalli. Bei kritischer (hochgradiger) Pulmonalstenose, Fallot-Tetralogie mit hochgradiger Einengung des rechtsventrikulären Ausflußtrakts sowie bei Pulmonalklappenatresie ohne Ventrikelseptumdefekt ist ein offener Ductus lebensnotwendig. Auch bei allen Rechtsobstruktionen ist die sichere Diagnose und die Beurteilung der hämodynamischen Relevanz eines Ductus besonders wichtig.

Mit Hilfe der dopplersonographischen Flußmessungen in den Hirnarterien kann ein großer Ductus an einem fehlenden oder negativen diastolischen Fluß erkannt werden. Die „Normalisierung" des Flußprofils kennzeichnet den drohenden Ductusverschluß. In diesem Fall ist die sofortige Wiedereröffnung des Ductus durch Prostaglandininfusionen lebensrettend. Der Erfolg der Prostaglandintherapie kann mit Hilfe der Dopplersonographie objektiviert werden.

Die Abgrenzung der einzelnen ductusabhängigen zyanotischen Herzfehler erfolgt mit der Echokardiographie.

Bei der *Trikuspidalklappenatresie* ist die Trikuspidalklappe durch eine echogene Membran ersetzt (Abb. 6.11). Über einen Vorhofseptumdefekt erfolgt auf Vorhofebene ein Rechts-links-Shunt. Meist besteht gleichzeitig ein Ventrikelseptumdefekt, über den auf Ventrikelebene ein Links-rechts-Shunt nachgewiesen werden kann. Die Größe des rechten Ventrikels hängt dabei im wesentlichen von der Größe des Ventrikelseptumdefekts ab.

Bei der *Pulmonalklappenatresie* ist die Pulmonalklappe durch eine echogene Membran ersetzt (Abb. 6.12). Meist liegt gleichzeitig eine Hypoplasie des Pulmonalarterienstamms vor. Zwei Formen von Pulmonalatresie müssen voneinander abgegrenzt werden: Pulmonalklappenatresien mit und ohne Ventrikelseptumdefekt. Ein bestehender Ventrikelseptumdefekt hat einen mehr oder minder gut ausgebildeten rechten Ventrikel zur Folge. Demgegenüber weisen Kinder ohne Ventrikelseptumsdefekt einen hypoplastischen, extrem muskelkräftigen rechten Ventrikel auf (Abb. 6.12). Im angloamerikanischen Sprachgebrauch hat sich dabei die treffende Bezeichnung „peach without stone" eingebürgert. Mitunter ist die Differentialdiagnose zwischen hochgradiger Pulmonalstenose und Pulmonalklappenatresie auf Grund der Echokardiographie allein nicht möglich. Die dopplersonographische Flußmessung im Bereich des Pulmonalarterienstamms ermöglicht jedoch die Differenzierung.

Bei der *Pulmonalklappenstenose* findet man einen turbulenten, stark beschleunigten Fluß, der vom Schallkopf weggerichtet ist und sich unterhalb der Null-Linie darstellt. Wird das Meßvolumen des gepulsten Dopplers kontinuierlich aus dem rechtsventrikulären Ausflußtrakt über die Pulmonalklappe hinweg in den Pulmonalarterienstamm verschoben, so kann der transvalvuläre Fluß dopplersonographisch nachgewiesen werden. Für die *Pulmonalatresie* ist die retrograde Perfusion der Pulmonalarterie über einen offenen Ductus arteriosus Botalli oder über systemikopulmonale Kollateralarterien typisch. In diesem Fall kann im Bereich des rechtsventrikulären Ausflußtrakts und der Pulmonalklappe kein transvalvulärer Fluß gefunden werden. Die retrograde Perfusion der Pulmonalarterien führt zu einem von der Pulmonalisbifurkation zur Pulmonalklappe gerichteten positiven Fluß, der sich oberhalb der Null-Linie darstellt. Wie bei der Pulmonalstenose ist der Fluß beschleunigt und turbulent. Da die Perfusion über den offenen Ductus sowohl während der Systole als auch Diastole erfolgt, kann auch während der Diastole ein turbulenter Fluß gefunden werden (im Gegensatz zur Pulmonalstenose, bei der nur ein systolischer Fluß resultiert).

In den beiden Pulmonalarterienästen kann bei der Pulmonalstenose ein beschleunigter Fluß nur während der Systole nachgewiesen werden. Diastolisch kommt es zu keiner nennenswerten Blutströmung. Demgegenüber kann bei Vorliegen einer Pulmonalklappenatresie und eines offenen Ductus arteriosus Botalli ein kontinuierlicher Fluß während der Systole und Diastole gefunden werden.

Die *d-Transposition der großen Arterien* kann ebenfalls mit einem offenen Ductus arteriosus Botalli einhergehen. Da der Systemkreislauf und die Lungenstrombahn vollkommen voneinander getrennt sind, ist zum Überleben ein Vorhofseptumdefekt, ein Ventrikelseptumdefekt oder ein offener Ductus arteriosus Botalli notwendig. Mit Hilfe der dopplersonographischen Flußmessungen kann ein offener Ductus sicher nachgewiesen werden und insbesondere seine hämodynamische Bedeutung beurteilt werden. Ein sich verschließender Ductus sollte durch Prostaglandininfusionen wieder eröffnet oder offengehalten werden, bis die Ballonatrioseptostomie nach Rashkind in einem kardiologischen Zentrum durchgeführt werden kann. Mit Hilfe dopplersonographischer Flußmessungen kann der Erfolg der Prostaglandininfusion am Abfall der diastolischen Amplitude erkannt werden.

Bei der hochgradigen *präduktalen Aortenisthmusstenose* und beim *Koarktationssyndrom*, worunter man die Kobination einer Isthmusstenose mit einem zusätzlichen

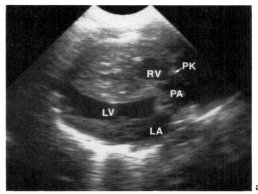

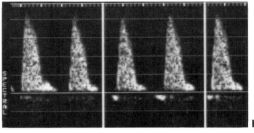

Abb. 6.12 a, b. Flußprofil in der A. cerebri anterior bei einem Säugling mit Pulmonalatresie und intaktem Ventrikelseptum sowie großem Ductus arteriosus Botalli. **a** Parasternale lange Achse durch den Pulmonalarterienstamm: Muskelkräftiger rechter Ventrikel (*RV*) mit schlitzförmigem Cavum („peach without stone"). *PK* atretische Pulmonalklappe; *PA* Pulmonalarterie; *LA* linker Vorhof; *LV* linker Ventrikel. **b** Flußprofil in der A. cerebri anterior: Fehlender und teilweise negativer enddiastolischer Fluß, der für ein großes Windkesselleck der Aorta spricht

Herzfehler (meist Ventrikelseptumdefekt, Aortenstenose oder Mitralstenose) versteht, wird die untere Körperhälfte über den Ductus versorgt. Erfolgt gegen Ende der ersten Lebenswoche der Ductusverschluß, so verschlechtert sich der Zustand der bis dahin meist unauffälligen Kinder akut. Die hochgradige Obstruktion im Bereich des Aortenisthmus und der häufig assoziierte zusätzliche Herzfehler können zur raschen kardialen Dekompensation führen. Die Minderperfusion der unteren Körperhälfte und insbesondere der Nieren führt zur Oligurie und Anurie und in besonders ausgeprägten Fällen zur Ver-

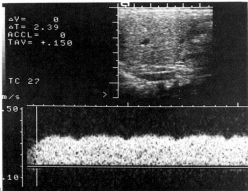

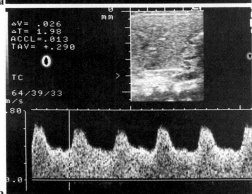

Abb. 6.13 a, b. Flußprofil im Truncus coeliacus im medianen Oberbauchlängsschnitt bei einem Kind mit hochgradiger Aortenisthmusstenose vor und nach Eröffnung des Ductus durch Prostaglandininfusion. **a** Vor Eröffnung des Ductus: Nivellierter Fluß mit sehr niedriger systolischer Amplitude. $V_s = 27; V_m = 15$ cm/s. **b** Nach Eröffnung des Ductus: Pulsatiler Fluß mit deutlichem Anstieg der Flußgeschwindigkeiten v. a. in der Systole. $V_s = 64; V_m = 29$ cm/s. Bei gleichem Durchmesser des Truncus coeliacus steigt der Volumenfluß auf nahezu das Doppelte an

brauchskoagulopathie. Die Kinder sind durch die Niereninsuffizienz und durch die gesteigerte intravasale Gerinnung sowie durch den erhöhten Blutdruck im Bereich der oberen Extremität akut gefährdet. Die rasche Diagnose ist in diesem Fall besonders wichtig (s. 6.9). Dopplersonographisch läßt sich im Bereich der unteren Körperhälfte (z. B. im Truncus coeliacus) ein nivellierter Fluß mit erniedrigter systolischer Amplitude nachweisen (s. Abb. 6.13, 6.29 und 6.32). Nachdem die Diagnose gestellt ist, sollte das Kind bis zur operativen Korrektur mit Prostaglandin behandelt werden, damit die Perfusion der unteren Körperhälfte verbessert wird, die Urinproduktion wieder in Gang kommt und die Verbrauchskoagulopathie günstig beeinflußt wird. Die Wiedereröffnung des Ductus kann am Anstieg der systolischen Amplitude im Truncus coeliacus erkannt werden (Abb. 6.13).

6.4.3 Zusammenfassung

Dopplersonographische Flußmessungen in den Hirnarterien und im Truncus coeliacus erlauben eine semiquantitative Beurteilung der hämodynamischen Wirksamkeit eines offenen Ductus arteriosus Botalli. Ein großer Ductus arteriosus Botalli geht dabei im frühen Säuglingsalter mit einer deutlichen Abflachung der diastolischen Amplitude einher: So kann bei nennenswertem Links-rechts-Shunt häufig ein fehlender oder negativer enddiastolischer Fluß nachgewiesen werden.
Bei gleichzeitig bestehender pulmonaler Hypertonie kann in Abhängigkeit vom Lungengefäßwiderstand ein mehr oder minder normales Flußprofil gefunden werden.
Häufig liegt der Ductus nicht als isolierte Fehlbildung, sondern in Kombination mit anderen komplexen Herzfehlern vor. Bei zusätzlich bestehendem Shuntvitium kann ein assoziierter Ductus durch zerebrale Flußmessungen erkannt und der operative Ductusverschluß unverzüglich durchgeführt werden, um eine kardiale Dekompensation zu verhindern.
Bei zyanotischen Herzfehlern mit verminderter Lungendurchblutung wird die Lunge oft ausschließlich über den Ductus versorgt. Hier kann mit der zerebralen Dopplersonographie zwischen weit offenem und sich verschließendem Ductus unter-

Abb. 6.14a–c. Dopplersonographische Flußmessungen beim Truncus arteriosus communis. **a** Parasternale lange Achse: Ursprung eines arteriellen Gefäßes, das über dem Ventrikelseptum reitet. Aufteilung in die Aorta ascendens und die Pulmonalarterie. *TAC* Truncus arteriosus communis; *AAO* Aorta ascendens; *PA* Pulmonalarterie; *LV* linker Ventrikel; *RV* rechter Ventrikel. **b** Dopplersonographische Flußmessung in der A. cerebri anterior im Koronarschnitt bei Truncus arteriosus communis und niedrigem Lungengefäßwiderstand im Alter von 3 Wochen: Fehlender frühdiastolischer und negativer spätdiastolischer Fluß, der für ein großes Windkesselleck der Aorta spricht. **c** Dopplersonographische Flußmessung im Truncus coeliacus beim gleichen Kind: Negativer diastolischer Fluß, der einem Rückfluß des Bluts in der Diastole entspricht

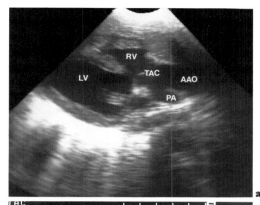
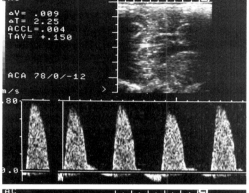
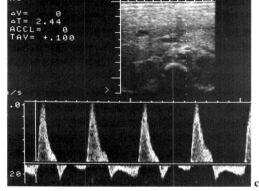

schieden werden. In letzterem Fall sollte der Ductus bis zur Anlage eines aortopulmonalen Shunts mit Prostaglandininfusionen offen gehalten werden.

Bei konservativem Ductusverschluß mittels Indomethacin beim Frühgeborenen können dopplersonographische Flußmessungen den Erfolg der Therapie an Hand der Normalisierung des Flußprofils bestätigen.

6.5 Truncus arteriosus communis

Beim Truncus arteriosus communis entspringt nur ein großes arterielles Gefäß mit nur einer Semilunarklappe, der Truncus arteriosus, aus der Basis des Herzens. Oberhalb der Truncusklappe erfolgt die Aufteilung in die aszendierende Aorta und die Pulmonalarterie. Die Differenzierung der einzelnen Truncustypen erfolgt mittels Echokardiographie und Angiographie.

Dabei zeigt sich in der parasternalen Längsachse durch das Herz wie bei den Fehlbildungen aus dem Fallot-Formenkreis ein über dem Ventrikelseptum reitendes, großes arterielles Gefäß (Abb. 6.14a). Die Darstellung einer rechtsventrikulären Ausflußbahn wie bei Fallot-Tetralogie, Pulmonalatresie mit Ventrikelseptumdefekt oder beim „double-outlet right ventricle" gelingt nicht. Verfolgt man die über dem Ventrikelseptumdefekt reitende Systemarterie nach kranial, so kann beim Truncus arteriosus communis Typ A 1 hinter der Truncusklappe die Aufteilung in die

Tabelle 6.7. Flußgeschwindigkeiten in der A. cerebri anterior bei 8 Säuglingen mit Truncus arteriosus communis im Vergleich zu einem gleichaltrigen und gleichschweren Kontrollkollektiv

	Truncus arteriosus communis	Kontrollgruppe	p
n	8	8	
Gestationsalter (Wochen)	47,5 ± 14	46,5 ± 13	
Untersuchungsgewicht [g]	3150 ± 1090	3300 ± 1400	
V_s [cm/s]	50 ± 19	54 ± 12	n.s.
V_{es} [cm/s]	11 ± 9	25 ± 10	≤ 0,001
V_{ed} [cm/s]	2 ± 10	14 ± 8	≤ 0,001

Aorta ascendens und in den Pulmonalarterienhauptstamm dargestellt werden (Abb. 6.14a). Kann kein Pulmonalarterienhauptstamm nachgewiesen werden und entspringen beide Pulmonalarterien getrennt voneinander, so liegt der Typ A 2 vor. Beim Typ A 3 entspringt eine Pulmonalarterie aus dem Truncus, während der zweite Ast vom Aortenbogen oder der deszendierenden Aorta ausgeht.

6.5.1 Kasuistiken

8 Kinder mit Truncus arteriosus communis wurden echokardiographisch und dopplersonographisch untersucht. Bei 6 Kindern lag ein Truncus arteriosus Typ A 1, bei 2 Kindern ein Truncus arteriosus Typ A 2 vor. Die Patienten wurden mit einem mittleren Gestationsalter von 38 ± 3,6 Wochen und einem Geburtsgewicht von 2 600 ± 660 g geboren. Bei 5 Kindern erfolgte die Diagnose innerhalb der ersten 2 Lebenswochen, die restlichen 3 Kinder wurden innerhalb der ersten 3 Lebensmonate diagnostiziert. Im Durchschnitt erfolgte die Diagnose im Alter von 23 ± 32 Tagen.

Bei allen Kindern wurden dopplersonographische Flußmessungen in den Hirnarterien, im Truncus coeliacus, im Truncus arteriosus, in Aorta und A. pulmonalis sowie im gemeinsamen Ausflußtrakt beider Ventrikel durchgeführt.

6.5.2 Flußmessungen in den Körperarterien

Flußmessung in den Hirnarterien und im Truncus coeliacus (Abb. 6.14)

Wie beim großen Ductus arteriosus Botalli, konnte auch beim Truncus arteriosus communis eine drastische Erniedrigung des diastolischen Vorwärtsflusses in den Hirnarterien gefunden werden (Abb. 6.14b). Häufig ließ sich während der Diastole überhaupt keine Blutströmung oder sogar ein retrograder diastolischer Fluß nachweisen (Abb. 6.14b).

Auch im Truncus coeliacus und anderen großen Systemarterien, die zur Perfusion von Niederdrucksystemen dienen, konnte eine signifikante Erniedrigung der diastolischen Amplitude gefunden werden (Abb. 6.14c).

Bei allen Kindern wurden die Flußgeschwindigkeiten in der A. cerebri anterior gemessen und mit einem gleichaltrigen und gleichschweren Kontrollkollektiv verglichen (Tabelle 6.7).

Die statistische Auswertung ergab eine signifikante Erniedrigung der endsystolischen und enddiastolischen Flußgeschwindigkeiten bei den Kindern mit Truncus arteriosus communis. Ähnliche Flußprofile wie in den Hirnarterien konnten auch in anderen Körperarterien mit normalerweise hohem diastolischem Fluß, z. B. im

Truncus coeliacus und den Nierenarterien, gefunden werden (Abb. 6.14c).
Die Abgrenzung von den anderen Herzfehlern mit einem Windkesseleck der Aorta gelang durch eine ausführliche echokardiographische Untersuchung und durch systematische dopplersonographische Flußmessungen in den großen Körperarterien (s. Abb. 6.10).

Flußmessung in der Aorta (Abb. 6.15)

In der deszendierenden Aorta kann wie beim offenen Ductus arteriosus Botalli ein retrograder diastolischer Fluß nachgewiesen werden, der sich oberhalb der Null-Linie darstellt (Abb. 6.15b). Während beim Ductus arteriosus in der Aorta ascendens ein normales Flußprofil gefunden wird, kann beim Truncus arteriosus communis auch in der Aorta ascendens ein diastolischer Rückfluß, der sich in diesem Fall unterhalb der Null-Linie darstellt, nachgewiesen werden (Abb. 6.15a).

Flußmessung in der Pulmonalarterie

Im Pulmonalarterienstamm und in beiden Pulmonalarterienästen kann während der Systole und Diastole ein turbulenter Fluß gefunden werden. Hierbei ist die Blutströmung sowohl in der Systole als auch in der Diastole vom Schallkopf weg gerichtet, wodurch ein negatives Flußprofil während des gesamten Herzzyklus zustande kommt. Der wesentliche Unterschied zum normalen Flußprofil in der Pulmonalarterie ist der turbulente Vorwärtsfluß auch in der Diastole (normalerweise kann diastolisch keine nennenswerte Blutströmung nachgewiesen werden).

Flußmessung im Truncus arteriosus communis

Flußmessungen im Truncus arteriosus sind zur Beurteilung einer Truncusklappeninsuffizienz besonders wichtig. Bei kompe-

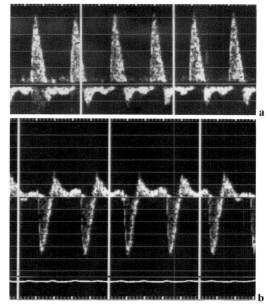

Abb. 6.15a, b. Dopplersonographische Flußmessung in der Aorta beim Truncus arteriosus communis. **a** Flußprofil in der Aorta ascendens: Systolischer Vorwärtsfluß, der sich oberhalb der Null-Linie darstellt, und diastolischer Rückfluß, der unterhalb der Null-Linie abgebildet wird und für ein Windkesseleck in der Aorta ascendens spricht. **b** Flußprofil in der Aorta descendens: Systolischer Vorwärtsfluß, der sich unterhalb der Null-Linie darstellt, da die normale Blutströmung in der Aorta descendens vom Schallkopf weggerichtet ist. Diastolischer Rückfluß, der oberhalb der Null-Linie abgebildet wird

tenter Truncusklappe läßt sich wie in der Aorta ascendens gesunder Kinder ein systolischer Vorwärtsfluß finden. Endsystolisch kommt es durch den Schluß der Truncusklappe zu einem kurzfristigen diastolischen Rückfluß. Während der Diastole kann wie bei gesunden Kindern keine nennenswerte Blutströmung nachgewiesen werden. Bei Vorliegen einer Truncusklappeninsuffizienz läßt sich in Abhängigkeit vom Schweregrad der Klappeninsuffizienz auch im Truncus arteriosus communis ein diastolischer Rückfluß, der sich unterhalb der Null-Linie darstellt, finden.

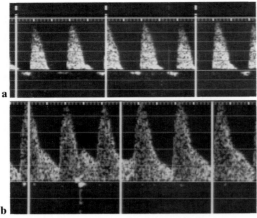

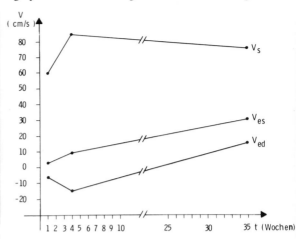

Abb. 6.16 a, b. Dopplersonographische Flußmessung in der A. cerebri anterior bei Truncus arteriosus communis in Abhängigkeit von der Entwicklung einer pulmonalen Hypertonie. **a** Niedriger Lungengefäßwiderstand im Alter von 1 Monat: Erniedrigte diastolische Amplitude. Negativer enddiastolischer Fluß. **b** Pulmonale Hypertonie im Alter von 8 Monaten: Das Flußprofil hat sich „normalisiert" was auf eine drastische Erhöhung des Lungengefäßwiderstands und damit eine Abnahme des Links-rechts-Shunts zurückzuführen ist

Abb. 6.17. Graphische Darstellung der Flußgeschwindigkeiten in der A. cerebri anterior bei einem Säugling mit Truncus arteriosus communis mit zunehmendem Lebensalter. In den ersten Lebenswochen kommt es nach Abfall des Lungengefäßwiderstands zu einer Zunahme des Links-rechts-Shunts, die in einem negativem diastolischem Fluß zum Ausdruck kommt. Mit zunehmendem Lungengefäßwiderstand und Abnahme des Links-rechts-Shunts kommt es zu einem Anstieg der endsystolischen und enddiastolischen Flußgeschwindigkeiten

Veränderungen des Strömungsprofils in den Hirnarterien mit zunehmendem Alter: Diagnose einer pulmonalen Hypertonie

Wie bereits erwähnt kann bei allen Kindern mit Truncus arteriosus communis in den Hirnarterien während der Neonatalperiode ein deutlich erniedrigter diastolischer Fluß gefunden werden. Häufig läßt sich enddiastolisch keine Blutströmung oder sogar ein negativer diastolischer Fluß nachweisen. Die Erniedrigung der diastolischen Amplitude ist durch den Abstrom des Bluts ins Niederdrucksystem des Pulmonalkreislaufs bedingt.

Mit zunehmendem Anstieg des Lungengefäßwiderstands ist mit einer Abnahme des Shuntvolumens zu rechnen. Unsere dopplersonographischen Flußmessungen in den Hirnarterien zeigten bei diesen Kindern eine progrediente Erhöhung des diastolischen Vorwärtsflusses (Abb. 6.16 und 6.17). Bei einem Kind konnte im Alter von 8 Monaten ein normales Flußprofil in den Hirnarterien nachgewiesen werden (Abb. 6.16). Die Herzkatheteruntersuchung ergab eine pulmonale Hypertonie. Unter Beatmung des Kindes mit reinem Sauerstoff kam es zu einem Abfall des Lungengefäßwiderstands und zu einer Zunahme des Links-rechts-Shunts. Somit lag eine teils flow- teils widerstandsbedingte pulmonale Hypertonie vor.

Die dopplersonographischen Flußmessungen in der A. cerebri anterior zeigten unter Beatmung mit reinem Sauerstoff einen deutlichen Abfall der diastolischen Amplitude (Abb. 6.18 und 6.19). Allerdings konnte auch unter Sauerstoffatmung ein diastolischer Vorwärtsfluß gefunden werden, der die widerstandsbedingte Komponente der pulmonalen Hypertonie wiederspiegelte (Abb. 6.18 und 6.19).

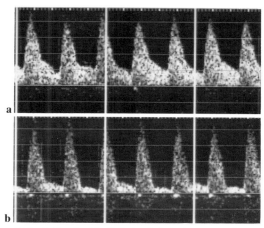

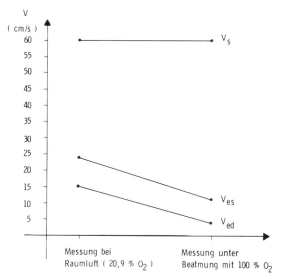

Abb. 6.18 a, b. Einfluß der Inhalation von reinem Sauerstoff auf die Flußgeschwindigkeiten in der A. cerebri anterior bei einem Kind mit Truncus arteriosus communis und flowbedingter pulmonaler Hypertonie. **a** Atmung von Raumluft: Systolisch-diastolisch positiver Fluß mit normal hoher diastolischer Amplitude, die für eine pulmonale Hypertonie spricht. **b** Sauerstoffinhalation: Abfall der diastolischen Amplitude als Ausdruck einer zumindest teilweise flowbedingten pulmonalen Hypertonie. Der Abfall der diastolischen Amplitude kommt durch die Zunahme des Links-rechts-Shunts zustande

Abb. 6.19. Graphische Darstellung der Flußgeschwindigkeiten in der A. cerebri anterior bei einem Kind mit Truncus arteriosus communis und pulmonaler Hypertonie vor und während Sauerstoffinhalation. Der Abfall der diastolischen Flußgeschwindigkeiten unter Atmung von reinem Sauerstoff spricht dafür, daß die pulmonale Hypertonie zumindest teilweise flowbedingt und das Kind noch operationsfähig ist

6.5.3 Klinische Wertigkeit der Dopplersonographie

Dopplersonographische Flußmessungen in den Hirnarterien ergeben beim Truncus arteriosus communis wie bei anderen großen Defekten im Windkessel der Aorta einen fehlenden oder negativen diastolischen Fluß. Bei erhöhtem Lungengefäßwiderstand und geringerem Links-rechts-Shunt kommt es zu einem Anstieg der diastolischen Flußgeschwindigkeiten. Der hohe Lungengefäßwiderstand unmittelbar nach der Geburt führt somit zu einem normalen Flußprofil in den Hirnarterien. Mit zunehmendem Alter und Abfall des Lungengefäßwiderstands ist innerhalb der ersten Lebenswoche bereits mit einem Abfall der diastolischen Amplitude zu rechnen (Abb. 6.17). Aufgrund des großen Shuntvolumens bei niedrigem Lungengefäßwiderstand ist beim Truncus arteriosus communis mit einem fehlenden oder sogar negativen diastolischen Fluß zu rechnen (Abb. 6.14). Das Leck im Windkessel der Aorta wird durch das gleichzeitige Vorliegen einer Insuffizienz der Truncusklappe noch verstärkt. In diesem Fall kann bereits unmittelbar nach der Geburt ein negativer diastolischer Fluß in den großen Systemarterien gefunden werden.

Mit zunehmender Entwicklung einer pulmonalen Hypertonie kommt es parallel zum Anstieg des Lungengefäßwiderstands und zur Abnahme der Shuntvolumens zu einem Anstieg der diastolischen Amplitude in den Hirnarterien (Abb. 6.16 und 6.17). Letztendlich kann bei ausgeprägter pulmonaler Hypertonie ohne nennenswerten Links-rechts-Shunt ein normales Flußprofil in den Hirnarterien und anderen großen Systemarterien resultieren (Abb.

6.16). Mit Hilfe kurzfristiger dopplersonographischer Flußmessungen in den Systemarterien kann die sich entwickelnde pulmonale Hypertonie an der „Normalisierung" des Flußprofils erkannt werden (Abb. 6.16). Für die Beurteilung der Operabilität ist hierbei die Unterscheidung zwischen flowbedingter und widerstandsbedingter pulmonaler Hypertonie unerläßlich. Unter Atmung mit reinem Sauerstoff kann mit Hilfe dopplersonographischer Flußmessungen in den Hirnarterien semiquantitativ zwischen flowbedingter und widerstandsbedingter pulmonaler Hypertonie unterschieden werden (Abb. 6.18).

Für die *widerstandsbedingte pulmonale Hypertonie* ist dabei typisch, daß es unter Sauerstoffatmung zu keiner wesentlichen Änderung der Flußkurve kommt.

Demgegenüber ist die *flowbedingte pulmonale Hypertonie* durch eine deutliche Abnahme der diastolischen Amplitude in den Hirnarterien unter Sauerstoffinhalation charakterisiert. Die Abnahme des diastolischen Flusses kommt durch den Abfall des Lungengefäßwiderstands und die Zunahme des Links-rechts-Shunts zustande.

Flowbedingte und widerstandsbedingte pulmonale Hypertonien sind jedoch nicht streng voneinander zu trennen. Zunächst ist die pulmonale Hypertonie beim Truncus arteriosus v. a. flowbedingt. Mit zunehmender Dauer der Lungenüberflutung kommt es zum Umbau der kleinsten Lungenarteriolen und zur Zunahme der widerstandsbedingten Komponente. In gleichem Maße nimmt die flowbedingte pulmonale Hypertonie ab. Mit Hilfe der dopplersonographischen Flußmessungen kann nur die *vorwiegend* flowbedingte von der *vorwiegend* widerstandsbedingten pulmonalen Hypertonie unterschieden werden.

Die Abgrenzung des Truncus arteriosus communis von den anderen Defekten mit einem Leck im Windkessel der Aorta erfolgt einerseits mit der Echokardiographie, andererseits durch gezielte dopplersonographische Flußmessungen in Aorta, Pulmonalarterie, Truncus arteriosus communis, sowie im linksventrikulären Ausflußtrakt (Abb. 6.10). Beim Truncus arteriosus communis können sowohl in der Aorta ascendens jenseits des Abgangs der Pulmonalarterie als auch in der deszendierenden Aorta ein systolischer Vorwärtsfluß und ein diastolischer Rückfluß gefunden werden (Abb. 6.14). Demgegenüber läßt sich im Truncus arteriosus vor dem Abgang der Pulmonalarterie — wie in der Aorta ascendens gesunder Kinder — ein systolischer Vorwärtsfluß ohne nennenswerte diastolische Komponente finden. Im Fall einer Insuffizienz der Truncusklappe kann sowohl im Truncus arteriosus als auch im gemeinsamen Ausflußtrakt beider Ventrikel ein diastolischer Rückfluß gefunden werden.

Demgegenüber läßt sich beim offenen Ductus arteriosus nur in der Aorta descendens ein diastolischer Rückfluß nachweisen, während in der Aorta ascendens ein normales Flußprofil abgeleitet werden kann (Abb. 6.10).

Beim Truncus arteriosus communis kann sowohl im Pulmonalarterienstamm als auch in beiden Pulmonalarterien ein turbulenter systolisch-diastolischer Vorwärtsfluß gefunden werden. Die Strömungsrichtung ist dabei in der Systole und Diastole identisch. Je nachdem, ob die Blutströmung auf den Schallkopf zu oder von diesem weg gerichtet ist, resultiert ein positiver oder negativer Fluß. Demgegenüber findet man beim offenen Ductus arteriosus Botalli nur in den beiden Pulmonalarterienästen einen turbulenten systolisch-diastolisch negativen Fluß, während im Pulmonalarterienstamm ein systolischer Vorwärts- und ein diastolischer Rückfluß resultieren (Abb. 6.10).

Mit Hilfe des kombinierten Einsatzes der Echokardiographie und der gezielten dopplersonographischen Flußmessung in den großen Körperarterien kann die Diagnose eines Truncus arteriosus communis zuverlässig erfolgen. Die Flußmessungen in den Hirnarterien ermöglichen die semiquantitative Beurteilung der Größe des Links-rechts-Shunts. Besonders wichtig sind kurzfristige dopplersonographische Verlaufskontrollen in monatlichen Abständen, um die Entwicklung einer pulmonalen Hypertonie rechtzeitig zu erkennen. Hierbei ist insbesondere auf eine Erhöhung der diastolischen Amplitude zu achten, die durch eine Abnahme des Links-rechts-Shunts und durch den Anstieg des Lungengefäßwiderstands bedingt ist. Mit Hilfe der zerebralen Dopplersonographie kann die Entwicklung einer pulmonalen Hypertonie frühzeitig nichtinvasiv diagnostiziert und somit der optimale Zeitpunkt für die operative Korrektur bestimmt werden.

6.5.4 Zusammenfassung

Beim Truncus arteriosus communis kann wie bei anderen Defekten des Windkessels der Aorta eine deutliche Erniedrigung des diastolischen Vorwärtsflusses gefunden werden. In der Neonatalperiode ist ein fehlender oder negativer Fluß in den Hirnarterien typisch.

Mit zunehmender Entwicklung einer pulmonalen Hypertonie kommt es zu einer „Normalisierung" des Flußprofils in den Hirnarterien. Mit Hilfe der zerebralen Dopplersonographie kann dabei zwischen vorwiegend flowbedingter und vorwiegend widerstandsbedingter pulmonaler Hypertonie unterschieden werden: Unter Sauerstoffatmung kommt es bei der flowbedingten pulmonalen Hypertonie zu einem Abfall der diastolischen Amplitude, während sich bei der widerstandsbedingten pulmonalen Hypertonie die diastolische Amplitude nicht ändert.

Durch monatliche dopplersonographische Kontrolluntersuchungen kann der Anstieg des Lungengefäßwiderstands rechtzeitig erkannt und der optimale Zeitpunkt für die operative Korrektur festgelegt werden.

6.6 Aortopulmonaler Shunt

Komplexe zyanotische Herzfehler mit verminderter Lungendurchblutung, die primär in der Neonatalperiode nicht operabel sind, erfordern als Palliativmaßnahme zur Verbesserung der Lungendurchblutung einen aortopulmonalen Shunt, da es meist innerhalb weniger Wochen zum Verschluß des Ductus oder zu einer deutlichen Verkleinerung desselben kommt. Aus diesem Grund muß eine dauerhafte aortopulmonale Anastomose angelegt werden, wobei der Shunt weder zu groß noch zu klein sein darf. Bei einem zu *kleinen Shunt* besteht eine ausgeprägte Zyanose aufgrund der verminderten Lungendurchblutung fort. Ein zu *großer Shunt* kann zur Lungenüberflutung und pulmonalen Hypertonie führen. Primär ist das Kind jedoch durch die Herzinsuffizienz bedroht. Mit Hilfe der Klinik allein kann die hämodynamische Relevanz des aortopulmonalen Shunts nicht sicher beurteilt werden. Dies ist jedoch mit der Dopplersonographie möglich.

6.6.1 Kasuistiken

Bei 8 Kindern mit Obstruktionen im Bereich des rechten Herzens wurde zur Verbesserung der Lungendurchblutung ein aortopulmonaler Shunt angelegt. Bei 2 Kindern bestand eine Trikuspidalatresie, bei einem Kind eine Pulmonalatresie, bei 3 Kindern sowohl eine Trikuspidal- als auch eine Pulmonalklappenatresie und bei 2 Kindern eine Fallot-Tetralogie mit hochgradiger rechtsventrikulärer Ausflußbahnobstruktion.

Die Kinder wurden im Durchschnitt mit einem Gestationsalter von $53,5 \pm 16,5$ Wochen und einem Untersuchungsgewicht von 4710 ± 2030 g untersucht.

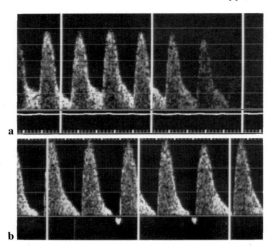

Abb. 6.20 a, b. Dopplersonographische Flußmessung in der A. cerebri anterior bei einem Kind mit Trikuspidalatresie vor und nach Implantation eines aortopulmonalen Goretex-Shunts von 4 mm Durchmesser zwischen Aorta und Pulmonalarterie. **a** Flußprofil vor Shuntimplantation: Systolisch-diastolisch positiver Fluß mit leicht erniedrigter enddiastolischer Amplitude bei restriktivem Ductus. **b** Flußprofil nach Shuntimplantation: Deutliche Erniedrigung der diastolischen Amplitude. Teilweise kurzer enddiastolischer Rückfluß, der für einen gut dimensionierten Shunt spricht

6.6.2 Klinische Wertigkeit der Dopplersonographie

Bei allen Kindern wurden dopplersonographische Flußmessungen in der A. cerebri anterior sowie in der Pulmonalarterie und Aorta durchgeführt. Nach Shuntimplantation kam es bei allen Kindern zu einem deutlichen Abfall der diastolischen Flußgeschwindigkeiten (Abb. 6.20).

Die Flußgeschwindigkeiten in der A. cerebri anterior wurden mit einem gesunden Kontrollkollektiv verglichen.

Die statistische Auswertung ergab eine signifikante Erhöhung der maximalen systolischen Flußgeschwindigkeit und des Resistanceindex, während die endsystolische und die enddiastolische Flußgeschwindigkeit signifikant erniedrigt waren (Tablle 6.8).

Hämodynamisch ist ein aortopulmonaler Shunt als Windkesselleck der Aorta zu verstehen. Wie bei den anderen Defekten im Windkessel der Aorta kann nach Anlegen eines aortopulmonalen Shunts in den Hirn- und Abdominalarterien ein erniedrigter diastolischer Fluß gefunden werden (Abb. 6.20). Die Höhe des diastolischen Flusses korreliert hierbei gut mit dem Shuntvolumen. Ein hämodynamisch wirksamer Shunt geht mit einer deutlichen Erniedrigung der diastolischen Amplitude einher. Häufig kann kein nennenswerter Fluß während der Diastole gefunden werden (Abb. 6.21 a). Ein negativer diastolischer Fluß (Abb. 6.21 b) spricht für einen zu großen aortopulmonalen Shunt, so daß

Tabelle 6.8. Flußgeschwindigkeiten in der A. cerebri anterior bei 7 Kindern nach Anlegen eines aortopulmonalen Shunts im Vergleich zu einem gleichaltrigen und gleichschweren Kontrollkollektiv

	Aortopulmonaler Shunt	Kontrollgruppe	p
n	7	7	
Gestationsalter (Wochen)	53,5 ± 16,5	51 ± 17	
Untersuchungsgewicht [g]	4710 ± 2030	4710 ± 2100	
V_s [cm/s]	72 ± 23	59 ± 5	$\leq 0,05$
V_{es} [cm/s]	21 ± 12	30 ± 8	$\leq 0,01$
V_{ed} [cm/s]	4 ± 5	18 ± 8	$\leq 0,001$
RI	0,97 ± 0,06	0,73 ± 0,08	$\leq 0,001$

Abb. 6.21 a–c. Dopplersonographische Flußprofile in der A. cerebri anterior und in der A. carotis interna bei 3 Kindern mit Pulmonalatresie und aortopulmonalem Shunt. Mit Hilfe der Flußmessung ist eine Differenzierung zwischen zu großem Shunt und einer Shuntinsuffizienz möglich. **a** Gut dimensionierter Shunt: Deutlich erniedrigte diastolische Amplitude mit enddiastolisch fehlendem Fluß, die für eine gute Shuntfunktion spricht. **b** Zu großer Shunt: Negativer diastolischer Fluß mit ausgeprägter Lungenüberflutung bei massivem Links-rechts-Shunt. **c** Shuntinsuffizienz: Normaler systolisch-diastolischer Vorwärtsfluß mit hoher diastolischer Amplitude, die für einen zu kleinen oder verschlossenen Shunt spricht

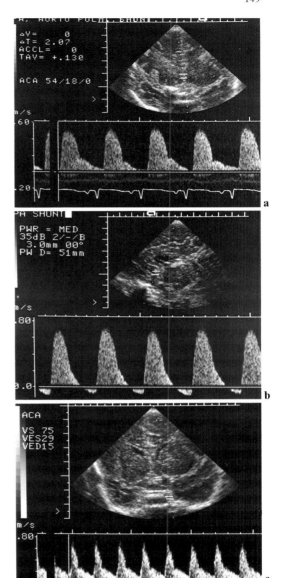

das Kind einerseits durch die Linksherzinsuffizienz, andererseits durch die rasch einsetzende pulmonale Hypertonie mit nachfolgender globaler Herzinsuffizienz gefährdet ist. Mit Hilfe der Dopplersonographie kann ein zu großer Shunt durch Flußmessungen in den Hirnarterien rechtzeitig erkannt und das Kind dann frühzeitig einer Überprüfung der Hämodynamik mittels Herzkatheteruntersuchung zugeführt werden.

Ein zu kleiner Shunt geht mit einer unwesentlichen Erniedrigung der diastolischen Amplitude einher (Abb. 6.21 c). Zur exakten Überprüfung der Durchgängigkeit sollten in diesem Falle Flußmessungen in der Aorta (retrograder diastolischer Fluß) und in der Pulmonalarterie (retrograder diastolischer Fluß) durchgeführt werden.

Gelegentlich gelingt es sogar, die Blutströmung im aortopulmonalen Shunt direkt nachzuweisen (Abb. 6.22). Aus dem Durchmesser und der mittleren Flußgeschwindigkeit kann sogar der Volumenfluß berechnet werden. Für den nicht kardiologisch Versierten ist jedoch die direkte dopplersonographische Erfassung der Blutströmung im Shunt häufig nicht möglich.

In all den Fällen, in denen der Shunt nicht direkt dargestellt werden kann, sind die Flußmessungen in den Hirnarterien und anderen großen Körperarterien sehr hilfreich.

Zur exakten Beurteilung des Operationserfolgs sind präoperative Flußmessungen besonders wichtig. Präoperativ kann bei geschlossenem oder restriktivem Ductus arteriosus Botalli in den Hirnarterien ein normales Flußprofil mit allenfalls geringgradig erniedrigter diastolischer Amplitu-

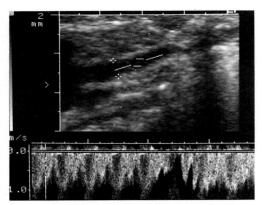

Abb. 6.22. Dopplersonographische Flußmessung in einem aortopulmonalen Shunt. Das Meßvolumen ist im Shunt lokalisiert. Es läßt sich ein turbulenter Fluß mit sehr hoher Flußgeschwindigkeit während der Systole und Diastole nachweisen. Gleichzeitig kann der Durchmesser des Shunts gemessen werden und nach entsprechender Winkelkorrektur der Volumenfluß berechnet werden

de registriert werden (Abb. 6.20 a). Nach Implantation eines Goretex-Shunts kommt es zu einer deutlichen Erniedrigung des diastolischen Vorwärtsflusses (Abb. 6.20 b), der semiquantitativ gemessen werden kann.
Die hämodynamische Wirksamkeit kann mit Hilfe des Resistanceindex beurteilt werden. Aufgrund der Erniedrigung der enddiastolischen Flußgeschwindigkeit bei gleichzeitiger Erhöhung der maximalen systolischen Flußgeschwindigkeit ist der Resistanceindex erhöht. Ein gut dimensionierter aortopulmonaler Shunt sollte mit seinem Resistanceindex zwischen 0,90 und 1,00 liegen. Ein Resistanceindex unter 0,90 spricht für einen zu kleinen Shunt, während ein Resistanceindex deutlich über 1,0 bei einem zu großen Shunt gefunden wird.

6.6.3 Zusammenfassung

Nach Anlegen eines aortopulmonalen Shunts kann in den Hirnarterien eine ausgeprägte Erniedrigung der diastolischen Amplitude nachgewiesen werden. Die zerebrale Dopplersonographie ermöglicht die qualitative Beurteilung der Wirksamkeit eines aortopulmonalen Shunts. Bei einer Shuntinsuffizienz ergibt sich ein normaler diastolischer Fluß in den Hirnarterien. Ein zu großer Shunt geht mit einem diastolischen Rückfluß einher und kann nichtinvasiv erkannt werden.

6.7 Weitere Herzfehler mit Windkesselleck der Aorta

Neben dem offenen Ductus arteriosus Botalli, dem Truncus arteriosus communis und dem aortopulmonalen Shunt können auch die Aortenklappeninsuffizienz und der Aortenseptumdefekt sowie große arteriovenöse Aneurysmen als Windkesselleck der Aorta verstanden werden.
Bei der *Aortenklappeninsuffizienz* kommt es zu einem diastolischen Rückstrom des Blutes in den linken Ventrikel. Angeborene Insuffizienzen der Aortenklappe sind selten. Demgegenüber wird nach Kommissurotomie einer valvulären Aortenstenose häufig eine mehr oder minder ausgeprägte Aortenklappeninsuffizienz gefunden (Abb. 6.23). Der diastolische Rückfluß des Bluts hat eine Erniedrigung der diastolischen Flußamplitude in den Hirnarterien zur Folge, die im wesentlichen vom Rückflußvolumen bestimmt wird. Die Abgrenzung von anderen Herzfehlern mit einem Leck im Windkessel der Aorta erfolgt einerseits durch eine sorgfältige echokardiographische Untersuchung, andererseits durch gezielte dopplersonographische Flußmessungen in der Aorta und Pulmonalarterie. Hierbei kann in der Pulmonalarterie ein normaler Fluß gefunden werden. Im gesamten Verlauf der Aorta hingegen läßt sich ein diastolischer Rückfluß nachweisen. In der Aorta ascendens ist dabei in der Systole die Blutströmung zum Schallkopf hin gerichtet, so daß sie sich

oberhalb der Null-Linie darstellt. Demgegenüber kann in der Diastole ein Rückfluß, der sich unterhalb der Null-Linie abbildet, nachgewiesen werden (Abb. 6.10). Ähnliche Flußverhältnisse lassen sich auch im linksventrikulären Ausflußtrakt finden. Auch hier resultieren ein systolischer Vorwärts- und ein diastolischer Rückfluß. Der Schweregrad kann dabei durch sorgfältige Flußmessungen im linken Ventrikel beurteilt werden. Während bei leichter Aortenklappeninsuffizienz nur im linksventrikulären Ausflußtrakt ein Rückfluß vorliegt, kann bei schwerer Insuffizienz der Rückfluß bis zur Herzspitze nachgewiesen werden. Besonders eindrucksvoll kann der diastolische Rückfluß in den linken Ventrikel mit der farbcodierten Dopplersonographie dargestellt werden. Schwere Insuffizienzen gehen zudem mit einer Dilatation des linken Ventrikels einher (Volumenbelastung durch das Regurgitationsvolumen).

In der Aorta descendens kann wie beim Ductus arteriosus Botalli, beim Truncus arteriosus communis, beim Aortenseptumdefekt und beim aortopulmonalen Shunt in der Systole ein negativer, vom Schallkopf weggerichteter Fluß (Vorwärtsfluß) gefunden werden, während in der Diastole ein positiver, zum Schallkopf hin gerichteter Rückfluß resultiert (Abb. 6.10).

Sowohl in den Hirnarterien als auch im Truncus coeliacus läßt sich in Abhängigkeit vom Schweregrad der Aortenklappeninsuffizienz eine mehr oder minder ausgeprägte Erniedrigung der diastolischen Amplitude nachweisen (Abb. 6.23). Bei leichter Insuffizienz der Aortenklappe resultiert eine mäßige Erniedrigung der endsystolischen und enddiastolischen Flußgeschwindigkeiten. Bei hochgradiger Aortenklappeninsuffizienz kann während der Diastole kein oder sogar ein negativer diastolischer Fluß gefunden werden; gleichzeitig ist die systolische Amplitude durch die Linksherzinsuffizient häufig erniedrigt (Abb. 6.23).

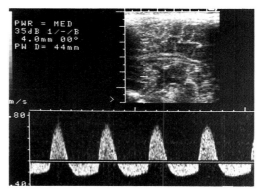

Abb. 6.23. Flußprofil in der A. cerebri anterior bei ausgeprägter Aortenklappeninsuffizienz nach Kommissurotomie einer valvulären kritischen Aortenklappenstenose. Holodiastolischer Rückfluß, der einem großen Leck im Windkessel der Aorta entspricht

Als *Aortenseptumdefekt* oder aortopulmonales Fenster bezeichnet man eine fehlerhafte Entwicklung des Truncusseptums. Oberhalb der Koronarostien findet sich ein runder bis ovalärer Defekt zwischen der linken Vorderwand der Aorta und der rechten Hinterwand des Pulmonalarterienstamms, direkt vor dem Abgang der rechten Pulmonalarterie. Im Gegensatz zum Truncus arteriosus sind jedoch die Semilunarklappen und Ausflußbahnen beider Ventrikel normal entwickelt. Die Diagnose kann mit Hilfe der Echokardiographie durch Darstellung einer mehr oder minder breiten Kommunikation zwischen beiden großen arteriellen Gefäßen in der parasternalen kurzen Achse nachgewiesen werden. Unterhalb des Defekts können die unauffälligen Semilunarklappen und Ausflußbahnen dargestellt werden, oberhalb des Defekts lassen sich beide Gefäße getrennt voneinander verfolgen.

Wie beim offenen Ductus arteriosus Botalli, dem Truncus arteriosus communis und der Aortenklappeninsuffizienz kommt es zu einem diastolischen Abstrom des Bluts ins Niederdrucksystem des Pulmonalkreislaufs. Infolgedessen resultiert ein fehlender oder negativer diastolischer Fluß in den Hirn- und Abdominalarterien. Die dopplersonographischen Flußprofile in der Aorta und Pulmonalarterie entsprechen den Flußverhältnissen beim Truncus arteriosus communis. Unterhalb des Defekts kann im linksventrikulären Ausflußtrakt und im proximalen Anteil der Aorta ascendens ein normales Flußprofil gefunden werden: Systolisch resultiert ein positiver Vorwärtsfluß, während in der Diastole keine nennenswerte Blutströmung nachgewiesen werden kann. Oberhalb des Defekts können in der Aorta ascendens ebenso wie in der deszendierenden Aorta ein systolischer Vorwärts- und ein diastolischer Rückfluß gefunden werden. Die Flußrichtung in der Systole ist dabei in der Aorta ascendens zum Schallkopf hin gerichtet (positiver Fluß), während in der Aorta descendens der Fluß vom Schallkopf weggerichtet ist (negativer Fluß). Wie beim Truncus arteriosus communis kann im Pulmonalarterienstamm, sowie in beiden Pulmonalarterienästen, ein turbulenter beschleunigter Fluß während der Systole *und* Diastole gefunden werden. Die Flußrichtung ist dabei in den parasternalen Schnittebenen vom Schallkopf weg gerichtet, wodurch eine Darstellung unterhalb der Null-Linie erfolgt.

6.7.1 Zusammenfassung

Neben dem offenen Ductus arteriosus Botalli, dem Truncus arteriosus communis und dem aortopulmonalen Shunt können auch die Aortenklappeninsuffizienz und der Aortenseptumdefekt als Windkesselleck der Aorta verstanden werden.
Mit der zerebralen Dopplersonographie ist eine semiquantitative Beurteilung des Schweregrads dieser Herzfehler möglich. Eine leichte Erniedrigung der diastolischen Amplitude spricht dabei für einen unwesentlichen Abstrom des Bluts aus der Aorta. Demgegenüber ist ein negativer diastolischer Fluß typisch für den Abstrom einer nennenswerten Blutmenge aus der Aorta.
Während die zerebrale Dopplersonographie eine Aussage über die hämodynamische Relevanz eines Windkesellecks der Aorta erlaubt, müssen zur Differenzierung zwischen den einzelnen Herzfehlern neben einer sorgfältigen echokardiographischen Untersuchung dopplersonographische Flußmessungen in der Aorta, Pulmonalarterie und im linksventrikulären Ausflußtrakt durchgeführt werden.

6.8 Hypoplastisches Linksherzsyndrom und kritische Aortenstenose

Unter dem *hypoplastischen Linksherzsyndrom* versteht man ein weites Spektrum anatomischer Abnormalitäten. Bei der überwiegenden Mehrzahl aller Patienten sind sowohl die Aorten- als auch die Mitralklappe atretisch oder hypoplastisch. In Abhängigkeit vom Schweregrad der Mitralhypoplasie liegt ein mehr oder minder kleiner linker Ventrikel vor (Abb. 6.24 a). Die Diagnose des hypoplastischen Linksherzsyndroms ist eine Domäne der Echokardiographie. Da bis heute keine befriedigenden Operationsmethoden zur Verfügung stehen, erübrigen sich weiterführende invasive diagnostische Untersuchungsverfahren. Echokardiographisch kann sowohl in der parasternalen langen als auch kurzen Achse der hypoplastische linke Ventrikel mit nur schlitzförmigem Cavum dargestellt werden (Abb. 6.24 a). Die Kontraktilität des Ventrikels ist deutlich eingeschränkt. Häufig liegt gleichzeitig eine Endokardfibrose des linken Ventrikels vor. Der linke Ventrikel kann bei gleichzeitig bestehendem Ventrikelseptumdefekt und großem Rechts-links-Shunt auf Ventrikelebene sowie bei durchgängiger Mitralklappe größere Dimensionen aufweisen. Die Aorta ascendens ist hypoplastisch und hat einen Durchmesser unter 6 mm. Eine sichere Differenzierung zwischen Atresie und Stenose der Aorten- bzw. Mitralklappe ist echokardiographisch oft nicht möglich. Hier stellt die Dopplersonographie das Diagnostikum der Wahl dar.

Unter der *kritischen Aortenstenose* versteht man eine hochgradige Einengung der Aortenklappe, die bereits im frühen Säuglingsalter zur Herzinsuffizienz führen kann. Die hämodynamischen Auswirkungen einer hochgradigen Aortenstenose auf den großen Kreislauf entsprechen dem hypoplastischen Linksherzsyndrom und sollen deswegen gemeinsam abgehandelt werden.

6.8.1 Kasuistiken

8 Neugeborene mit hypoplastischem Linksherzsyndrom sowie 4 Neugeborene mit kritischer Aortenstenose wurden dopplersonographisch untersucht. Die Kinder wurden mit einem mittleren Gestationsalter von 41 ± 2 Wochen und einem mittleren Geburtsgewicht von 2800 ± 290 g geboren. Die dopplersonographischen Flußmessungen wurden im Alter von 7 ± 7 Tagen durchgeführt. Zum Zeitpunkt der Untersuchung wiesen die Kinder ein durchschnittliches Gewicht von 2940 ± 340 g auf.

Die Differentialdiagnose zwischen der kritischen Aortenklappenstenose und dem hypoplastischen Linksherzsyndrom erfolgte echokardiographisch. Die Differenzierung zwischen kritischer Aortenstenose und Aortenklappenatresie erfolgte mit Hilfe der dopplersonographischen Flußmessungen in der Aorta. Aufgrund der Größe der anatomischen Verhältnisse beim hypoplastischen Linksherz und der kritischen Aortenstenose konnte die Aorta nicht immer von suprasternal dargestellt werden. In der Regel erfolgten die Flußmessungen in der parasternalen langen Achse durch das linke Herz. Bei durchgängiger Aortenklappe ist die Blutströmung

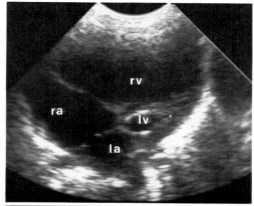
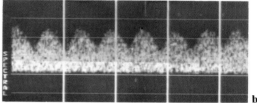

Abb. 6.24 a, b. Dopplersonographische Flußmessung beim hypoplastischen Linksherzsyndrom. **a** Vierkammerblick durch das Herz: Hypoplastischer linker Ventrikel (*LV*) bei Mitralatresie und Aortenklappenatresie. Kleiner linker Vorhof (*LA*). Großer rechter Vorhof (*RA*) und rechter Ventrikel (*RV*) sowie großer Vorhofseptumdefekt in Ostium-secundum-Position (*Kreuze*). **b** Flußprofil in der A. cerebri anterior: Nivellierter Fluß mit trägem systolischem Anstieg und trägem diastolischem Abfall der Flußkurve. Deutliche Erniedrigung v. a. der maximalen systolischen Flußgeschwindigkeit

vom Schallkopf weg gerichtet, so daß sich eine negative Dopplerverschiebung ergibt. Bei der *kritischen Aortenklappenstenose* kann in der Aorta ascendens ein beschleunigter, turbulenter systolischer Vorwärtsfluß, der sich unterhalb der Null-Linie darstellt, nachgewiesen werden (Abb. 6.25). Die positive Frequenzverschiebung in Abb. 6.25 kommt durch die Anwendung eines Parallelscans zustande, der die Einblendung der Dopplerlinie parallel zur Gefäßachse erlaubt, so daß ein transvalvulärer Fluß oberhalb der Null-Linie abgebildet wird. Mit Hilfe der modifizierten Bernoulli Gleichung ($\Delta p = 4 \cdot V^2$)

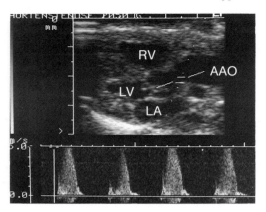

Abb. 6.25. Dopplersonographische Flußmessung in der Aorta ascendens bei hochgradiger (kritischer) valvulärer Aortenklappenstenose des Säuglings (parasternale lange Achse durch den linken Ventrikel). Das Meßvolumen ist in der Aorta ascendens (*AAO*) hinter der deutlich verdickten Aortenklappe lokalisiert (*LV* linker Ventrikel; *LA* linker Vorhof; *RV* rechter Ventrikel). Deutlich beschleunigter turbulenter Fluß in der Aorta ascendens. Da die Aorta unter einem ungünstigen Winkel getroffen wurde, mußte zur Bestimmung des Druckgradienten eine Winkelkorrektur durchgeführt werden. Der ermittelte Druckgradient betrug annähernd 100 mm Hg

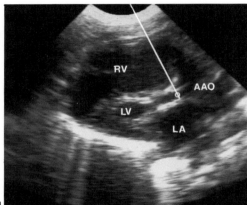

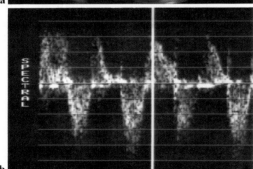

Abb. 6.26a, b. Dopplersonographische Flußmessung in der Aorta ascendens (*AAO*) beim hypoplastischen Linksherzsyndrom und einer Mitral- und Aortenklappenatresie. *LV* hypoplastischer linker Ventrikel; *LA* linker Vorhof; *RV* rechter Ventrikel. Dopplersonographisch (**b**) läßt sich ein typischer Pendelfluß in der Aorta ascendens nachweisen. Während der Systole wird dabei die Aorta retrograd über einen offenen Ductus arteriosus durchströmt. In der Diastole kann ein Vorwärtsfluß nachgewiesen werden

läßt sich der Druckgradient über der Aortenklappe nichtinvasiv dopplersonographisch berechnen. Da die Aorta jedoch in der parasternalen langen Achse vom Dopplerstrahl unter einem Winkel von 30–40° getroffen wird, ist immer eine Winkelkorrektur zur Ermittlung des Druckgradienten erforderlich.

Bei Vorliegen einer *Aortenklappenatresie* wird die Aorta ascendens retrograd über einen offenen Ductus arteriosus Botalli versorgt. Hierbei läßt sich in der Aorta ascendens ein retrograder systolischer Fluß bei antegrader Perfusion in der Diastole nachweisen (Abb. 6.26). Dopplersonographische Flußmessungen in den Pulmonalarterien ergaben beim geschlossenen Ductus arteriosus ein normales Flußprofil, während ein offener Ductus durch einen diastolischen Rückfluß gekennzeichnet war.

Flußmessungen in den Hirnarterien

Dopplersonographische Flußmessungen in den Hirn- und Abdominalarterien (z. B. Truncus coeliacus) ergaben sowohl beim hypoplastischen Linksherzsyndrom als auch bei der kritischen Aortenstenose ein nivelliertes Flußprofil (Abb. 6.24b). Die absoluten Flußgeschwindigkeiten waren gegenüber einem Vergleichskollektiv deutlich erniedrigt. Die Flußkurve war durch einen trägen Anstieg in der Frühsystole und einen trägen Abfall in der Spätsy-

Tabelle 6.9. Flußgeschwindigkeiten in der A. cerebri anterior bei 12 Kindern mit hypoplastischem Linksherzsyndrom bzw. kritischer Aortenstenose im Vergleich zu einem gleichaltrigen und gleichschweren Kontrollkollektiv

	Hypoplastisches Linksherzsyndrom/ kritische Aortenstenose	Kontrollkollektiv	p
n	12	12	
Gestationsalter (Wochen)	41 ± 2	40,5 ± 1,5	
Untersuchungsgewicht [g]	2940 ± 340	2940 ± 340	
V_s [cm/s]	26 ± 6	47 ± 11	$\leq 0,001$
V_{es} [cm/s]	13 ± 10	22 ± 6	$\leq 0,01$
V_{ed} [cm/s]	7 ± 3	12 ± 4	$\leq 0,05$
RI	0,68 ± 0,14	0,74 ± 0,08	n.s.
AFT [s]	0,32 ± 0,10	0,19 ± 0,04	$\leq 0,001$
AT [s]	0,15 ± 0,06	0,07 ± 0,02	$\leq 0,001$
DT [s]	0,17 ± 0,10	0,12 ± 0,03	$\leq 0,05$
AS [kHz/s]	13 ± 9	55 ± 16	$\leq 0,001$
DS [kHz/s]	9 ± 6	31 ± 21	$\leq 0,01$

stole gekennzeichnet (Abb. 6.24b). Die Anstiegs- und Abfallsteilheit der Dopplerflußkurve waren deutlich erniedrigt, während die systolischen Zeitintervalle verlängert waren. Der Vergleich der Flußgeschwindigkeiten, des Resistanceindex, der Anstiegs- und Abfallsteilheit der Kurve sowie der systolischen Zeitintervalle in der A. cerebri anterior bei Kindern mit hypoplastischem Linksherzsyndrom bzw. kritischer Aortenstenose mit einem gesunden Vergleichskollektiv ist Tabelle 6.9 zu entnehmen. Die statistische Auswertung ergab eine signifikante Erniedrigung aller Flußgeschwindigkeiten sowie der Anstiegs- und Abfallsteilheit der Kurve. Demgegenüber waren die systolischen Zeitintervalle beim hypoplastischen Linksherzsyndrom bzw. der kritischen Aortenstenose deutlich verlängert.
Ähnliche Flußverhältnisse wie in den Hirnarterien können auch im Truncus coeliacus und anderen großen Systemarterien nachgewiesen werden. Die Flußnivellierung in der A. cerebri anterior und im Truncus coeliacus läßt jedoch keine Differenzierung zwischen kritischer Aortenstenose und Aortenatresie zu. Wie bereits erwähnt kann diese Differentialdiagnose nur durch Flußmessungen in der Aorta ascendens erfolgen.

6.8.2 Zusammenfassung

Bei hochgradiger Aortenstenose und beim hypoplastischen Linksherzsyndrom können in allen großen Körperarterien nivellierte Flußprofile mit erniedrigten Flußgeschwindigkeiten sowie einem verzögerten systolischen Anstieg und diastolischen Abfall der Flußkurve gefunden werden.
Die Differenzierung zwischen kritischer Aortenklappenstenose und dem hypoplastischen Linksherzsyndrom erfordert jedoch neben einer sorgfältigen echokardiographischen Untersuchung dopplersonographische Flußmessungen in der Aorta ascendens und im linksventrikulären Ausflußtrakt.

6.9 Koarktationssyndrom und Aortenisthmusstenose

Die Diagnose des Koarktations-Syndroms und der Aortenisthmusstenose im Säug-

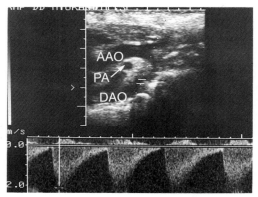

Abb. 6.27. Dopplersonographische Flußmessung im Bereich des Aortenisthmus bei hochgradiger Aortenisthmusstenose. Suprasternale lange Achse durch den Aortenbogen. Das Meßvolumen des gepulsten Dopplersystems ist im Bereich des Aortenisthmus lokalisiert (*AAO* Aorta ascendens; *DAO* Aorta descendens; *PA* Pulmonalarterie). Dopplersonographisch läßt sich eine systolisch-diastolisch turbulente Strömung im Isthmusbereich nachweisen, die einem systolisch-diastolischem Gradienten von ca. 18 mm Hg entspricht. Der diastolische Gradient kommt durch die Windkesselfunktion der Aorta zustande

Aortenisthmus in einer suprasternalen langen Achse durch den Aortenbogen direkt zweidimensional abgebildet werden (Abb. 6.27). Nicht selten stören jedoch Luftüberlagerungen aus überblähten Lungenpartien oder dem rechten Hauptbronchus, so daß die Aortenisthmusregion zweidimensional nicht immer dargestellt werden kann [115]. Des weiteren kann der Aortenisthmus trotz Vorliegen einer hochgradigen Aortenisthmusstenose in der zweidimensionalen Darstellung in seltenen Fällen normal weit erscheinen. Aus diesem Grund sollte die klinische Verdachtsdiagnose immer durch dopplersonographische Flußmessungen verifiziert werden. Neben Flußmessungen in der Aorta descendens bieten sich dopplersonographische Flußmessungen in prä- und poststenotischen Referenzgefäßen wie z. B. der A. cerebri anterior und dem Truncus coeliacus an [56].

6.9.1 Kasuistiken

15 Säuglinge mit angiokardiographisch gesichertem Koarktationssyndrom wurden dopplersonographisch untersucht. Die Diagnose wurde mit einem Gestationsalter von 47 ± 11 Wochen gestellt. Zum Zeitpunkt der Untersuchung hatten die Kinder ein Gewicht von 3810 ± 1080 g. Gleichzeitig wurden bei 53 gesunden Säuglingen mit einem Gestationsalter von 39 ± 8 Wochen und einem Untersuchungsgewicht von 2830 ± 1420 g dopplersonographische Flußmessungen durchgeführt.

lingsalter erfolgt klinisch: Auch bei Früh- und Neugeborenen lassen sich abgeschwächte Femoralispulse bei deutlich tastbaren Pulsen an der oberen Extremität sowie ein zum Rücken fortgeleitetes Systolikum mit dem Punctum maximum über dem 2. Interkostalraum links parasternal auskultieren. Die Blutdruckmessung an der oberen Extremität zeigt einen erhöhten Blutdruck bei deutlich erniedrigtem bzw. nicht meßbarem Blutdruck an der unteren Extremität. Diagnostische Schwierigkeiten bereiten in der Regel die Kinder, bei denen die untere Körperhälfte über einen großen Ductus arteriosus Botalli versorgt wird. In diesen Fällen können die Femoralispulse gut tastbar sein und keine nennenswerten Blutdruckdifferenzen zwischen der oberen und unteren Körperhälfte bestehen.

Die klinische Verdachtsdiagnose kann mit Hilfe der Echokardiographie verifiziert werden. Hierbei kann die Einengung des

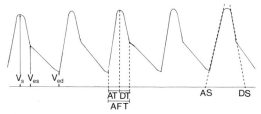

Abb. 6.28. Schematische Darstellung, der aus dem Frequenzspektrum bei Aortenisthmusstenose ermittelten Meßgrößen (Abkürzungen s. Text)

Bei allen Kindern wurde neben einer sorgfältigen echokardiographischen Untersuchung die Blutströmung in der A. cerebri anterior und im Truncus coeliacus gemessen.

Neben den verschiedenen Flußgeschwindigkeiten und dem Resistanceindex wurden bei allen Kindern folgende Parameter aus der Flußkurve ermittelt (Abb. 6.28):

1. Die *Anstiegssteilheit* AS („acceleration slope") und *Abfallsteilheit* DS („deceleration slope") der Kurve: Die Anstiegssteilheit wurde durch Anlegen einer Tangente an den aufsteigenden Schenkel der Flußkurve ermittelt. Die Steilheit des Abfalls DS ergab sich durch Anlegen einer Tangente an den abfallenden Schenkel des Flußprofils. Beide Meßgrößen wurden in kHz/s gemessen.
2. Die *systolischen Zeitintervalle*: Die Dauer des *systolischen Vorwärtsflusses* AFT („antegrade flow time") ist die Zeit zwischen Beginn und Ende der Systole. Die Zeit bis zum Erreichen der maximalen systolischen Flußgeschwindigkeit wird als „acceleration time" AT bezeichnet. Die „deceleration time" DT kennzeichnet die Zeit, die zwischen der maximalen systolischen Flußgeschwindigkeit und dem Ende der Systole verstreicht. Die systolischen Zeitintervalle wurden in Sekunden gemessen.

Meßparameter beim gesunden Kontrollkollektiv

Bei den 53 gesunden Früh- und Neugeborenen konnte sowohl in der A. cerebri anterior als auch im Truncus coeliacus ein pulsatiler systolisch-diastolisch positiver Fluß nachgewiesen werden.

Die entsprechenden Flußparameter sind in Tabelle 6.10 zusammengefaßt.

Der statistische Vergleich zwischen den Flußparametern in der A. cerebri anterior und im Truncus coeliacus gesunder Kinder zeigte signifikant höhere Werte für die maximale systolische Flußgeschwindigkeit und die Anstiegssteilheit der Kurve im Truncus coeliacus im Vergleich zur A. cerebri anterior. Demgegenüber unterschieden sich die übrigen Meßparameter in den beiden genannten Gefäßen statistisch nicht voneinander.

Meßparameter bei Kindern mit Koarktationssyndrom

Bei den Kindern mit hochgradiger Aortenisthmusstenose konnte in der *A. cerebri anterior* und den anderen Hirnarterien ein

Tabelle 6.10. Flußmessungen in der A. cerebri anterior und im Truncus coeliacus bei 53 gesunden Säuglingen

Gestationsalter: 39,3 ± 8 Wochen
Gewicht bei Untersuchung: 2830 ± 1418 g
Herzfrequenz: 135 ± 20/min

	Truncus coeliacus	A. cerebri anterior	p
V_s [cm/s]	69 ± 18	46 ± 16	≤ 0,001
V_{es} [cm/s]	28 ± 11	21 ± 11	n.s.
V_{ed} [cm/s]	16 ± 8	12 ± 7	n.s.
RI	0,76 ± 0,12	0,75 ± 0,11	n.s.
AFT [s]	0,21 ± 0,03	0,22 ± 0,03	n.s.
AT [s]	0,07 ± 0,02	0,08 ± 0,02	n.s.
DT [s]	0,14 ± 0,03	0,14 ± 0,03	n.s.
AS [kHz/s]	92 ± 44	48 ± 19	≤ 0,001
DS [kHz/s]	29 ± 14	26 ± 15	n.s.

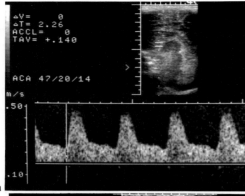

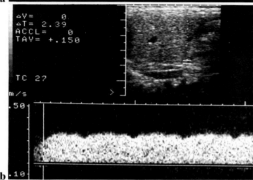

Abb. 6.29 a, b. Flußprofil in der A. cerebri anterior und im Truncus coeliacus bei hochgradiger Aortenisthmusstenose und geschlossenem Ductus arteriosus Botalli. **a** A. cerebri anterior: Überhöhter, pulsatiler systolisch-diastolisch positiver Fluß. $V_s = 47$ cm/s. **b** Truncus coeliacus: Nivellierter Fluß mit trägem systolischem Anstieg der Flußkurve und trägem diastolischem Abfall. Erniedrigte maximale systolische Flußgeschwindigkeit mit 27 cm/s

überhöhter pulsatiler Fluß nachgewiesen werden (Abb. 6.29 a und 6.30).
Im Vergleich zu einem gleichaltrigen und gleichschweren Kontrollkollektiv waren sowohl die maximale systolische Flußgeschwindigkeit als auch die enddiastolische Flußgeschwindigkeit in der A. cerebri anterior beim Koarktationssyndrom signifikant erhöht (Tabelle 6.11). Alle übrigen Meßparameter unterschieden sich statistisch nicht vom Normalkollektiv [56].
Im Gegensatz zum pulsatilen Fluß in der A. cerebri anterior konnte im Truncus coeliacus bei allen Kindern mit geschlossenem oder kleinem Ductus arteriosus Botalli ein nivellierter Fluß mit deutlich erniedrigter systolischer Flußamplitude gefunden werden (Abb. 6.29 b und 6.31). Die Flußkurve war durch einen trägen systolischen Anstieg sowie einen langsamen spätsystolischen Abfall gekennzeichnet (Abb. 6.29 b).
Infolgedessen waren die maximale systolische Flußgeschwindigkeit sowie die Anstiegs- und Abfallssteilheit der Kurve gegenüber dem Normalkollektiv und den Flußgeschwindigkeiten in der A. cerebri anterior signifikant *erniedrigt* (Tabellen 6.11 und 6.12, Abb. 6.29). Des weiteren waren beim Koarktationssyndrom bis auf die „deceleration time" die systolischen Zeitintervalle im Truncus coeliacus deutlich länger als bei gesunden Kindern und als die entsprechenden Werte in der A. cerebri anterior (Tabellen 6.11 und 6.12).

Flußmessungen nach operativer Korrektur

Die dopplersonographischen Flußmessungen in der A. cerebri anterior und im Truncus coeliacus können auch zur objektiven Beurteilung des Operationserfolgs nach Patchplastik oder End-zu-End-Anastomosierung verwendet werden.
9 Kinder wurden nach operativer Korrektur einer Aortenisthmusstenose dopplerechokardiographisch untersucht. Die echokardiographische Darstellung des Aortenbogens von suprasternal zeigte dabei bei allen Kindern eine deutlich weitere Aortenisthmusregion als präoperativ.

Flußmessungen im Truncus coeliacus

Die dopplersonographischen Flußmessungen im Truncus coeliacus zeigten einen signifikanten Anstieg der maximalen systolischen und endsystolischen Flußgeschwindigkeiten verglichen mit den präoperativen Werten (Abb. 6.32 und 6.33, Tabelle 6.13). Demgegenüber ergab der Anstieg der enddiastolischen Flußgeschwindigkeit keine Signifikanz. Dagegen nahm der Resistanceindex signifikant zu,

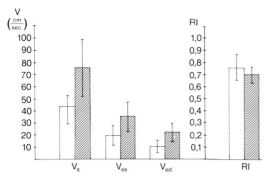

Abb. 6.30. Vergleich der Flußgeschwindigkeiten in der A. cerebri anterior bei 10 Kindern mit Koarktationssyndrom (*schraffierte Säulen*) im Vergleich mit 47 gesunden Vergleichskindern (*leere Säulen*). Signifikante Erhöhung aller Flußgeschwindigkeiten bei Kindern mit Koarktationssyndrom, während sich der Resistanceindex in beiden Gruppen nicht unterschied

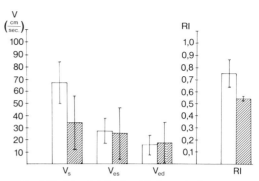

Abb. 6.31. Vergleich der Flußgeschwindigkeiten im Truncus coeliacus bei 10 Säuglingen mit Koarktationssyndrom (*schraffierte Säulen*) im Vergleich zu 47 gesunden Säuglingen (*leere Säulen*). Signifikante Erniedrigung der maximalen systolischen Flußgeschwindigkeit V_s und des Resistanceindex RI. Demgegenüber unterschieden sich die endsystolischen und enddiastolischen Flußgeschwindigkeiten nicht nennenswert voneinander

Tabelle 6.11. Meßparameter in der A. cerebri anterior *(ACA)* und im Truncus coeliacus *(TC)* bei 15 Kindern mit Koarktionssyndrom im Vergleich zu 15 gleichaltrigen und gleichschweren gesunden Kindern

	Normalkollektiv (n=15)	Koarktionssyndrom (n=15)	p
Gestationsalter (Wochen)	45,4 ± 8,6	47,0 ± 11	
Gewicht bei Untersuchung [g]	3990 ± 1450	3810 ± 1082	
Herzfrequenz	127 ± 19	135 ± 26	
A. cerebri anterior			
V_s [cm/s]	58 ± 21	73 ± 26	≤ 0,01
V_{es} [cm/s]	28 ± 14	35 ± 14	n.s.
V_{ed} [cm/s]	17 ± 9	22 ± 9	≤ 0,05
RI	0,73 ± 0,12	0,69 ± 0,07	n.s.
AFT [s]	0,23 ± 0,03	0,24 ± 0,12	n.s.
AT [s]	0,09 ± 0,02	0,09 ± 0,04	n.s.
DT [s]	0,14 ± 0,03	0,15 ± 0,08	n.s.
AS [kHz/s]	55 ± 23	59 ± 33	n.s.
DS [kHz/s]	29 ± 17	32 ± 18	n.s.
Truncus coeliacus			
V_s [cm/s]	78 ± 21	36 ± 23	≤ 0,001
V_{es} [cm/s]	29 ± 7	25 ± 19	n.s.
V_{ed} [cm/s]	15 ± 4	16 ± 14	n.s.
RI	0,79 ± 0,10	0,52 ± 0,26	≤ 0,01
AFT [s]	0,22 ± 0,04	0,28 ± 0,11	≤ 0,01
AT [s]	0,07 ± 0,02	0,15 ± 0,07	≤ 0,001
DT [s]	0,15 ± 0,03	0,13 ± 0,05	n.s.
AS [kHz/s]	90 ± 42	26 ± 37	≤ 0,01
DS [kHz/s]	26 ± 12	8 ± 9	≤ 0,01

Tabelle 6.12. Flußmessungen in der A. cerebri anterior und im Truncus coeliacus bei 15 Kindern mit Koarktationssyndrom

Gestationsalter: 47,0 ± 11 Wochen
Gewicht bei Untersuchung: 3810 ± 1082 g
Herzfrequenz: 135 ± 26/min

	Truncus coeliacus	A. cerebri anterior	p
V_s [cm/s]	36 ± 23	73 ± 26	≤ 0,001
V_{es} [cm/s]	25 ± 19	35 ± 14	≤ 0,05
V_{ed} [cm/s]	16 ± 14	22 ± 9	n.s.
RI	0,52 ± 0,26	0,70 ± 0,07	≤ 0,05
AFT [s]	0,28 ± 0,11	0,24 ± 0,12	≤ 0,05
AT [s]	0,15 ± 0,07	0,09 ± 0,04	≤ 0,001
DT [s]	0,13 ± 0,05	0,15 ± 0,08	n.s.
AS [kHz/s]	26 ± 37	59 ± 33	≤ 0,05
DS [kHz/s]	8 ± 9	32 ± 18	≤ 0,001

ebenso die Anstiegssteilheit AS der Flußkurve und die Steilheit der abfallenden Kurve. Die systolischen Zeitintervalle prä- und postoperativ unterschieden sich nicht signifikant voneinander.

Flußmessungen in der A. cerebri anterior

Bei allen Kindern kam es nach der operativen Korrektur der Aortenisthmusstenose zu einem Abfall der ermittelten Flußgeschwindigkeiten, der jedoch statistisch nicht signifikant war (Tabelle 6.13). Auch die postoperativen Werte für den Resistanceindex unterschieden sich nicht signifikant von den präoperativen. Die präoperativen Werte für die systolischen Zeitintervalle und die Anstiegssteilheit bzw. Abfallssteilheit der Flußkurve in der A. cerebri anterior unterschieden sich nicht von den postoperativen Werten.

6.9.2 Klinische Wertigkeit der Dopplersonographie

Die Diagnose der Aortenisthmusstenose bzw. des Koarktationssyndroms erfolgt in der Regel klinisch. Die Leitsymptome sind dabei deutlich abgeschwächte bzw. nicht tastbare Femoralispulse bei gut tastbaren Radialispulsen. In Abhängigkeit von der Lokalisation der Stenose kann gelegentlich der Radialispuls am linken Arm schlecht getastet werden. Die Objektivierung des subjektiven Eindrucks vermehrter Pulsationen im Bereich der oberen Körperhälfte und verminderter Pulsationen im Bereich der unteren Körperhälfte kann durch vergleichende Blutdruckmessungen an Armen und Beinen erfolgen. Hierbei läßt sich eine deutliche Blutdruckdifferenz zwischen Armen und Beinen nachweisen. Ein besonderes Problem stellt der weit offene Ductus arteriosus Botalli dar, der mit gut tastbaren Femoralis- und Radialispulsen und normalen Blutdruckwerten im Bereich der oberen und unteren Körperhälfte einhergehen kann. In diesem Fall kann die klinische Diagnose sehr schwierig sein.

Die Objektivierung der klinischen Verdachtsdiagnose kann mit Hilfe der Echokardiographie erfolgen. Hierbei wird der Aortenbogen in einer suprasternalen langen Achse zweidimensional dargestellt. Im Idealfall läßt sich dabei die Einengung der Aortenisthmusregion meist distal des Abgangs der linken A. subclavia nachweisen (Abb. 6.27). Hierbei kann zwischen einer lokalisierten, meist sanduhrförmigen

Koarktationssyndrom und Aortenisthmusstenose

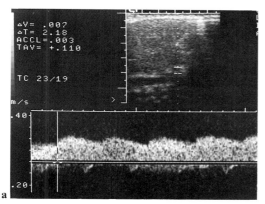
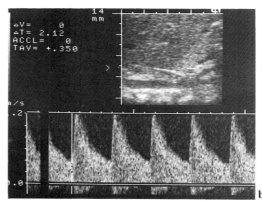

Abb. 6.32. a, b. Dopplersonographische Flußmessung im Truncus coeliacus bei Aortenisthmusstenose vor und nach operativer Korrektur. Darstellung des Truncus coeliacus im medianen Oberbauchlängsschnitt. **a** Vor operativer Korrektur: Nivellierter Fluß mit deutlich erniedrigter systolischer Amplitude. $V_s = 23$ cm/s; $V_m = 11$ cm/s. **b** Nach operativer Korrektur: Pulsatiler Fluß mit deutlichem Anstieg der maximalen systolischen Flußgeschwindigkeit V_s auf 125 cm/s und der mittleren Flußgeschwindigkeit V_m auf 35 cm/s. Setzt man einen konstanten Durchmesser des Truncus coeliacus voraus, so nimmt der Volumenfluß nach der Operation auf 318% des präoperativen Werts zu

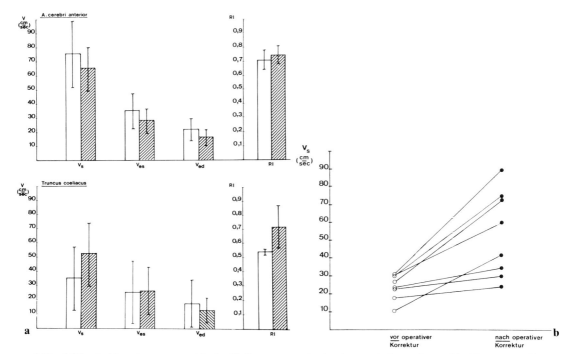

Abb. 6.33 a, b. Dopplersonographische Flußmessungen in der A. cerebri anterior und im Truncus coeliacus bei 10 Kindern mit Koarktationssyndrom vor und nach operativer Korrektur. **a** Histogramme der Flußgeschwindigkeiten. Die *schraffierten Säulen* zeigen die postoperativen Flußgeschwindigkeiten, die *leeren Säulen* den präoperativen Ausgangswert. In der A. cerebri anterior kommt es nach der Operation zu einem Abfall aller Flußgeschwindigkeiten, im Truncus coeliacus zu einem Anstieg der maximalen systolischen Flußgeschwindigkeit V_s und des Resistanceindex RI. **b** Anstieg der maximalen systolischen Flußgeschwindigkeit im Truncus coeliacus nach operativer Korrektur eines Koarktationssyndroms bei 8 Kindern

Tabelle 6.13. Meßparameter in der A. cerebri anterior *(ACA)* und im Truncus coeliacus *(TC)* bei 9 Kindern nach operativer Korrektur einer Aortenisthmusstenose im Vergleich zu den präoperativen Werten

	vor Korrektur	nach Korrektur	p
Gestationsalter (Wochen)	43,0 ± 3,3	46,4 ± 10,5	
Gewicht bei Untersuchung [g]	3545 ± 432	3750 ± 313	
Herzfrequenz	140 ± 14	136 ± 18	
A. cerebri anterior			
V_s [cm/s]	70 ± 26	59 ± 15	n.s.
V_{es} [cm/s]	29 ± 12	25 ± 7	n.s.
V_{ed} [cm/s]	18 ± 7	15 ± 3	n.s.
RI	0,71 ± 0,06	0,74 ± 0,07	n.s.
AFT [s]	0,20 ± 0,02	0,21 ± 0,04	n.s.
AT [s]	0,08 ± 0,02	0,08 ± 0,02	n.s.
DT [s]	0,12 ± 0,01	0,13 ± 0,03	n.s.
AS [kHz/s]	58 ± 36	68 ± 36	n.s.
DS [kHz/s]	36 ± 30	42 ± 24	n.s.
Truncus ceoliacus			
V_s [cm/s]	21 ± 9	54 ± 23	≤ 0,001
V_{es} [cm/s]	16 ± 6	27 ± 16	≤ 0,05
V_{ed} [cm/s]	12 ± 7	15 ± 9	n.s.
RI	0,44 ± 0,26	0,71 ± 0,15	≤ 0,05
AFT [s]	0,26 ± 0,05	0,22 ± 0,05	n.s.
AT [s]	0,14 ± 0,05	0,09 ± 0,03	n.s.
DT [s]	0,12 ± 0,03	0,13 ± 0,04	n.s.
AS [kHz/s]	16 ± 31	52 ± 27	≤ 0,01
DS [kHz/s]	4 ± 4	26 ± 12	≤ 0,01

Einschnürung und einer langstreckigen Stenose bzw. Hypoplasie des gesamten Aortenbogens unterschieden werden [116, 117, 226, 230].

Indirekte Hinweise für eine Aortenisthmusstenose sind die prästenotisch dilatierte Aorta ascendens sowie die erweiterten Arm-Hals-Gefäße, die vermehrte Pulsationen aufweisen [116, 117, 203, 220, 226, 230].

Demgegenüber fehlen in der deszendierenden Aorta und ihren Ästen nennenswerte Pulsationen [116, 226].

Weitere indirekte Hinweise auf eine Aortenisthmusstenose sind ein dilatierter linker Ventrikel mit schlechter Compliance sowie ein vergrößerter linker Vorhof mit Vorwölbung des Vorhofseptums nach rechts [230]. Bei Vorliegen einer pulmonalen Hypertonie kann das gesamte rechte Herz vergrößert sein [220]. Echokardiographisch muß nach zusätzlichen Fehlbildungen wie einer Aorten- und Mitralstenose, einem Ventrikelseptumdefekt sowie einem offenen Ductus arteriosus Botalli gefahndet werden [226].

Nicht immer kann der Aortenisthmus jedoch eindeutig echokardiographisch dargestellt werden [115]. Störende Luftüberlagerungen durch den rechten Hauptbronchus oder vorgeschaltete Lungenareale können die zweidimensionale Darstellung der Aortenisthmusregion erheblich erschweren und gelegentlich unmöglich machen. Des weiteren stört die mangelnde laterale Auflösung der Echokardiographiegeräte. Artefakte treten dabei v. a. im Bereich des Abgangs der linken A. subclavia und an der Einmündungsstelle des Ductus auf [221].

Auch beim gesunden Früh- und Neugeborenen kann im Aortenisthmusbereich eine diskrete Einengung gefunden werden. Vor allem für den unerfahrenen Echokardiographen ist dabei die Differenzierung zwischen der physiologischen Einengung der Isthmusregion und einer echten Isthmusstenose gelegentlich problematisch. Mit Hilfe der Dopplersonographie kann die Diagnose einer Aortenisthmusstenose wesentlich sicherer erfolgen. Hierzu stehen prinzipiell mehrere Verfahren zur Verfügung: So kann die Diagnose durch Nachweis der Flußbeschleunigung im Bereich der Engstelle mit einem CW-Doppler (Abb. 6.34) [20, 101–103, 115] oder mit der farbkodierten Dopplersonographie erfolgen [221]. Eine weitere Möglichkeit stellt die vergleichende Flußmessung in prä- und poststenotischen Referenzarterien dar. Mit Hilfe der Dopplersonographie kann dabei der subjektive Eindruck vermehrter prästenotischer bzw. verminderter poststenotischer Pulsationen objektiviert werden. Entsprechend den erhöhten Blutdruckwerten an der oberen Extremität und den erniedrigten Blutdruckwerten an der unteren Extremität können in prästenotischen Referenzarterien (Hirnarterien, A. subclavia etc.) erhöhte Flußgeschwindigkeiten gefunden werden, während in poststenotischen Arterien (Abdominalarterien und Aa. iliacae bzw. Aa. femorales) erniedrigte Flußgeschwindigkeiten nachzuweisen sind [56]. Auch das Flußprofil in den Abdominal- und Beinarterien unterscheidet sich vom Flußprofil in den Arm- und Hirnarterien: Während in den Arterien der oberen Körperhälfte ein überhöhter pulsatiler Fluß gefunden wird, ist die Flußkurve im Bereich der Arterien der unteren Körperhälfte nivelliert und zeigt einen trägen systolischen Anstieg und Abfall der Kurve [56].

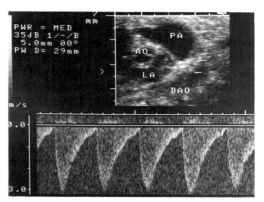

Abb. 6.34. Dopplersonographische Flußmessung im Bereich der Aortenisthmusstenose beim Koarktationssyndrom (parasternale lange Achse). Das Meßvolumen ist im Bereich der Engstelle lokalisiert (*DAO* Aorta descendens, *PA* Pulmonalarterie, *AAO* Aorta ascendens, *LA* linker Vorhof). Beschleunigter turbulenter Fluß während der Systole und Diastole, der für eine Aortenisthmusstenose typisch ist. Der dopplersonographisch ermittelte Druckgradient über der Engstelle beträgt 36 mm Hg

Die Flußgeschwindigkeiten im Truncus coeliacus sind deutlich niedriger als in der A. cerebri anterior.

Ähnliche Ergebnisse konnten auch Shaddy et al. [214] durch dopplersonographische Flußmessungen in der Aorta ascendens und descendens ermitteln. Sie fanden eine Erniedrigung der Flußgeschwindigkeiten in der descendierenden Aorta sowie eine Verlängerung der Zeitintervalle und einen langsameren Anstieg bzw. Abfall der Flußkurve. Die Ergebnisse entsprechen unseren in der A. cerebri anterior und im Truncus coeliacus ermittelten Werten. Im Gegensatz zu den erniedrigten Flußgeschwindigkeiten im Truncus coeliacus konnten in den Hirnarterien erhöhte Flußgeschwindigkeiten nachgewiesen werden, was die erhöhte Inzidenz von Hirnblutungen bei Kindern mit Aortenisthmusstenose erklärt [264].

Erniedrigte Flußgeschwindigkeiten im Truncus coeliacus konnten jedoch nur bei geschlossenem oder restriktivem Ductus

	Aortenisthmusstenose mit geschlossenem Ductus	Aortenisthmusstenose mit offenem Ductus
Prästenotisches Referenzgefäß (A. cerebri ant.)	Überhöhter systolisch -	 diastolisch positiver Fluß
Poststenotisches Referenzgefäß (Truncus coeliacus)	Abgeflachter, wenig pulsatiler Fluß	pulsatiler systolisch positiver und diastolisch negativer Fluß
Aorta descendens (poststenotisch)	Beschleunigter, turbulenter Fluß (systolisch-diastolischer Vorwärtsfluß).	 Beschleunigter systolischer Vorwärtsfluß. Diastolischer Rückfluß.
Pulmonalarterienstamm	Laminarer systolisch-diastolischer Vorwärtsfluß.	 Laminarer systolischer Vorwärtsfluß. Diastolisch. Rückfluß.

Abb. 6.35. Schematische Darstellung der zu erwartenden Flußprofile in A. cerebri anterior, Truncus coeliacus, deszendierender Aorta und Pulmonalarterie bei hochgradiger Aortenisthmusstenose in Abhängigkeit vom Ductus arteriosus Botalli

arteriosus nachgewiesen werden. Ein weit offener Ductus kann ein unauffälliges Flußprofil und normale Flußgeschwindigkeiten in den Abdominal- und Beinarterien zur Folge haben (Abb. 6.13b). So konnten wir bei einem Kind mit Koarktationssyndrom und restriktivem Ductus arteriosus Botalli im Truncus coeliacus ein nivelliertes Flußprofil mit erniedrigten Flußgeschwindigkeiten ($V_s = 20$ cm/s; TAV = 12 cm/s) nachweisen (Abb. 6.13a). Nach Prostaglandininfusion wurde ein pulsatiler Fluß mit Anstieg aller Flußgeschwindigkeiten ($V_s = 64$ cm/s; $V_{es} = 39$ cm/s; $V_{ed} = 33$ cm/s; TAV = 29 cm/s) gefunden (Abb. 6.13b). Bei konstantem Durchmesser des Truncus coeliacus kann aus dem Anstieg der mittleren Flußgeschwindigkeit von 12 auf 29 cm/s auf einen Anstieg der Durchblutung um den Faktor 2,4 geschlossen werden. Nach der Prostaglandininfusion konnten die Femoralispulse wieder getastet werden, und die Urinproduktion des Kindes kam wieder in Gang.

Die alleinige dopplersonographische Flußmessung in prä- und poststenotischen Referenzarterien ist somit nur bei restriktivem oder geschlossenem Ductus beweisend für ein Koarktationssyndrom. Bei offenem Ductus müssen immer zusätzlich zu einer sorgfältigen echokardiographischen Untersuchung dopplersonographische Flußmessungen in der Aorta, der Pulmonalarterie und im Ductus arteriosus durchgeführt werden (Abb. 6.35). Im Pulmonalarterienstamm läßt sich bei offenem Ductus ein diastolischer Rückfluß nachweisen, der einem Links-rechts-Shunt über dem Ductus entspricht.

In der deszendierenden Aorta kann im Bereich der Isthmusstenose mit einem CW-Doppler eine Flußbeschleunigung gefunden werden (Abb. 6.34) [20, 102, 115]. Typischerweise läßt sich die Flußbeschleunigung während Systole *und* Diastole nachweisen (Abb. 6.34), was einem systolisch-diastolischen Druckgradienten entspricht. Der systolische Gradient kommt durch die Kontraktionskraft des linken Ventrikels zustande, der diastolische Gradient ist durch den aortalen Windkessel bedingt.

Nach der modifizierten Bernoulli-Gleichung ($\Delta p = 4 \cdot V^2$) kann der Druckgradient über der Engstelle nichtinvasiv ermittelt werden. Dabei ist Δp der Druckgradient im Bereich der Stenose und V die maximale Flußbeschleunigung über der Engstelle. Vergleiche von invasiv mittels Herzkatheteruntersuchung ermittelten Druckgradienten mit den dopplersonographischen Werten zeigten jedoch, daß insbesondere bei milden Stenosen der Druckgradient häufig überschätzt wird [115]. Außerdem kann bei gut ausgebildetem Kollateralkreislauf der Druckgradient über der Stenose nicht sicher ermittelt werden [20]. Houston et al. [115] weisen darauf hin, daß bei hochgradiger Stenose oft kein systolischer Jet gefunden werden kann. Der mit dem CW-Doppler registrierte Jet ist außerdem nicht immer durch eine Engstelle im Isthmusbereich bedingt. Die genannten Autoren weisen deshalb darauf hin, daß die Flußbeschleunigung auch durch einen restriktiven Ductus arteriosus Botalli verursacht sein kann und fälschlicherweise als Aortenisthmusstenose fehlgedeutet wird. Der Nachweis einer systolischen Flußbeschleunigung im Bereich der Aortenisthmusstenose stellt somit keine zuverlässige Methode zur sicheren Diagnose einer Aortenisthmusstenose dar.

Nach der operativen Korrektur (Patchplastik oder End-zu-End-Anastomose) kann mit Hilfe vergleichender Flußmessungen in den Hirn- und Abdominalarterien der Operationserfolg objektiviert werden. Bei gutem Operationsergebnis kann z. B. im Truncus coeliacus ein pulsatiler Fluß gefunden werden, der sich nicht vom normalen Flußprofil gesunder Kinder unterscheidet. Der subjektive Eindruck der Zunahme der Pulsatilität kann durch Anstiege des Resistanceindex und der maximalen systolischen und endsystolischen Flußgeschwindigkeiten objektiviert werden.

6.9.3 Zusammenfassung

Mit Hilfe dopplersonographischer Flußmessungen in prä- und poststenotischen Referenzarterien kann die Diagnose einer isolierten Aortenisthmusstenose und des Koarktationssyndroms wesentlich sicherer erfolgen als mit der Echokardiographie allein. So spricht ein überhöhter pulsatiler Fluß im prästenotischen Referenzgefäß bei erniedrigtem, wenig pulsatilem Fluß im poststenotischen Referenzgefäß bei entsprechender Klinik für das Vorliegen einer hämodynamisch wirksamen Aortenisthmusstenose. Des weiteren kann eine semiquantitative Abschätzung des Schweregrads der Engstelle erfolgen.

Probleme ergeben sich bei weit offenem Ductus arteriosus Botalli, bei dem im Truncus coeliacus ein normaler pulsatiler Fluß gefunden werden kann (Abb. 6.13) oder das typische Flußprofil eines offenen Ductus arteriosus Botalli vorliegt.

Postoperative dopplersonographische Vergleichskontrollen ermöglichen im Zusammenhang mit der zweidimensionalen Echokardiographie eine Objektivierung des Operationsergebnisses. Eine Normalisierung der Flußgeschwindigkeiten spricht für ein gutes Operationsergebnis. Demgegenüber findet man bei Restenosierungen wieder einen Abfall der Flußgeschwindigkeiten und des Resistanceindex sowie eine Verlängerung der systolischen Zeitintervalle. Nach Schluß der Fontanellen können keine Flußmessungen in den intrakraniellen Arterien mehr durchgeführt werden. Jenseits des Säuglingsalters kann die A. carotis communis als prästenotisches Referenzgefäß herangezogen werden. Da sie jedoch nur unter einem relativ großen Winkel zwischen dem einfallenden Dopplerstrahl und der Gefäßachse (ca. 40–50°) eingestellt werden kann, muß bei der Quantifizierung der Flußgeschwindigkeiten immer eine Winkelkorrektur durchgeführt werden. Normalwerte für die Flußgeschwindigkeiten in der A. carotis communis im Kindesalter liegen jedoch bisher nicht vor.

6.10 Subclavian-Steal-Phänomen

Das Subclavian-Steal-Phänomen wird v. a. bei Erwachsenen mit Stenosen im proximalen Anteil der A. subclavia beobachtet: Ist die Stenose vor dem Abgang der ipsilateralen A. vertebralis lokalisiert, so kann die Perfusion der entsprechenden oberen Extremität zum Großteil über die A. vertebralis erfolgen. In der entspre-

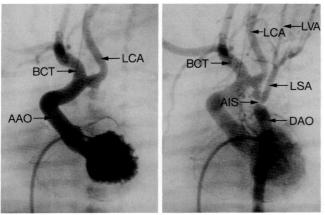

Abb. 6.36 a, b. Angiokardiographische Darstellung des Subclavian-Steal-Phänomens bei hochgradiger Aortenisthmusstenose (*ATS*). Injektion des Kontrastmittels in den linken Ventrikel. **a** Frühe Kontrastmittelphase: Neben der Aorta ascendens (*AAO*) und dem proximalen Aortenbogen kommen lediglich der Truncus brachiocephalicus (*BCT*) und die linke A. carotis communis (*LCA*) zur Darstellung. **b** Späte Kontrastmittelphase: Die deszendierende Aorta (*DAO*) wird über die linke A. vertebralis (*LVA*) und die linke A. subclavia (*LSA*) im Sinne eines Subclavian-Steal-Phänomens gefüllt

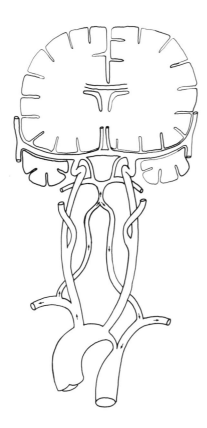

chenden Vertebralarterie kommt es zu einer Umkehrung der Strömungsrichtung. Im Sinne eines Steal-Mechanismus wird der zerebralen Perfusion Blut aus der A. vertebralis der Gegenseite entzogen. Pathophysiologisch liegt dem Subclavian-Steal-Phänomen ein erheblicher Druckabfall hinter der Stenose zugrunde. Der Druck distal der Engstelle kann dabei unter dem Druck an der Vereinigungsstelle beider Vertebralarterien an der Hirnbasis liegen. Infolgedessen resultiert eine retrograde Durchströmung der A. vertebralis auf der Seite der Stenose.

Im Kindesalter wird das Subclavian-Steal-Phänomen nur selten beobachtet. Es kann jedoch bei hochgradiger Aortenisthmusstenose und dem Koarktationssyndrom als Sonderform eines Umgehungskreislaufs

Abb. 6.37. Schematische Darstellung des Subclavian-Steal-Phänomens beim Koarktationssyndrom. Anterograde Perfusion der rechten A. vertebralis. Retrograde Perfusion der linken A. vertebralis und der proximalen A. subclavia links, über die die Aorta descendens versorgt wird

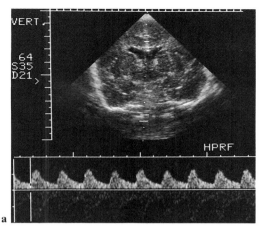 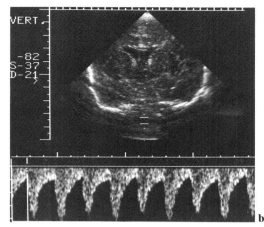

Abb. 6.38 a, b. Dopplersonographische Diagnose des Subclavian-Steal-Phänomens beim Koarktationssyndrom durch Flußmessungen in den beiden Vertebralarterien im Koronarschnitt. **a** Das Meßvolumen ist in der rechten A. vertebralis links paramedian plaziert: Normaler systolisch-diastolischer Vorwärtsfluß. **b** Flußmessung in der linken A. vertebralis paramedian rechts: Beschleunigter negativer Fluß in der linken Vertebralarterie, der für eine retrograde Durchströmung des Gefäßes spricht

vorkommen. Hierbei wird die untere Körperhälfte zum Großteil oder ausschließlich über die linke A. vertebralis und die linke A. subclavia versorgt. Hämodynamisch kommt es im prästenotischen, vor der Stenose lokalisierten Anteil der Aorta und in den entsprechenden Halsgefäßabgängen zu einem Vorwärtsfluß, während in den hinter der Stenose bzw. Atresie entspringenden Halsgefäßen ein retrograder, vom Gehirn weggerichteter Fluß resultiert.

6.10.1 Kasuistiken

Bei 2 Neugeborenen mit unterbrochenem Aortenbogen bzw. hochgradiger Aortenisthmusstenose wurde angiokardiographisch ein Subclavian-Steal-Phänomen nachgewiesen (Abb. 6.36). Bei beiden Kindern erfolgte die Perfusion der unteren Körperhälfte über einen offenen Ductus arteriosus einerseits und über die linke A. vertebralis bzw. subclavia andererseits (Abb. 6.37).

Bei beiden Kindern wurden dopplersonographische Flußmessungen in der A. cerebri anterior, A. carotis interna, A. basilaris und in beiden Vertebralarterien durchgeführt.
Hierbei konnte in beiden Aa. cerebri anteriores und Aa. carotides internae sowie in der A. basilaris ein normaler, antegrader, zum Gehirn hingerichteter Fluß während der Systole und Diastole gefunden werden. Auch in der rechten Vertebralarterie ergab sich ein normaler Vorwärtsfluß (Abb. 6.38 a). Demgegenüber konnte in der linken A. vertebralis ein negativer, vom Schallkopf und damit vom Gehirn weggerichteter Fluß gemessen werden (Abb. 6.38 b). Die dopplersonographische Registrierung der Flußrichtung in den Vertebralarterien ermöglichte somit bei beiden Patienten den Nachweis des Subclavian-Steal-Phänomens (Abb. 6.37). Bei dem Patienten mit hochgradiger Aortenisthmusstenose konnte nach Patcherweiterung der Engstelle eine Normalisierung des Flußprofils in den Vertebralarterien gefunden werden.

6.10.2 Klinische Wertigkeit der Dopplersonographie

Von Reutern u. Pourcelot [190] haben bei Erwachsenen mit arterieller Verschlußkrankheit dopplersonographische Flußmessungen in den Vertebralarterien durchgeführt und die Entwicklung des Rückflusses in den Vertebralarterien in 3 Stadien eingeteilt:

Im *Stadium I* bei mäßiggradiger Stenosierung der entsprechenden A. subclavia resultiert in der ipsilateralen A. vertebralis ein erniedrigter systolischer Vorwärtsfluß.

Das *Stadium II* ist durch einen oszillierenden Fluß charakterisiert, wobei in der Systole ein negativer und in der Diastole ein positiver Fluß nachgewiesen werden kann.

Das *Stadium III* wird bei hochgradiger Stenose, die hämodynamisch einem Verschluß der entsprechenden A. subclavia entspricht, gefunden. In diesem Fall kann dopplersonographisch ein negativer Fluß während des gesamten Herzzyklus gefunden werden.

In Analogie zur arteriellen Verschlußkrankheit des Erwachsenen kann auch das Subclavian-Steal-Phänomen beim unterbrochenen Aortenbogen oder bei hochgradiger Aortenisthmusstenose betrachtet werden. In beiden Fällen sind zur Perfusion der unteren Körperhälfte entweder ein großer Ductus oder Kollateralkreisläufe notwendig. Eine Sonderform des Kollateralkreislaufs stellt dabei das Subclavian-Steal-Phänomen dar. Bei hochgradigen Stenosierungen im Aortenisthmusbereich sowie beim unterbrochenen Aortenbogen kann bei geschlossenem Ductus arteriosus Botalli die Perfusion der unteren Körperhälfte ausschließlich über die linke A. vertebralis und A. subclavia erfolgen. Vorraussetzung ist, daß die linke A. subclavia distal der Engstelle im Isthmusbereich entspringt. Beim Subclavian-Steal-Phänomen entzieht die linke Vertebralarterie Blut aus der rechten Vertebralarterie. Die dopplersonographischen Flußmessungen ergeben in der rechten A. vertebralis einen zum Gehirn hin gerichteten Vorwärtsfluß, während in der linken A. vertebralis ein vom Gehirn weggerichteter Fluß, der einem Rückfluß des Bluts entspricht, gefunden werden kann.

Zur dopplersonographischen Flußmessung in den Vertebralarterien wird ein leicht nach okzipital geneigter Koronarschnitt gewählt, wie er in Kap. 3 besprochen wurde. In einer Schnittebene tangential zur Schädelbasis kann in der Mittellinie die A. basilaris sowohl im zweidimensionalen Schnittbild als auch mit Hilfe der Dopplersonographie dargestellt werden. Durch Verschieben des Meßvolumens nach kaudal können beide Vertebralarterien einige Millimeter paramedian unterhalb der Schädelbasis dopplersonographisch erfaßt werden (Abb. 6.38). Auch in der sagittalen Schnittebene kann durch leichtes Kippen des Schallkopfs zur Seite die Blutströmung in beiden Vertebralarterien in Höhe des Os occipitale registriert werden (Abb. 3.23).

Der direkte dopplersonographische Nachweis der Blutströmung im vertebralen Verlauf der A. vertebralis ist schwierig. Die entsprechenden Literaturangaben über dopplersonographische Flußmessungen in diesem Bereich der A. vertebralis sind sehr widersprüchlich [265]. Beim Nachweis des Subclavian-Steal-Phänomens soll die Dopplersonographie jedoch auch beim Erwachsenen eine zuverlässige Methode darstellen [48, 123, 158, 190].

Beim Säugling kann die Blutströmung in beiden Vertebralarterien durch die offene Fontanelle als akustisches Fenster erfaßt werden. Mit Hilfe der Strömungsumkehr in der linken Vertebralarterie kann das im Kindesalter sehr seltene Subclavian-Steal-Phänomen sicher und nichtinvasiv diagnostiziert werden.

6.10.3 Zusammenfassung

Das im Kindesalter seltene Subclavian-Steal-Phänomen kann durch dopplersonographische Flußmessungen in beiden Vertebralarterien nichtinvasiv nachgewiesen werden. Während man in der einen Arterie einen Vorwärtsfluß findet, ist ein retrograder Fluß in der anderen Vertebralarterie für das Subclavian-Steal-Phänomen beweisend.

7 Medikamentöse Beeinflussung der Flußparameter in den Hirnarterien

KARL-HEINZ DEEG

Die Flußkurve in den Hirnarterien wird von einer Vielzahl von Faktoren beeinflußt. Neben den bereits erwähnten physiologischen Faktoren Alter und Gewicht sind es insbesondere der pCO_2 und pathologische Faktoren wie eine veränderte Blutströmung in der Aorta und ein gesteigerter intrakranieller Druck. Diese Faktoren wurden in den vorausgegangenen Kapiteln ausführlich besprochen. Doch die Blutströmung in den Hirnarterien wird auch durch Medikamente, die in der Neonatalperiode eingesetzt werden, beeinflußt. Es sind dies einerseits Medikamente, die zur Muskelrelaxation verwendet werden, andererseits Medikamente zum Ductusverschluß (Indomethacin) bzw. bei zyanotischen Herzfehlern Medikamente zur Wiedereröffnung des Ductus (Prostaglandin E_2). Weiterhin werden beim unreifen Frühgeborenen häufig Medikamente zur Stimulation der Atmung (Theophyllin- und Koffeinpräparate) eingesetzt.

7.1 Muskelrelaxanzien

Die meisten der bisher in der Literatur erschienenen Arbeiten über den Einfluß von Muskelrelaxanzien untersuchten den Einfluß der Variabilität der Flußkurve durch diese Medikamente [45, 171, 174]. Bei beatmeten Frühgeborenen wird häufig ein fluktuierendes Flußmuster in den Hirnarterien gefunden [171, 174]. Die Variabilität der Flußkurve wird durch die respiratorischen Druckschwankungen, die zu Änderungen des Blutdrucks führen, verursacht [171]. Aufgrund der fehlenden Autoregulation der Hirndurchblutung werden die Blutdruckschwankungen an das unreife Gehirn weitergegeben [121].

Nach Gabe der Muskelrelaxanzien konnte das fluktuierende Flußmuster in ein stabiles übergeführt werden. Perlman [174] konnte in seinem Patientengut durch die Muskelrelaxation einen deutlichen Abfall der Inzidenz von Hirnblutungen finden. Demgegenüber konnte Colditz [45] bei seiner Untersuchung keinen positiven Effekt der Muskelrelaxanzien nachweisen. Allerdings berichten beide Autoren über eine Stabilisierung des Flußprofils nach Gabe von Muskelrelaxanzien.

Von beiden Autoren wurden keine absoluten Flußgeschwindigkeiten in den Hirnarterien vor und nach intravenöser Gabe von Muskelrelaxanzien (z. B. Pancuronium) bestimmt. In unserem Patientengut konnten wir jedoch häufig in unmittelbarem Anschluß an die intravenöse Bolusinjektion von Muskelrelaxanzien eine Verschlechterung der Kreislaufsituation des Kindes beobachten. Es kam häufig zu einem Blutdruckabfall und gleichzeitig zu einem Abfall der Flußgeschwindigkeiten in den Hirnarterien.

Der Einsatz der Muskelrelaxanzien muß somit beim Frühgeborenen sorgfältig abgewogen werden, wobei die vorsichtige Relaxation wahrscheinlich einen positiven Effekt auf die Gefahr einer Hirnblutung hat. Weitere Untersuchungen an einem größeren Patientengut zur Beantwortung dieser Frage müssen jedoch noch durchgeführt werden.

7.2 Prostaglandin

Über den Einfluß von Prostaglandinabkömmlingen auf die Flußgeschwindigkeiten in den Hirnarterien von Säuglingen wurden bisher noch keine größeren Studien veröffentlicht. Prostaglandin E_1 und E_2 sind potente Vasodilatatoren, die nicht nur am Ductus arteriosus angreifen. Ein Blutdruckabfall nach Bolusinjektion ist ein häufig zu beobachtendes Ereignis. Weitere Nebenwirkungen sind eine Atemdepression, die durch direktes Angreifen des Medikaments am Atemzentrum zustande kommt.

Simultane dopplersonographische Flußmessungen in den Hirnarterien zeigen einen deutlichen Abfall aller Flußgeschwindigkeiten. Nach Wiedereröffnung des Ductus sind v. a. die diastolischen Flußgeschwindigkeiten erniedrigt. Bei weit offenem Ductus können sogar ein retrograder diastolischer Fluß und ein Abfall der systolischen Amplitude dopplersonographisch nachgewiesen werden. Der Abfall der maximalen systolischen Flußgeschwindigkeit und der diastolischen Flußgeschwindigkeiten haben ein Absinken der mittleren Flußgeschwindigkeit zur Folge, wie wir bei Kindern mit komplexen Herzfehlern und offenem Ductus arteriosus Botalli nachweisen konnten (s. 6.3.3). Die Erniedrigung der Flußgeschwindigkeiten kommt infolge der Prostaglandininfusion durch Wiedereröffnung des Ductus und Abstrom des Blutes in das Niederdrucksystem des Pulmonalkreislaufs zustande.

7.3 Indomethacin

Der offene Ductus arteriosus Botalli stellt für die Neonatologie ein zentrales Problem dar. Unbehandelt führt er zu einem Lungenödem und zu einer Zunahme der Inzidenz bronchopulmonaler Dysplasien, außerdem bedrohen die Herzinsuffizienz und die Minderperfusion von Gehirn, Niere und Darm das Kind akut [222]. Die Prognose ist um so besser, je früher der Ductus verschlossen wird [222]. Neben der operativen Unterbindung steht als weitere anerkannte Therapiemöglichkeit der Verschluß mit dem Prostaglandinantagonisten Indomethacin zur Verfügung.

Cowan [48], McCord [147] und Archer et al. [8] untersuchten den Einfluß von Indomethacin auf die Flußgeschwindigkeiten in den Hirnarterien. Alle Autoren führten dopplersonographische Flußmessungen unmittelbar vor bzw. nach der Indomethacininjektion durch. Die verwendete Dosis betrug 0,1 bzw. 0,2 mg/kg KG. Neben den Flußgeschwindigkeiten in verschiedenen Hirnarterien wurden der Blutdruck [8] und das Herzzeitvolumen [147] gemessen. Alle Autoren fanden einen signifikanten Abfall der maximalen systolischen Flußgeschwindigkeit und der mittleren Flußgeschwindigkeit auf bis zu 40 % des Ausgangswerts. Da die Flußgeschwindigkeiten in den Hirnarterien in der Regel die hämodynamischen Veränderungen wiederspiegeln, lag eine gleichzeitige Abnahme des Blutdrucks und des Herzminutenvolumens nahe. Die Untersuchungen von McCord [147] zeigten jedoch keine Änderungen des Herzzeitvolumens nach Indomethacinapplikation. Archer et al. [8] konnten einen Anstieg des mittleren arteriellen Blutdrucks um 15 % unmittelbar nach der Injektion nachweisen.

Der Abfall der Flußgeschwindigkeiten in den Hirnarterien nach Indomethacininjektion ist somit nicht mit einer Änderung der hämodynamischen Parameter zu erklären. Er wird durch einen direkten Angriff des Medikaments an den Hirnarterien verursacht. Der Abfall der Flußgeschwindigkeiten konnte auch noch 1 h nach Indomethacininjektion nachgewiesen werden. Die genannten Autoren interpretieren den Abfall der Flußgeschwindigkeiten nach Indomethacininjektion als Abfall der Hirndurchblutung [8, 49, 147].

Colditz et al. [46] untersuchten 7 Neugeborene simultan mit der Dopplersonographie und der zerebralen elektrischen Impedanz vor und nach Indomethacingabe. Sie konnten 1 min nach intravenöser Applikation von 0,2 mg/kg KG Indomethacin einen Abfall der Flußgeschwindigkeiten um 30 % nachweisen. Gleichzeitig konnte mit der Impedanzmethode ein Abfall der Hirndurchblutung um 35 % nachgewiesen werden.

Der Abfall der Flußgeschwindigkeiten nach Indomethacininjektion ist somit als Abfall der Hirndurchblutung zu interpretieren [46].

7.3.1 Klinische Konsequenzen

Die Behandlung des offenen Ductus arteriosus beim Frühgeborenen mit Indomethacin ist nicht unumstritten. Im Vergleich zur Ductusligatur kommt es nur bei 70 % der Kinder nach Indomethacingabe zum Ductusverschluß [65]. Bei 26 % der Kinder kommt es zur Wiedereröffnung des Ductus [65]. Des weiteren ist der medikamentöse Ductusverschluß kontraindiziert bei Niereninsuffizienz, Thrombozytopenie, nekrotisierender Enterokolitis und Hyperbilirubinämie [65]. Die Behandlung kann zu einer Vielzahl von Nebenwirkungen wie Niereninsuffizienz mit Wasserretention und Hyperkaliämie sowie gastrointestinalen Blutungen führen [65].

Die dopplersonographischen Untersuchungen über die zerebrale Zirkulation zeigen eine weitere schwerwiegende Nebenwirkung der Indomethacintherapie, den Abfall der Hirndurchblutung.

Dieser über mehr als 1 h nach Indomethacininjektion andauernde Abfall der Hirndurchblutung ist um so ernster zu bewerten, als der offene Ductus per se zu einem Abfall der Flußgeschwindigkeiten führt, wie unsere Untersuchungen gezeigt haben [55]. Eine weitere Absenkung der Flußgeschwindigkeiten um 40 % des Ausgangswerts kann dabei zu einem Abfall der Hirnperfusion unter eine kritische Grenze führen und hypoxämisch-ischämische Parenchymläsionen verursachen. Da jede neue Indomethacininjektion wieder einen Abfall der Flußgeschwindigkeiten hervorruft [147] und gleichzeitig die Ductussymptomatik wesentlich länger besteht als bei der operativen Behandlung liegt die Gefahr hypoxämisch-ischämischer Hirnläsionen auf der Hand.

Aus diesem Grund und wegen der mannigfaltigen anderen Nebenwirkungen der Indomethacintherapie ist unseres Erachtens der Ligatur des Ductus der Vorzug zu geben [222], sofern ein in der Herzchirurgie erfahrenes Team zur Verfügung steht.

7.3.2 Zusammenfassung

Die intravenöse Bolusinjektion von Indomethacin führt beim Frühgeborenen zu einem signifikanten Abfall der Flußgeschwindigkeiten in den Hirnarterien. Dieser Abfall läßt sich über 1 h nach der Injektion nachweisen und im Sinne einer Erniedrigung der Hirndurchblutung deuten.

7.4 Theophyllin und Koffein

Theophyllin und Koffein werden in der Neonatalperiode häufig zur Behandlung von Apnoen eingesetzt. Daß diese Medikamente die Hirndurchblutung beim Erwachsenen und im Tierversuch herabsetzen ist seit 50 Jahren bekannt [123]. Rosenkrantz u. Oh [198] berichteten über einen Abfall der Flußgeschwindigkeiten in der A. cerebri anterior nach Gabe von Theophyllin beim Frühgeborenen. Inzwischen sind mehrere Arbeiten über eine Reduktion der Flußgeschwindigkeiten in den Hirnarterien nach Gabe von Theophyllin [123, 243] und Aminophyllin [155] in der Literatur erschienen. In diesen Arbeiten konnten die Ergebnisse von Rosenkrantz u. Oh bestätigt werden.

Jorch et al. [123] untersuchten den Einfluß verschiedener Dosen von Euphyllin auf die Flußgeschwindigkeiten in der A. carotis interna, V. jugularis interna und A. cerebri anterior. Nach Injektion von 6 mg/kg KG Euphyllin kam es zu einem Abfall der Flußgeschwindigkeiten in der A. carotis interna um 25 %, in der V. jugularis interna um 26 % und in der A. cerebri anterior um 17 %. Der Abfall nach Gabe von 1,5 mg/kg KG war so gering, daß er nur in der A. carotis interna statistisch gesichert werden konnte [123].

Die Reduktion der zerebralen Durchblutung unter Theophyllin ist zu gleichen Teilen auf den ebenfalls beobachteten pCO_2-Abfall und eine direkte vasokonstriktorische Wirkung des Medikaments auf die zerebralen Widerstandsgefäße zurückzuführen [123, 155].

Jorch konnte bei seinen Untersuchungen einen Abfall des pCO_2 um 3 mm Hg nachweisen, was einer Minderung der Hirndurchblutung um ca. 15 % entspricht. Bei Kindern, die nach Theophyllininjektion keine Änderung des pCO_2 aufwiesen, sank die maximale systolische Flußgeschwindigkeit nur um 17 % [123]. Dieser Abfall ist durch die direkte vasokonstriktorische Wirkung des Theophyllins auf die arteriolären intrazerebralen Widerstandsgefäße zurückzuführen.

Im Gegensatz zur Gabe von 6 mg/kg KG Theophyllin konnte nach Applikation von 20 mg/kg KG Koffeinzitrat keine Änderung der Flußgeschwindigkeiten in der A. cerebri anterior nachgewiesen werden [206].

7.4.1 Klinische Konsequenzen

Unter Theophyllininjektion kommt es zu einem dosisabhängigen Abfall der Flußgeschwindigkeiten in den Hirnarterien. Bei einer Dosis von 6 mg/kg KG nehmen die Flußgeschwindigkeiten in der A. carotis interna und der V. jugularis interna um ca. 25 % ab. Änderungen der Hirndurchblutung ähnlicher Größenordnung findet man bei akzidentellen pCO_2-Schwankungen von nur 5 mm Hg. Aufgrund der physiologischen Schwankungsbreite der zerebralen Zirkulationsparameter hält Jorch [123] den Abfall der Hirndurchblutung nach Gabe von Theophyllin für ein „akzeptables Risiko".

Trotzdem ist bei der Gabe von Theophyllin in höherer Dosis Vorsicht geboten. Eine niedrigere Dosierung und eine langsamere Aufsättigung könnte eine dramatische Senkung der Flußgeschwindigkeiten verhindern helfen.

7.4.2 Zusammenfassung

Nach Theophyllininjektion kommt es zu einer dosisabhängigen Senkung der Flußgeschwindigkeiten in den Hirnarterien, die einerseits durch den pCO_2-Abfall, andererseits durch eine direkte vasokonstriktorische Wirkung des Medikaments an den arteriolären zerebralen Widerstandgefäßen zustande kommt.

8 Fehlermöglichkeiten bei der Dopplersonographie

KARL-HEINZ DEEG

Bei der dopplersonographischen Flußmessung im Gefäßsystem können eine Vielzahl von Meßfehlern oder Fehler bei der Interpretation auftreten. Die nachfolgende Zusammenstellung soll einige wichtige Fehlermöglichkeiten aufzeigen. Sie erhebt jedoch keinen Anspruch auf Vollständigkeit.

8.1 Bewegungsartefakte

Bewegungen des Kindes können zu Artefakten führen, die die Beurteilung des Frequenzspektrums erheblich erschweren. Mit besonders leistungsfähigen Dopplersonographiegeräten können auch niedrige Flußgeschwindigkeiten wie z. B. Bewegungen im Meßgebiet registriert werden. Neben den Bewegungsartefakten ist die Flußkurve häufig noch durch die Abwehrhaltung des Kindes verändert.

8.2 Physiologische Fehler

Die dopplersonographischen Daten werden meist punktuell zu einem bestimmten Zeitpunkt erhoben, der willkürlich gewählt ist. Eine Wiederholung der Untersuchung zu einem späteren Zeitpunkt ergibt oft einen mehr oder minder davon abweichenden Wert. Neben echten Meßfehlern spielen dabei Änderungen der Vigilanz eine entscheidende Rolle. Messungen im Schlaf sind meist eher reproduzierbar als im Wachzustand. Jedoch ändern sich die Flußgeschwindigkeiten auch im Schlaf: So konnten im REM-Schlaf höhere Flußgeschwindigkeiten als im Non-REM-Schlaf gefunden werden, wie Untersuchungen von Jorch ergeben haben [123].

Im Wachzustand ändern sich die Flußgeschwindigkeiten mit Herzfrequenz, Körpertemperatur, Hämatokrit, Blutdruck und Blutgasen, um nur einige Faktoren zu nennen. Die Abhängigkeit der Flußparameter von vielerlei Faktoren muß bei der Interpretation der Meßwerte immer mit berücksichtigt werden. Insbesondere stören eine erhebliche Abwehrhaltung des Kindes, und zwar sowohl durch Bewegungsartefakte als auch durch Änderungen der Herzfrequenz, des Blutdrucks und des intrathorakalen Drucks (Pressen). Die exakte Plazierung des Meßvolumens im Gefäßsytem ist dann oft nicht möglich.

Aus diesem Grund sollte, wenn immer möglich, die Untersuchung am schlafenden Kind durchgeführt werden. Dies ist jedoch in der täglichen Routine, insbesondere bei älteren Kindern oft nicht möglich. In diesem Fall ist eine Fütterung während der Untersuchung hilfreich, da meist beim Trinken größere Abwehrbewegungen unterbleiben. Manchmal hilft auch die Applikation von 20%iger Glukose auf den Schnuller. Bei sehr unruhigen Kindern muß in Ausnahmefällen eine Sedierung mit einer Rektiole Chloralhydrat oder mit Diazepam erfolgen. Sedativa können jedoch ihrerseits die Flußgeschwindigkeiten beeinflussen.

8.3 Fehlermöglichkeiten bei der Bestimmung des Winkels θ

Absolute Flußgeschwindigkeiten können aus dem Frequenzspektrum nur dann ermittelt werden, wenn der Winkel θ zwischen der Dopplerlinie und dem Geschwindigkeitsvektor im Gefäßsystem genau bekannt ist. Dies ist jedoch meist nicht der Fall. In der Regel stimmt der Geschwindigkeitsvektor im Gefäßsystem mit der Gefäßachse überein. Im Bereich von Gefäßverzweigungen oder bei gekrümmtem Arterienverlauf (Messung im Bereich des Balkenknies in der A. pericallosa) stimmen Gefäßachse und Geschwindigkeitsvektor im Gefäß nicht überein. In diesem Fall kann die Flußgeschwindigkeit in den Gefäßen nicht exakt berechnet werden. Eine Winkelkorrektur zur exakten Quantifizierung der Flußgeschwindigkeiten wird vielerorts durchgeführt, sollte jedoch aus den gleichen Gründen möglichst unterlassen werden. Häufig ist der exakte Einfallswinkel θ nicht bekannt, da zum einen der genaue Gefäßverlauf oft nicht bekannt ist und zum anderen die Gefäßachse nicht immer mit dem Hauptgeschwindigkeitsvektor im Gefäßsystem übereinstimmt. Mit einer Winkelkorrektur kann somit die Flußgeschwindigkeit sowohl über- als auch unterschätzt werden.

Winkelkorrekturen sollten deshalb möglichst unterbleiben. Dann wird man die Flußgeschwindigkeit zwar manchmal unterschätzen, eine Überschätzung tritt jedoch nicht auf.

Das Meßvolumen sollte an den Stellen des Gefäßsystems lokalisiert werden, an denen bekanntermaßen der Einfallswinkel θ möglichst niedrig ist. Bei der exakten Plazierung des Meßvolumens ist die farbkodierte Dopplersonographie sehr hilfreich. Mit Hilfe des Farbdopplers kann das Meßvolumen exakt an der Stelle des Gefäßes plaziert werden, wo der Einfallswinkel möglichst klein ist. Ein Winkel θ bis zu 20–30° kann dabei vernachlässigt werden, da der Einfallswinkel θ als Cosinus in die Dopplergleichung eingeht. Der Cosinus von 20° ist 0,94, der von 30° beträgt 0,87. Somit ergibt sich bei Nichtberücksichtigung eines Winkels von 20° eine Unter-

Tabelle 8.1. Prozentualer Fehler bei der Berechnung der Flußgeschwindigkeiten im Gefäßsystem bei Nichtberücksichtigung des Winkels θ

Winkel θ	Cos θ	Prozentualer Fehler
0°	1,00	0
10°	0,98	2
20°	0,94	6
30°	0,87	13
40°	0,77	23
50°	0,64	36
60°	0,50	50
70°	0,34	66
80°	0,17	83
90°	0,00	100

schätzung der Flußgeschwindigkeit um 6%. Das Vernachlässigen eines Winkels von 30° führt bereits zu einem Fehler von 13%.

Die prozentualen Fehler bei Nichtberücksichtigung des Einfallswinkels θ sind in Tabelle 8.1 zusammengefaßt dargestellt.

Ein weiterer Faktor kommt bei der exakten Plazierung des Meßvolumens im Gefäßsystem v. a. bei Frühgeborenen erschwerend hinzu: Für die zweidimensionale Darstellung der Gefäße ist das senkrechte Auftreffen der Ultraschallwellen auf der Gefäßwand optimal. In diesem Fall kommt es zu einer starken Schallreflexion, so daß die Grenzen des Gefäßes optimal von der Umgebung abgrenzbar sind. Der Winkel θ zwischen der Ausbreitungsrichtung der Ultraschallwellen und der Gefäßachse beträgt nahezu 90°. Für die Dopplersonographie sollte der Winkel θ jedoch möglichst klein sein, d. h. die Gefäßachse sollte in der Ausbreitungsrichtung der Ultraschallwellen verlaufen. Dann lassen sich aber die Gefäßwände nur sehr schlecht im zweidimensionalen Schnittbild abbilden, da sie tangential von den Ultraschallwellen getroffen werden. Steht ein farbkodiertes Dopplersonographiegerät zur Verfügung, so kann die Blutströmung und damit das Gefäß direkt im zweidimensionalen Schnittbild dargestellt werden, wodurch die exakte Lokalisation

8.4 Systematische Fehler

8.4.1 Variation der Flußprofile

Mit Hilfe der gepulsten Dopplersonographie werden Flußprofile an einem bestimmten Punkt innerhalb eines Gefäßes ermittelt. Häufig wird dabei auf die Blutströmung im gesamten Gefäß rückgeschlossen. Dies ist jedoch nur dann erlaubt, wenn im untersuchten Gefäß ein flaches Flußprofil vorliegt (Abb. 8.1). Dies ist meist nur in den großen herznahen Arterien unter physiologischen Bedingungen der Fall. Der Grund liegt in der Größe des Gefäßdurchmessers und der hohen Beschleunigung durch die Pulsatilität des Schlagvolumens.

In peripheren Arterien findet man parabole Flußprofile aufgrund der erhöhten Viskosität und der Tatsache, daß die Beschleunigungskraft der Herzaktion nicht ausreicht, daß Flußprofil abzuflachen (Abb. 8.1).

Bei gekrümmtem Gefäßverlauf findet man eine Abweichung vom flachen oder parabolen Flußprofil mit randständig gestörtem Fluß (Abb. 8.1). In gekrümmten Arterien ist ein asymmetrisches Flußprofil typisch (Abb. 8.1).

In kleineren Arterien mit verminderter Compliance und erhöhtem Gefäßwiderstand findet man häufig randständig ein negatives Flußprofil (Abb. 8.1).

Letztendlich können in ein und demselben Gefäß unterschiedliche Flußprofile in Abhängigkeit von der Phase des Herzzyklus auftreten.

8.4.2 Plazierung des Meßvolumens: Grenzfehler

Ein weiteres Problem ergibt sich bei der exakten Plazierung des Meßvolumens in

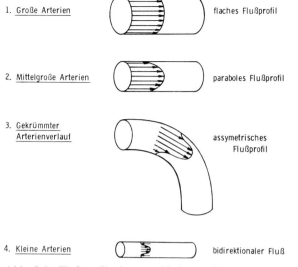

Abb. 8.1. Flußprofile in verschiedenen Systemarterien in Abhängigkeit von der Größe und dem Verlauf der Arterien

kleinen Gefäßen. Hierbei ergeben sich Grenzfehler, die im Bereich der Gefäßwände entstehen. Häufig ist das Meßvolumen nur teilweise im Gefäß plaziert. Der außerhalb des Gefäßes lokalisierte Anteil registriert überhaupt keine Blutströmung, während der im Gefäß lokalisierte Anteil v. a. die langsame Blutströmung im Bereich der Gefäßwand mißt. Somit kommt es zu einer Unterschätzung der Flußgeschwindigkeiten.

Zur Auswertung sollten deswegen nur die Flußspektren herangezogen werden, die eine besonders hohe Frequenzverschiebung und ein klares Signal beinhalten. Ein hohes Hintergrundsrauschen zeigt immer eine schlechte Lokalisation des Meßvolumens an.

8.4.3 Tiefenauflösung

Die Größe des Meßvolumens bestimmt die Genauigkeit der Flußmessung. Normalerweise gibt das Dopplersystem die Flußverhältnisse an einem streng definierten

Ort, der „region of interest" wieder. In Wirklichkeit handelt es sich jedoch um keinen Meßpunkt, sondern um eine Fläche bzw. ein Volumen, innerhalb dessen sehr unterschiedliche Flußgeschwindigkeiten vorliegen können. Je größer dabei das Meßvolumen ist, um so ungenauer wird die Flußmessung.

8.5 Fehler bei der Interpretation

Häufig wird anhand der dopplersonographisch gewonnenen Daten auf die Hirndurchblutung geschlossen. Mit der Dopplersonographie werden jedoch nur Flußgeschwindigkeiten bestimmt. Obwohl Untersuchungen der Hirndurchblutung mit der Xenon-133-Clearance [94], die Mikrosphärenmethode [97] sowie der Positronenemissionstomographie [179] eine überzeugende Korrelation mit der Dopplersonographie gezeigt haben, müssen die dopplersonographisch gewonnenen Daten aus folgenden Gründen kritisch bewertet werden:

1. Aus den Flußparametern einer Hirnarterie kann nicht notwendigerweise auf die zerebrale Perfusion geschlossen werden.
   Die Flußmessung in nur einem Gefäß erlaubt allenfalls Aussagen über die Perfusion im Versorgungsgebiet der entsprechenden Arterie. Dieses Problem läßt sich durch Flußmessungen in den wichtigsten intrakraniellen Arterien (A. carotis interna, A. basilaris, A. cerebri media, anterior und posterior) lösen.
2. Die Hirndurchblutung ist definiert als der Volumenfluß pro 100 g Hirngewebe.
   Mit der Dopplersonographie können jedoch nur die Flußgeschwindigkeiten gemessen werden. Zur Ermittlung des Volumenflusses ist neben der mittleren Flußgeschwindigkeit, die sich dopplersonographisch bestimmen läßt, die Querschnittsfläche der untersuchten Arterien wichtig. Der Volumenfluß berechnet sich dann als Produkt aus der mittleren Flußgeschwindigkeit und dem Gefäßquerschnitt. Die Querschnittsfläche der Gefäße läßt sich jedoch mit keinem der derzeit zur Verfügung stehenden Ultraschallgeräte messen, so daß eine exakte Quantifizierung des Volumenflusses nicht möglich ist. Setzt man jedoch einen konstanten Durchmesser der großen hirnversorgenden Arterien voraus, so entspricht ein Anstieg bzw. Abfall der Flußgeschwindigkeit einer Zunahme bzw. Abnahme des Volumenflusses. Diese Annahme berechtigt jedoch immer noch nicht zum Rückschluß auf die Hirndurchblutung, da die Gewichtseinheit Hirngewebe nicht bekannt ist.

8.6 Schlußfolgerungen

Trotz vieler Fehlermöglichkeiten bei der dopplersonographischen Untersuchung der Hirngefäße ist die Dopplersonographie eine hervorragende nichtinvasive Methode zur Beurteilung der intrakraniellen Strömungsverhältnisse.
Wegen der Vielzahl der Fehlermöglichkeiten und der höheren Schalleistung, die auf den kindlichen Schädel bei der gepulsten Dopplersonographie einwirkt, sollte die zerebrale Dopplersonographie nur von erfahrenen Untersuchern durchgeführt werden. Um schädliche Nebenwirkungen des Ultraschalls auf das Hirngewebe der Frühgeborenen zu vermeiden, sollte man sich immer mit einer möglichst kurzen Untersuchungszeit begnügen.
Obwohl mit der Dopplersonographie die Hirndurchblutung nicht gemessen werden kann, ermöglicht das Verfahren Verlaufskontrollen, die eine Aussage über verbesserte oder schlechtere Strömungsverhältnisse im Untersuchungsgebiet erlauben.

9 Zukünftige Möglichkeiten der zerebralen Dopplersonographie

KARL-HEINZ DEEG

9.1 Bessere Quantifizierbarkeit

Die Entwicklung immer besserer hochauflösender Ultraschallgeräte ermöglicht vielleicht in Zukunft eine exakte Bestimmung des Gefäßdurchmessers der intrakraniellen Arterien und damit die Bestimmung des Volumenflusses. Mit Hilfe des Volumenflusses sind dann bessere Rückschlüsse auf die Hirndurchblutung möglich. Inwieweit die farbkodierte Dopplersonographie eine zuverlässige Bestimmung des Gefäßquerschnitts ermöglicht, wird die Zukunft zeigen müssen. Ein wesentlicher Vorteil des Farbdopplers ist die Möglichkeit, das Meßvolumen des Dopplersystems genau im Gefäß zu plazieren und damit nennenswerte Winkelfehler zu vermeiden.

9.2 Kontinuierliches Monitoring

Die Entwicklung von kleinsten Schallköpfen, die auf der Fontanelle oder der temporalen Schädelkalotte aufgeklebt eine kontinuierliche Flußmessung in bestimmten Arterien erlauben, ermöglicht wesentlich bessere Aussagen über die zerebrale Zirkulation als eine punktuelle Flußmessung. Vor allem bei Erkrankungen, die mit einem gesteigerten Hirndruck einhergehen, bei der labilen Hirnzirkulation des Frühgeborenen sowie dem offenen Ductus arteriosus bietet das kontinuierliche Monitoring entscheidende Vorteile. Beim Hirnödem oder dem progredienten Hydrozephalus können rasche Anstiege des Hirndrucks auftreten, die bei einer einmaligen Messung übersehen werden können. Das kontinuierliche Monitoring der zerebralen Flußparameter ermöglicht das frühzeitige Erkennen von Änderungen der zerebralen Zirkulation. Mit der kontinuierlichen Flußmessung kann außerdem der Einfluß von Medikamenten auf die zerebralen Flußparameter überprüft werden.

Beim Hirnödem können gezielt Barbiturate, Osmodiuretika oder Cortikosteroide eingesetzt werden. Beim Frühgeborenen kann der Einfluß von Humanalbumin, Katecholaminen, Muskelrelaxanzien, Sedativa, Theophyllin usw. auf die Flußparameter in den Hirnarterien untersucht werden.

Bei der kontinuierlichen Überwachung der zerebralen Strömungsparameter mit der Dopplersonographie muß jedoch die relativ hohe Energie, die dabei auf den Schädel einwirkt, berücksichtigt werden, so daß allenfalls intermittierende Aufzeichnungen der Strömungsparameter klinisch vertretbar erscheinen.

9.3 Anwendung der Duplexscantechnik jenseits des Säuglingsalters

Auch jenseits des Säuglingsalters kann die gepulste Dopplersonographie zur Registrierung der intrakraniellen Strömungsparameter eingesetzt werden. Nach Schluß der Fontanellen kann dabei die temporale Schädelkalotte oder das Foramen magnum als akustisches Fenster benutzt werden, durch das die wichtigsten Hirnarterien der Schädelbasis dopplersonographisch erfaßt werden können. Mit einem 2-oder 3-MHz-Schallkopf können dabei für den klinischen Alltag durchaus befriedigende Abbildungen des Circulus arteriosus Willisii und der Hirnstammstrukturen selbst im Erwachsenenalter gewonnen werden. Die farbkodierte Dopplersonographie erleichtert zudem das Aufsuchen der einzelnen Gefäße und die exakte Plazierung des Meßvolumens.

Literatur

1. Aaslid R (1986) Transcranial doppler sonographie. Springer, Wien New York

2. Aaslid R (1986) Intracranial pressure and transcranial doppler. In: First international conference on transcranial dopplersonography. Rom 6.–8. Nov. 1986 (Abstract)

3. Aaslid R, Lundar T, Lindegard KF, Nornes H (1986) Estimation of cerebral perfusion pressure from arterial blood pressure and transcranial doppler recordings.
In: Miller JD, Teasdale GM, Rowan JO, Galbraight SL, Mendelow AD (eds) Intracranial pressure VI.
Springer, Berlin Heidelberg New York Tokyo, pp 226–229

4. Ahmann PA, Dykes FD, Lazzara A, Hold PJ, Giddens DP, Carrigan TA, (1983) Relationship between pressure passivity and subependymal/intraventricular hemorrhage as assessed by pulsed doppler ultrasound. Pediatrics 72: 655–669

5. Alverson DC (1985) Neonatal cardiac output measurement using pulsed doppler ultrasound. Clin Perinatol 12: 101–127

6. Alverson DC, Aldrich M, Angelus P, Backstrom C, Sher W (1987) Longitudinal trends in left ventricular cardiac output in healthy infants in the first year of life. J Ultrasound Med 6: 519–524

7. Andrade EN da C (1959) Christian Doppler und der Doppler-Effekt. Endeavour 18: 14–19

8. Archer LNJ, Evans DH, Levene MI (1985) Doppler ultrasound examination of the anterior cerebral arteries of normal newborn infants: the effect of postnatal age. Early Hum Dev 10: 255–260

9. Archer LNJ, Evans D, Levene M, (1987) Effect of indomethacin at cerebral blood flow velocity in premature infants. Neonatal Cerebral Doppler Meeting. Leicester, England, 30.–31. Juli 1987 (Abstracts)

10. Arnold H, Laas R (1983) Hydrocephalus, Extrazellulärraum und Liquorresorption. In: Voth D, Gutjahr P, Glees P (Hrsg) Hydrocephalus im frühen Kindesalter. Enke, Stuttgart, S 46–48

11. Arnolds BJ, Reutern GM von (1986) Transcranial doppler sonography. Examination technique and normal reference values. Ultrasound Med Biol 12 (2): 115–23

12. Ashwal S, Macher JS, Longo Ld (1981) Pattern of fetal lamb regional cerebral blood flow during and after prolonged hypoxia: studies during the posthypoxic recovery period. Am J Obstet Gynecol 139–365

13. Ashwal S, Dale PS, Longo LD (1984) Regional cerebral blood flow: studies in the fetal lamb during hypoxia, hypercapnia, acidosis and hypotension. Pediatr Res 18: 1309–1316

14. Ashwal S, Vain M, Marcher J, Longo LD (1979) Patterns of fetal lamb regional cerebral blood flow during and after prolonged hypoxia. Pediatr Res 13: 522

15. Bada HS, Hajjar W, Chua C, Sumner DS (1979) Noninvasive diagnosis of neonatal asphyxia and intraventricular hemorrhage by doppler ultrasound. J Pediatr 95: 775–779

16. Bada HS, Miller JE, Menke JA et al. (1982) Intracranial pressure and cerebral arterial pulsatile flow measurements in neonatal intraventricular hemorrhage. J Pediatr 100: 291–296

17. Bada HS, Sumner DS (1984) Transcutaneous doppler ultrasound: Pulsatility index, mean flow velocity, enddiastolic flow velocity, and cerebral blood flow. J Pediatr 104: 395–397

18. Baker DW, Rubenstein SA, Lorch GS (1977) Pulsed doppler echocardiography: priciples and application. Am J Med 63: 69–80

19. Baker DW (1980) Applications of pulsed doppler techniques. Radiol Clin North Am 18: 79–103

20. Barth H, Schmaltz AA, Steil E, Apitz J (1986) Die quantitative Beurteilung von Linksob-

struktionen (incl. Aortenistmusstenose) bei Kindern mittels Dopplerechokardiographie. Z Kardiol 75: 231–236

21. Batton DG, Hellmann J. Nardis EE (1984) Effect of pneumothorax-induced systemic blood pressure alterations on the cerebral circulation in newborn dogs. Pediatrics 74: 350–353

22. Behrmann RE, Lees MH, Peterson EN (1970) Distribution of the circulation in the normal and asphyxiated fetal primate. Am J Obstet Gynecol 108: 956–969

23. Bejar R, Merritt SA, Coen RW (1982) Pulsatility index, patent ductus arteriosus, and brain damage. Pediatrics 69: 818–822

24. Van Bel F, van de Bor M, Stijnen T, Ruys JH (1986) Decreased cerebrovascular resistance in small for gestational age infants. Eur J Obstet Gynecol Reprod Biol 23 (3–4): 137–144

25. Bennett ED, Barclay SA, Davies AL, Mannering D, Mehta N (1984) Ascending aortic blood velocitiy and acceleration using doppler ultrasound in the assessment of left ventricular function. Cardiovasc Res 18: 632–638

26. Bergman I, Bauer RE, Barmada MA, Latchwa RE, Taylor HG, David R, Painter MJ (1985) Intracerebral hemorrhage in the fullterm neonatal infant. Pediatrics 75: 488–496

27. Berman PH, Banker BQ (1966) Neonatal meningitis: A clinical and pathological study of 29 cases. Pediatrics 38: 6–24

28. Berman W Jr, Alverson DC (1985) Assessment of hemodynamic function with pulsed ultrasound. J AM Coll Cardiol 5: 104–112

29. Berman W Jr. (1983) Pulsed doppler ultrasound in clinical pediatrics. Futura, Mt Kisco, NY

30. Bland JM, Altmann DG (1986) Statistical methods for assessing agreement between two methods of clinical measurement. Lancet I: 307–310

31. Bode H, Wais U (1988) Age dependence of flow velocities in basal cerebral arteries. Arch Dis Child 63: 606–611

32. Bohl J (1983) Spezielle Pathologie des Hydrocephalus internus im frühen Kindesalter In: Voth D, Gutjahr P, Glees P (Hrsg) Hydrocephalus im frühen Kindesalter. Enke, Stuttgart, S. 39–45

33. Bommer WJ, Miller L (1982) Realtime two-dimensional colorflow Doppler: Enhanced Doppler flow imaging in the diagnosis of cardiovascular disease. Am J Cardiol 49: 944

34. Breslau PJ (1981) Ultrasonic duplex scanning in the evaluation of carotid artery disease. Schrijen-Lippertz by Voerendaal, Heerlen, Holland, pp. 13–58

35. Bucciarelli RL, Eitzman DV (1979) Cerebral blood flow during acute acidosis in perinatal goats. Pediatr Res 13: 178–180

36. Burns PN, Jaffe CC (1985) Quantitative flow measurement with doppler ultrasound: techniques, accuracy, and limitations. Radiol Clin North Am 23: 641–657

37. Burstein J, Papile LA, Burstein R (1979) Intraventricular hemorrhage and hydrocephalus in premature newborns: a prospective study with CT. AJR 132: 631–635

38. Buys-Ballot CHD (1845) Akustische Versuche auf der niederländischen Eisenbahn nebst gelegentlichen Bemerkungen zur Theorie des Hrn Prof Doppler. Pogg Ann 66: 321–351

39. Campbell WB, Skidmore R, Baird RN (1984) Variability and reproducibility of arterial doppler waveforms. Ultrasound Med Biol 10: 601–606

40. Cannon SR, Richards KL, Morgann RG (1985) Comparison of doppler echocardiographic peak frequency and turbulence parameters in the quantification of aortic stenosis in a pulsatile flow model. Circulation 71: 129–135

41. Casty M (1982) Technik der Ultraschall-Doppler-Geräte. In: Kriesmann A, Bollinger A, Keller H (Hrsg) Praxis der Doppler-Sonographie, Thieme, Stuttgart, S 6–13

42. Cavazzutti M, Duffey TE (1982) Regulation of local cerebral blood flow in normal and hypoxic newborn dogs. Ann Neurol 11: 247

43. Chaveau M, Levy B, Dessanges JF, Savin E, Bailliart O, Martineaud JP (1985) Quantitative doppler blood flow measurement method and in vivo calibration. Cardiovasc Res 19: 700–706

44. Clyman R (1984) The role of the patent ductus arteriosus in respiratory distress syndrome. Semin Perinatol 8: 293–299

45. Colditz P, Williams G, Berry A, Symonds P (1987) Variability of Doppler flow velocity and cerebral perfusion pressure in the aetiology of

intraventricular haemorrhage. In: Neonatal cerebral doppler meeting, Leicester, England, 30.–31. Juli 1987 (Abstracts)

46. Colditz P, Valimaki I, Murphy D, Rolfe P, Wilkingson A (1987) Cerebral electrical impedance provides evidence that reduction in cerebral doppler flow velocity after indomethacin is due to reduced cerebral blood flow. In: Neonatal cerebral doppler meeting, Leicester, England, 30.–31. Juli 1987 (Abstracts)

47. Colm EH, Sacks EJ, Heymann MA, Rudolph AM (1984) Cardiovascular responses to hypoxemia and acidemia in fetal lambs. Am J Obstet Gynecol: 120–817

48. Corson JD, Menzoian JO, Logerfo FW (1977) Reversal of vertebral artery blood flow demonstrated by doppler ultrasound. Ann Surg 112: 715–719

49. Cowan F (1986) Indomethacin, patent ductus arteriosus and cerebral blood flow. J Pediatr 109: 341–344

50. Deeg KH (1989) Colour flow imaging of the great intracranial arteries in infants. Neuroradiology 31: 40–43

51. Deeg KH, Gerstner R, Bundscherer F, Harai G, Singer H, Gutheil H (1987) Dopplersonographischer Nachweis erniedrigter Flußgeschwindigkeiten im Truncus coeliacus beim offenen Ductus arteriosus Botalli des Frühgeborenen im Vergleich zu einer gesunden Kontrollgruppe. Monatsschr Kinderheilkd 135: 24–29

52. Deeg KH, Rupprecht Th (1988) Dopplersonographische Messung von Normalwerten der Flußgeschwindigkeiten in der Arteria carotis interna bei Frühgeborenen, Neugeborenen und Säuglingen. Monatsschr Kinderheilkd 136: 193–199

53. Deeg KH, Rupprecht Th (1988) Gepulste dopplersonographische Bestimmung von Normalwerten der Flußgeschwindigkeiten in der Arteria cerebri anterior beim Früh- und Neugeborenen. Klin Padiatr 200: 307–315

54. Deeg KH, Rupprecht Th (1989) Pulsed dopplersonographic measurements of normal values for the flow velocities in the intracranial arteries of healthy newborns. Pediatr Radiol 19: 71–78

55. Deeg KH, Gerstner R, Brandl U et al. (1986) Dopplersonographische Flußparameter in der Arteria cerebri anterior beim offenen Ductus arteriosus des Frühgeborenen im Vergleich zu einem gesunden Kontrollkollektiv. Klin Padiatr 198: 463–470

56. Deeg KH, Wehner S, Rupprecht Th, Singer H (1987) Dopplersonographische Flußmessung in der Arteria cerebri anterior und im Truncus coeliacus bei Säuglingen mit Koarktations-Syndrom im Vergleich zu gesunden Säuglingen. Klin Padiatr 199: 411–423

57. Deeg KH, Bundscherer F. Böwing B (1987) Cerebrale Ultraschalldiagnostik bei Säuglingen mit infektiösen ZNS-Erkrankungen. Ultraschall Klin Prax 2: 41–51

58. Deeg KH, Paul J, Rupprecht Th, Harms D, Mang C (1988) Gepulste dopplersonographische Bestimmung absoluter Flußgeschwindigkeiten in der Arteria cerebri anterior bei Säuglingen mit Hydrocephalus im Vergleich zu einem gesunden Kontrollkollektiv. Monatsschr Kinderheilkd 136: 85–94

59. Deeg KH, Rupprecht Th, Segerer H (1987) Nachweis erniedrigter Flussgeschwindigkeiten in der Arteria cerebri anterior bei Früh- und Neugeborenen sowie älteren Säuglingen mit Hirnblutungen mit Hilfe der gepulsten Dopplersonographie. Monatsschr Kinderheilkd 135 (11): 748–757

60. Deeg KH, Singer H (1989) Dopplersonographic detection of subclavian steal in infants with coarctation of the aorta and interrupted aortic arch. Pediatr Radiol 19: 163–167

61. Deeg KH, Rupprecht TH, Zeilinger G (1987) Gepulste dopplersonographische Bestimmung von Normalwerten der Flußgeschwindigkeiten in der A. basilaris im Säuglingsalter. Ultraschall Klin Prax 2: 216–223

62. Degani S, Lewinsky R, Shapiro I, Sharf M (1988) Decrease in pulsatile flow in the internal carotid artery in fetal hydrocephalus. Br Obstet Gynaecol 96: 138–141

63. DeLemos RA, Tomasovic JJ (1978) Effects of positive pressure ventilation on cerebral blood flow in the newborn infant. Clin Perinatol 5: 395–409

64. DeReuck JL (1984) Cerebral angioarchitecture and perinatal brain lesions in premature and full-term infants. Acta Neurol Scand 70: 391

65. Dooley KJ (1984) Management of the premature infant with a patent ductus arteriosus. Pediatr Clin North Am 31: 1159–1175

66. Doppler C (1843) Über das farbige Licht der Dopplersterne und einiger anderer Gestirne

des Himmels. Abhandl Königl Böhm Ges Ser 2: 465–482

67. Drayton M, Bristol UK (1987) Blood flow and blood velocity in the neonatal cerebral circulation. Neonatal cerebral doppler meeting. Leicester, England, 30.–31. Juli 1987 (Abstracts)

68. Dykes FD, Lazzara A, Ahmann P, Blumenstein B, Schwartz J, Brann AW (1980) Intraventricular hemorrhage: a prospective evaluation of etiopathogenesis. Pediatrics 66: 42–49

69. Dymond AM, Crandall PH (1973) Intracranial temperature changes in patients with spontaneous epileptic seizures. Brain Res 60: 249

70. Evans DH (1985) On the measurement of the mean velocity of blood flow over the cardiac cycle using doppler ultrasound. Ultrasound Med Biol 11: 735–741

71. Evans DH, Archer LNJ, Levene MI (1985) The detection of abnormal neonatal cerebral haemodynamics using principal component analysis of the doppler ultrasound waveform. Ultrasound Med Biol 11: 441–449

72. Evans DH (1985) On the measurement of the mean velocity of blood flow over the cardiac cycle using doppler ultrasound. Ultrasound Med Biol 5: 735–741

73. Evans DH, Archer LN, Levene MI (1985) The detection of abnormal neonatal cerebral haemodynamics using principal component analysis of the doppler ultrasound waveform. Ultrasound Med Biol 11 (3): 441–449

74. Evans JM, Beard JD, Skidmore R, Horrocks M (1987) An analogue mean frequency estimator for the quantitative measurement of blood flow by Doppler ultrasound. Clin Phys Physiol Meas 8 (4): 309–315

75. Fawer C-L Meister JJ, Calame A (1987) Doppler parameters in healthy term and preterm infants. Neonatal cerebral doppler meeting. Leicester, England, 30.–31. Juli 1987 (Abstracts)

76. Fawer C-L, Meister J-J, Rossier M-T, Calame A (1988) Doppler parameters in healthy term and preterm infants. Pediatr Radiol 18: 283 (Abstract)

77. Fleischer AC, Hutchinson AA, Bundy AL, Machin JE, Thieme GA, Stahlmann MT, James AE (1983) Serial sonography of posthemorragic ventricular dilatation and porencephaly after intracranial hemorrhage in the preterm neonate. AJNR 4: 971–975

78. Franklin DL, Schlegal WA, Rushmer RF (1961) Blood flow measured by doppler frequency shift of backscattered ultrasound. Science 134: 564–565

79. Friede RL (1975) Developmental neuropathology. Springer, Berlin Heidelberg New York

80. Gado MH, Phelps ME, Hoffman EJ, Raichle MG (1976) Changes in cerebral blood volume and vascular mean transit time during induced cerebral seizures. Radiology 121: 105

81. Gardin JM, Dabestani A, Matin K, Allfie A, Russell D, Henry WL (1984) Reproducibility of doppler aortic blood flow measurements: studies on intraobserveration, interobserver and day-to-day variability in normal subjects. Am J Cardiol 54: 1092–1098

82. Gentile R, Stevenson G, Dooley T, Franklin D, Kawabory J, Pearlman A (1981) Pulsed doppler echocardiographic determination of time of ductus closure. J Pediatr 98: 443–448

83. Gill RW (1987) Doppler ultrasound – physical aspects. Semin Perinatol 11 (4): 292–299

84. Gibbs JL, Wilson N, Witsenburg M, Williams GJ, Goldberg STJ (1985) Diastolic forward blood flow in the pulmonary artery detected by doppler echocardiography. J Am Coll Cardiol 6: 1322–1328

85. Gluck L, Wood HF, Fousek MD (1966) Septicemia of the newborn. Pediatr Clin North Amer 13: 1131

86. Goddard-Finegold J, Michael LH (1984) Cerebral blood flow and experimental intraventricular hemorrhage. Pediatr Res 18: 7–11

87. Goldberg STJ (1984) A review of pediatric doppler echocardiography. Am J Dis Child 138: 1003–1009

88. Goldberg RN, Chung D, Goldman SL, Bancalari E (1980) The association of rapid value expansion and intraventricular hemorrhage in the preterm infants. J Pediatr 98: 1060–1063

89. Gosh PK, Lubliner J, Mogilnar M, Yakirevich V, Vidne BA (1985) Ligation of patent ductus arteriosus in very low birth-weight premature neonates. Thorax 40: 533–537

90. Gosling RG, King DH (1974) Continuous wave ultrasound as an alternative and complement to X-rays in vascular examinations. In:

Reneman RE (eds) Cardiovascular applications of ultrasound. North-Holland, Amsterdam, pp 266–282

91. Gosling K (1978) Processing arterial doppler signals for clinical data. In: Vlieger M de (ed) Handbook of clinical ultrasound. Wiley & Sons, New York Chichester, pp 613–647
92. Gray PH, Griffin EA, Drumm JE, Fitzgerald DE, Duignan NM (1983) Evaluation of cerebral blood flow in the normal neonate by doppler spectrum analysis. Ultrasound Med Biol [Suppl] 2: 249–252
93. Greene ER, Voyles WF (1985) Noninvasive doppler flowmetry for measuring regional blood flow. Reg Blood Flow 78: 165–178
94. Greisen G, Johansen K, Ellinson PH, Frederiksen PS, Mai J, Friis-Hansen B (1984) Cerebral blood flow in the newborn infant: comparison of doppler ultrasound and 133-xenon clearance. J. Pediatr 104: 411–418
95. Greitz TVB, Grepe AOL, Kalmer MSF, Lopez J (1969) Pre- and postoperative evaluation of cerebral blood flow in low-pressure hydrocephalus. J Neurosurg 31: 644–651
96. Haites N, McLennan FM, Mowat DHR, Rawles JM (1985) Assessment of cardiac output by the doppler ultrasound technique alone. Br Heart J 53: 123–129
97. Hansen NB, Stonestreet BS, Rosenkrantz TS, Oh W (1983) Validity of doppler measurements of anterior cerebral artery blood flow velocity: correlation with brain blood flow in piglets. Pediatrics 72: 526–531
98. Hansen NB, Brubakk AM, Bratlid D (1984) The effects of variations in Pa CO_2 on brain blood flow, cerebral blood velocity, and pulsatility index in newborn dogs. Pediatr Res 18: 1132–1136
99. Harders A (1986) Neurosurgical applications of transcranial dopplersonography. Springer, Wien New York
100. Hatle L, Angelsen B (1985) Doppler ultrasound in cardiology. Physical principles and clinical applications, 2nd edn Lea & Febinger, Philadelphia
101. Hatle L (1985) Assessment of aortic blood flow velocities with continuous wave doppler ultrasound in the neonate and young child. J Am Coll Cardiol 5: 113–119
102. Hatle L (1981) Noninvasive assessment and differentiation of left ventricular outflow obstruction with doppler ultrasound. Circulation 64: 381–387
103. Hatle L (1984) Maximal blood flow velocities – hemodynamic data obtained noninvasively with CW doppler. Ultrasound Med Biol 10: 225–237
104. Hayden CK, Shattuck KE, Richardson CJ, Ahrendt DK, House R, Swischuk LE (1985) Subependymal germinal matrix hemorrhage in full-term neonates. Pediatrics 75: 714–718
105. Helmke K, Winkler P (1988) Duplex-scanning of the deep cerebral venous system in aneurysm of the vein of Galen. Pediatr Radiol 18: 257 (Abstract)
106. Hennerici M, Rautenberg W, Sitzer G, Schwartz A (1987) Transcranial doppler ultrasound for the assessment of intracranial arterial flow velocity. Part 1: Examination technique and normal values. Surg Neurol 27 (5): 439–448
107. Henry GW, Keagy BA, Ferreio JI, Lucas CL, Hsiao HS, Johnson TA, Harned HS, Wilcox BR (1985) Ultrasound detection and quantification of left to right aortopulmonary shunt flow in a canine model. Pediatr Res 19: 349–354
108. Hermann A (1971) Lexikon Geschichte der Physik A–Z. Analis-Verlag Deubner, Köln, S 70–72, 217–273, 403–405
109. Heros RC, Zervas NT, Varsos V (1983) Cerebral vasospasm after subarachnoid hemorrhage: an update. Ann Neurol 14: 599
110. Hilal SK (1974) Cerebral hemodynamics assessed by angiocardiography In: Newton TH, Potts DG (eds) Radiology of the skull and brain angiography. Mosby, St. Louis, pp 1049–1085
111. Hill A, Volpe JJ (1982) Decrease in pulsatile flow in the anterior cerebral arteries in infantile hydrocephalus. Pediatrics 69: 4–7
112. Hill A, Perlman JM, Volpe JJ (1982) Relationship of pneumothorax to occurence of intraventricular hemorrhage in the premature newborn. Pediatrics 69: 144–149
113. Hill A, Rozdilsky B (1984) Congenital hydrocephalus secondary to intra-uterine germinal matrix/intraventricular haemorrhage. Dev Med Child Neurol 26: 524–527
114. Hirsch JH, Cyr D, Eberhard H, Zunkel D (1983) Ultrasonographic diagnosis of an aneurysm of the vein of Galen in utero by

duplex scanning. J Ultrasound Med 2 (5): 231–233

115. Houston AB, Simpson JA, Pollock JCS, Jamieson MPG, Doig WB, Coleman EN (1987) Doppler ultrasound in the assessment of severity of coarctation of the aorta and interruption of the aortic arch. Br Heart J 57: 38–43

116. Huhta JC (1986) Pediatric imaging/doppler ultrasound of the chest. Lea & Febinger, Philadelphia

117. Huhta JC, Gutgesell HP, Latson LA, Huffines FD (1984) Twodimensional echocardiographic assessment of the aorta in infants and children with congenital heart disease. Circulation 70: 417–424

118. Johnson GM, Palahniuk RJ, Tweed WA (1979) Regional cerebral blood flow changes during severe fetal asphyxia produced by slow umbilical cord compression. Am J Obstet Gynecol 135: 48

119. Johnston KW Maruzzo BC, Cobbold RSC (1977) Errors and artefacts of doppler flowmeters and their solution. Arch Surg 112: 1335–1342

120. Jorch G, Pfannschmidt J, Rabe H (1986) Die nichtinvasive Untersuchung der intrazerebralen Zirkulation bei Früh- und Neugeborenen mit der gepulsten Dopplersonographie. Monatsschr Kinderheilkd 134: 804–807

121. Jorch G, Jorch N (1987) At which gestational age does autoregulation of cerebral blood flow work?. Eur J Ped 146: 100

122. Jorch G, Menge U (1985) Die Bedeutung des pCO_2 für die Hirndurchblutung in der Neonatologie. Eine dopplersonographische Untersuchung. Monatsschr Kinderheilkd 133: 38–42

123. Jorch G, Terwey J, Michel E (1988) Hirndurchblutung bei Frühgeborenen unter Theophyllin-Therapie. Klin Padiatr 200: 294–298

124. Kittermann J (1975) Effects of intestinal ischemia In: Moore T (ed) Necrotizing enterocolitis in the newborn infant. Report of the sixty-eight Ross conference on pediatric research. Ross Laboratories, Columbus, OH, 38–40

125. Kirkham FJ, Worsley AP, Kyme MC, House FR, Neville BGR, Robinson RO (1987) Clinical importance of vasoparalysis demonstrated using transcranial ultrasound. Neonatal cerebral doppler meeting. Leicester, England, 30.–31. Juli 1987 (Abstracts)

126. Kirsch JR, Traystman RJ, Rogers MC (1985) Cerebral blood flow measurement techniques in infants and children. Pediatrics 75 (5): 887–895

127. Klingelhöfer J, Conrad B, Benecke R, Sander D (1987) Intracranial flow patterns at increasing intracranial pressure. Klin Wochenschr 65 (12): 542–545

128. Kuhl DE, Engel J Jr, Phelps ME, Selin C (1980) Epileptic patterns of local cerebral metabolism and perfusion in humans determined by emission computed tomography of 18 FDG and 13 NH_3. Ann Neurol 8: 348

129. Lam AH, Shulman LA (1985) Ultrasound in congenital intracranial haemorrhage secondary to isoimmune thrombocytopaenia. Pediatr Radiol 15: 8–11

130. Leahy F, Sankaran K, Cates D (1979) Changes in cerebral blood flow (CBF) in preterm infants during inhalation of CO_2 and 100 % O_2. Pediatr Res 13: 526

131. Levene MI, Bradbury C, Evans DH (1987) Semi-continuous measurement of cerebral blood flow velocity using transcranial doppler. Neonatal cerebral doppler meeting. Leicester, England, 30.–31. Juli 1987 (Abstracts)

132. Levene MI, Shortland (1987) Carbon dioxid reactivity in extreme prematurity and cerebral autoregulation. Neonatal cerebral doppler meeting. Leicester, England, 30.–31. Juli 1987 (Abstracts)

133. Lindegaard KF, Lundar T, Wiberg J, Sjoberg D, Aaslid R, Nornes H (1987) Variations in middle cerebral artey bloodflow investigated with noninvasive transcranial blood velocity measurements. Stroke 18 (6): 1025–1030

134. Lipman B, Serwer GA, Brazy JE (1982) Abnormal cerebral hemodynamics in preterm infants with patent ductus arteriosus. Pediatrics 69: 778–781

135. Lipp A, Jäggi J, Duc G (1988) The role of cerebral blood flow measurements in neonatology. Pediatr Radiol 18: 283

136. Lou HC, Skov H, Pedersen H (1979) Low cerebral blood flow: a risk factor in the neonate. J Pediatr 95: 606–609

137. Lou HC, Lassen NA, Friis-Hansen B (1979) Impaired autoregulation of cerebral blood

flow and breakdown of the blood-brain barrier in experimental fetal asphyxia. Acta Paediatr Scand 68: 57–63

138. Lundar T, Lindberg H, Lindegaard KF, Tjonneland S, Rian R, Bo G, Nornes H (1987) Cerebral perfusion during major cardiac surgery in children. Pediatr Cardiol 8 (3): 161–165

139. Lundar T, Feretti G, Messina M et al. (1986) Echodoppler velocimetry in the diagnosis of renal artery stenosis on transplanted kidney. Clin Nephrol 26 (4): 181–184

140. Lundell BPW, Lindstrom NA, Arnold TG (1984) Neonatal cerebral blood flow velocity. An in vitro validation of the pulsed doppler technique. Act Paediatr Scand 73: 810–815

141. Mahoney LT, Coryell KG, Lauer RM (1985) The newborn transitorial circulation: a two-dimensional doppler echocardiographic study. J Am Coll Cardiol 6: 623–629

142. Markwalder TM, Grolimund P, Seiler P, Roth F, Aaslid R (1984) Dependency of blood flow velocity in the middle cerebral artery on end-tidal carbon dioxide partial pressure. A transcranial doppler study. J Cerebr Blood Flow Metab 4: 368–372

143. Martin CG, Snider AR, Katz SM, Peabody JL, Brady JP (1982) Abnormal cerebral blood flow patterns in preterm infants with a large patent ductus arteriosus. J Pediatr 101: 587–593

144. Marx GR, Allen HD, Goldberg STJ (1985) Doppler echocardiographic estimation of systolic pulmonary artery pressure in pediatric patients with intraventricular communications. J Am Coll Cardiol 6: 1132–1137

145. Mathew NT, Hartmann A, Meyer JSt, Ott EO (1975) The importance of „CSF pressure-regional cerebral blood flow dysautoregulation" in the pathogenesis of normal pressure hydrocephalus In: Lundberg N, Ponten U, Brock M (eds) Intracranial pressure II. Springer, Berlin Heidelberg New York, pp 145–149

146. McAfoos GL, Vannucci RC (1982) The nature and extent of cerebral edema in perinatal hypoxia-ischemia. Ann Neurol 12: 224

147. McCord FB, Halliday HL, McClure BG, McReid M (1987) Alterations in cerebral blood flow velocities and cardiac output following intravenous indomethacin in infants with large patent ductus arteriosus. Neonatal cerebral doppler meeting. Leicester, England, 30.–31. Juli 1987 (Abstracts)

148. McLeod FD (1967) A directional doppler flowmeter. Digest of the 7th international congress on medical biological engineering, Stockholm, p 213

149. McMenamin JB, Volpe JJ (1984) Bacterial meningitis in infancy: effects on intracranial pressure and cerebral blood flow velocity. Neurology 34: 500–504

150. McMenamin JB, Volpe JJ (1983) Doppler ultrasonography in the determination of neonatal brain death. Am Neurol 14: 302–307

151. Meidell R, Marinelli PV, Randall V, Pettett G (1983) Intracranial parenchymal hemorrhage in a full-term infant. Clin Pediatr 22: 780–783

152. Minns RA, Brown JK (1978) Intracranial pressure changes associated with childhood seizures. Dev Med Child Neurol 20: 561

153. Minutillo C, Drayton M, Bristol UK (1987) The effect of aminophylline on cerebral hemodynamics. Neonatal cerebral doppler meeting. Leicester, England 30.–31. Juli 1987 (Abstracts)

154. Mirro R, Gonzalez A, (1987) Perinatal anterior cerebral artery doppler flow indexes: methods and preliminary results. Am J Obstet Gynecol 156 (5): 1227–1231

155. Nair UR, King H, Walker DR (1985) Surgical ligation of the patent ductus arteriosus in low birth weight preterm infants. J Cardiovasc Surg 26: 577–580

156. Nakatani S, Ozaki K, Wakayama A, Mogami N (1986) Intracranial pressure waves evaluated by transcranial doppler sonography: clinical and experimental studies. First international conference on transcranial doppler sonography. Rom, 6.–8. November 1986 (Abstract)

157. Namekawa U, Kasai C, Tsukamato M (1982) Imaging of blood flow using autoregulation. Ultrasound Med Biol 8: 138

158. Nikitin IuM (1983) Ultrasound dopplersonography in the diagnosis of the subclavian steal syndrome. Z Neuropat Psychiatr 83: 1295–1299

159. Nishimura RA, Miller FA, Callahan MJ, Benassi RC, Seward JB, Tajik AJ (1985) Doppler echocardiography: theory, instrumenta-

160. Nornes H, Grip A, Wikeby P (1979) Intraoperative evaluation of cerebral hemodynamics using directional doppler technique. J Neurosurg 50: 145–151, 570–577

161. O'Driscoll K, Meagher D, MacDonald D, Geoghegan F (1981) Traumatic intracranial haemorrhage in firstborn infants and delivery with obstetric forceps. Br J Obstet Gynaecol 88: 577

162. Omoto R, Kasai C, Namekawa K (1984) Color Atlas of real-time two-dimensional doppler echocardiography. Shindan-To-Chiryo 5: 22

163. Page GG (1985) Patent ductus arteriosus in the premature neonate. Heart Lung 14: 156–162

164. Papile LA, Burstein J, Burstein R, Koffler H, Koops B (1978) Incidence and evolution of subependymal and intraventricular hemorrhage: a study of infants with birth weights less than 1 500 gr. J Pediatr 92: 529–534

165. Papile LA, Burstein J, Burstein R, Koffler H, Koops B (1978) Relationship of intravenous sodium bicarbonate infusions and cerebral intraventricular hemorrhage. J Pediatr 93: 834–836

166. Pasternak JF, Groothuis DR, Fischer JM, Fischer DP (1982) Regional cerebral blood flow in the newborn beagle pup: the germinal matrix is a ‚low-flow' structure. Pediatr Res 16: 499–503

167. Pasternak JF, Groothuis DR, Fischer JM, Fischer DP (1983) Regional cerebral blood flow the beagle puppy model of neonatal intraventricular hemorrhage: studies during systemic hypertension. Neurology 33: 559

168. Peabody JL, Emery JR (1985) Hyperventilation reduces cerebral blood flow velocity in newborns. Pediatr Res 19: 356

169. Perez JE, Nordlicht SM, Geltman EM (1984) Patent ductus arteriosus in adults: diagnosis by suprasternal and parasternal pulsed doppler echocardiography. Am J Cardiol 53: 1473–1475

170. Perlman JM, Volpe JJ (1983) Suctioning in the preterm infant: Effects on cerebral blood flow velocity, intracranial pressure and arterial blood pressure. Pediatrics 72: 329–334

171. Perlman J, Thach BT (1985) Respiratory origin of the fluctuations in blood pressure associated with intraventricular hemorrhage in preterm infants. Pediatr Res 19: 357

172. Perlman JM (1985) Neonatal cerebral blood flow velocity measurement. Clin Perinatol 12: 179–193

173. Perlman JM, Volpe JJ (1982) Cerebral blood flow velocity in relation to intraventricular hemorrhage in the premature newborn infant. J Pediatr 100: 956–959

174. Perlman JM, McMenamin JB, Volpe JJ (1983) Fluctuating cerebral blood flow velocity in respiratory-distress syndrome. N Engl J Med 309: 204–209

175. Perlman JM, Volpe JJ (1983) Seizures in the preterm infant: effects on cerebral blood flow velocity, intracranial pressure and arterial blood pressure. J Pediatr 102: 288–293

176. Perlman JM, Hill A, Volpe JJ (1981) The effect of patent ductus arteriosus on flow velocity in the anterior cerebral arteries: ductus steal in the premature newborn infant. J Pediatr 99: 767–771

177. Perlman JM, Volpe JJ (1985) Episodes of apnea and bradykardia in the preterm newborn: impact on the cerebral circulation. Pediatrics 76: 333–338

178. Perlman J (1985) Cerebral blood flow velocity (CBFV) increases postnatally in the healthy premature infant but is impaired in the sick infant. Pediatr Res 19: 357

179. Perlman J, Herscovitsch P, Corriveau S, Raichle M, Volpe JJ (1985) The relationship of cerebral blood flow velocity (CBFV), determined by doppler, to regional cerebral blood flow (rCBF), determined by positron emission tomography (PET). Pediatr Res 19: 357

180. Peters H, Deeg KH, Weitzel D (1987) Die Ultraschalluntersuchung des Kindes. Springer, Berlin Heidelberg New York Tokyo

181. Pieroni DR, Brodsky ST, Rowe RD (1972) Congenital subclavian steal: Report of a case occuring in a neonate and review of the literature. Am Heart J 84: 801–807

182. Pourcelot L (1979) Applications cliniques de l'examen doppler transcutane In: Peronneau P (éd) Velocimetre ultrasonore doppler. Inserm Paris: 213

183. Purves MJ, James JM (1969) Observations on the control of cerebral blood flow in the

sheep fetus and newborn lamb. Circ Res 25: 651

184. Ratner I, Perelmuter B, Toews W, Whitfield J (1985) Association of low systolic and diastolic blood pressure with significant ductus arteriosus in the very low birth weight infant. Crit Care Med 13: 497−500

185. Redel DA, Fehske W (1984) Diagnosis and follow-up of congenital heart disease in children with the use of two-dimensional doppler echocardiography. Ultrasound Med Biol 10: 249−258

186. Redel DA, Fehske W, Kowalewski S (1983) Detection and haemodynamic description of ductus shunt in premature infants using two-dimensional doppler echocardiography. Pediatr Cardiol 4: 49−52

187. Reeder JD, Kaude JV, Setzer ES (1982) Chorioid plexus hemorrhage in premature neonates: recognition by sonography. AJNR 3: 619−622

188. Rennie JM, Barnes RJ (1987) Comparison of cardiac output estimated with ultrasound and thermodilution in rabbits. Neonatal cerebral doppler meeting. Leicester, England, 30.−31. Juli 1987 (Abstracts)

189. Rennie JM, Suth M, Morley CJ (1987) Reduction of cerebral blood flow velocity variability during synchronous ventilation. Neonatal cerebral doppler meeting. Leicester, England, 30.−31. Juli 1987 (Abstracts)

190. Von Reutern GM, Pourcelot L (1978) Cardiac cycle dependent alternating flow in vertebral arteries with subclavian artery stenosis. Stroke 9: 229−236

191. Reivich M (1964) Arterial pCO_2 and cerebral hemodynamics. Am J Physiol 206: 25

192. Reller MD, Lorenz JM, Kotagal UR, Meyer RA, Kaplan S (1985) Hemodynamically significant PDA: an echographic and clinical assessment of incidence, natural history, and outcome in very low birth weight infants maintained in negative fluid balance. Pediatr Cardiol 6: 17−24

193. Ringelstein EB (1986) Transcranial doppler monitoring. In: Aaslid R (ed) Transcranial doppler sonography. Springer, Wien New York, pp 147−163

194. Ringelstein EB, Grosse W, Matentzoglu S, Gloeckner WM (1986) Non-invasive assessment of the cerebral vasomotor reactivity by means of transcranial doppler sonography during hyper- and hypocapnia. Klin Wochenschr 64 (4): 194−195

195. Robinson PJ, Wyse RKH, Deanfield JE, Franklin R, Mc Cartney FJ (1984) Continous wave doppler velocimetry as an adjunct to cross sectional echocardiography in the diagnosis of critical left heart obstruction in neonates. Br Heart J 52: 552−556

196. Rosenberg AA (1986) Cerebral blood flow and O_2 metabolism after asphyxia in neonatal lambs. Pediatr Res 20: 778−782

197. Rosenkrantz TS, Oh W (1982) Cerebral blood flow velocity in infants with polycythemia and hyperviscosity: Effects of partial exchange tranfusion with plasmanate. J Pediatr 101: 94−98

198. Rosenkrantz TS, Oh W (1984) Aminophylline reduces cerebral blood flow velocity in low-birth-weight infants. Am J Child Dis 138: 489−491

199. Rotteveel JJ, Colon EJ (1985) Preliminary note: Vertebral doppler sonography in near sudden infant death syndrome (NSIDS). Pediatr Radiol 15: 95−97

200. Rudolph AM, Scarpelli EM, Golinko R (1964) Hemodynamic basis for clinical manifestations of patent ductus arteriosus. Am Heart J 68: 447−458

201. Rumack CM, Manco-Johnson ML, Manco-Johnson MJ, Koops BL, Hathaway WE, Appareti K (1985) Timing and course of neonatal intracranial hemorrhage using real-time ultrasound. Radiology 154: 101−105

202. Rupprecht TH, Deeg KH (1988) Altersabhängigkeit dopplersonographisch ermittelter Flußgeschwindigkeiten in den Zerebralarterien gesunder Säuglinge. Ultraschall 9: 76−83

203. Sahn DJ, Allen HD, McDonald G, Goldberg STJ (1977) Real-time cross-sectional echocardiographic diagnosis of coarctation of the aorta. A prospective study of echocardiographic-angiographic correlation. Circulation 56: 762−769

204. Sahn DJ (1985) Determination of cardiac output by echocardiographic doppler methods. Relativ accuracy of various sites for measurement. J Am Coll Cardiol 6: 663−664

205. Sakai F, Meyer JS, Naritomi H, Hsu MC (1978) Regional cerebral blood flow and EEG changes in patients with epilepsy. Arch Neurol 35: 648

206. Saliba E, Auftret E, Bloc D, Laugier J, Pourcelot L (1987) Effect of coffeine on cerebral blood flow in the preterm. Neonatal cerebral doppler meeting. Leicester, England, 30.–31. Juli 1987 (Abstracts)

207. Satomura S (1959) Study of flow patterns in peripheral arteries by ultrasonics. J Acoust Soc Japan 15: 151–158

208. Satomura S, Kaneko Z (1960) Ultrasonic blood rheography. In: Proceedings of the 3rd international conference of medical Electr. London I E E, p 254

209. Schoonderwaldt HC, Colon E, Hommes OR, Schijns WAC (1978) Changes in carotid flow velocity induced by lowering cerebrospinal fluid pressure in normal hydrocephalus. J Neurol 218: 17–22

210. Seiler RW, Aaslid R (1986) Transcranial doppler for evaluation of cerebral vasospasm. In: Aaslid R (ed) Transcranial doppler sonography. Springer, Wien New York, pp 118–131

211. Serwer GA (1983) Detection and quantitation of ductus arteriosus flow using continuous wave doppler ultrasonography. Pediatr Cardiol 4: 53–59

212. Serwer GA, Armstrong BE, Anderson PAW (1980) Noninvasive detection of retrograde descending aortic flow in infants using continuous wave doppler ultrasonography. J Pediatr 97: 394–400

213. Serwer GA, Armstrong BE, Anderson PAW (1982) Continuous wave doppler ultrasonographic quantification of patent ductus arteriosus flow. J Pediatr 100: 297–300

214. Shaddy RE, Snider R, Silverman NH, Lutin W (1986) Pulsed doppler findings in patients with coarctation of the aorta. Circulation 73: 82–88

215. Shancaran S, Slovis TL, Bedard MP, Poland RL (1982) Sonographic classification of intracranial hemorrhage: a prognostic indicator for mortality, morbidity, and short-term neurologic outcome. J Pediatr 100: 469–475

216. Shapiro HM, Greenberg JH, Neughton K, Reivich M (1980) Heterogenity of local cerebral blood flow $PaCO_2$ sensitivity in neonatal dogs. J Appl Physiol 49: 113

217. Sheldon CD, Murie JA, Quin RO (1983) Ultrasonic doppler spectral broadening in the diagnosis of internal carotid artery stenosis. Ultrasound Med Biol 9: 575–580

218. Shirouzu T, Nakashima O, Oshima Y et al. (1983) Analysis of intracranial pressure in infantile hydrocephalus. In: Ishii S, Nagai H, Brock M (eds) Intracranial pressure V, Springer, Berlin Heidelberg New York Tokyo, pp 628–631

219. Shortland DB, Levene MI, Archer LNJ, Evans DH (1987) Prediction of haemorrhage and ischaemia using doppler ultrasound. Neonatal cerebral doppler meeting. Leicester, England, 30.–31. Juli 1987 (Abstracts)

220. Silverman NH, Snider AR (1982) Two-dimensional echocardiography in congenital heart disease. Appleton-Century-Crofts, Norwalk, CT

221. Simpson IA, Shan DJ, Valdes-Cruz LM, Chung KJ, Sherman FS, Swenson RE (1988) Color Doppler flow mapping in patients with coarctation of the aorta: new observations and improved evaluation with color flow diameter and proximal acceleration as predictors of severity. Circulation 77, 4: 736–744

222. Singer H, Deeg KH, Richter K, Bundscherer F, Rein J (1986) Operative Behandlung des offenen Ductus arteriosus Botalli beim Frühgeborenen. Monatsschr Kinderheilkd 134: 480–484

223. Slovis TL, Shankaran S (1984) Ultrasound in the evaluation of hypoxic-ischemic injury and intracranial hemorrhage in neonates: The state of the art. Pediatr Radiol 14: 67–75

224. Slovis TL, Shankaran S, Bedard MP, Poland RL (1984) Intracranial hemorrhage in the hypoxic-ischemic infant: Ultrasound demonstration of unusual complications. Radiology 151: 163–169

225. Smallhorn JF, Gow R, Olley PM, Freedom RM, Swyrer PR, Perlman M, Rowe RD (1984) Combined noninvasive assessment of the patent ductus arteriosus in the preterm infant before and after indomethacin treatment. Am J Cardiol 54: 1300–1304

226. Smallhorn JF, Huhta JC, Adams PA, Anderson RH, Wilinson JL, Macartney FJ (1983) Cross-sectional echocardiographic assessment of coarctation in the sick neonate and infant. Br Heart J 50: 349–361

227. Snider AR (1985) The use of doppler ultrasonography for the evaluation of cerebral artery flow patterns in infants with congenital heart disease. Ultrasound Med Biol 11: 503–514

228. Snider AR (1984) Use and abuse of the echocardiogram. Pediatr Clin North Am 31: 1345–1366

229. Snider AR, Howard EA (1983) The evaluation of cerebral artery flow patterns with doppler ultrasonography. In: Berman W Jr (ed) Pulsed doppler ultrasound in clinical pediatrics. Futura Mt. Kisco, NY, pp 93–140

230. Snider AR, Silverman NH (1981) Suprasternal notch echocardiography:· a two-dimensional technique for evaluating congenital heart disease. Circulation 63: 165–173

231. Sonesson S, Winberg P, Lundell BP (1987) Early postnatal changes in intracranial arterial blood flow velocities in the basal cerebral arteries – "normal" values and possible biological explantations. Neonatal cerebral doppler meeting. Leicester, England, 30.–31. Juli 1987 (Abstracts)

232. Sonesson SE, Winberg P, Lundell BP (1987) Early postnatal changes in intracranial arterial blood flow velocities in term infants. Pediatr Res 22 (4): 461–464

233. Spach MS, Serwer GA, Anderson PAW, Canent RV, Levin AR (1980) Pulsatile aortopulmonary pressure-flow dynamics of patent ductus arteriosus in patients with various hemodynamic states. Circulation 61: 110–122

234. Stahlmann MB, Gray J, Young WC, Shepard FM (1967) Cardiovascular response of the neonatal lamb to hypoxia and hypercapnia. Am J Physiol 213: 899–904

235. Stevenson JG, Kawabori I, Guntherroth WG (1980) Pulsed doppler echocardiography of patent ductus arteriosus: Sensitivity, specifity, limitations, and technical features. Cathet Cardiovasc Diagn 6: 255–263

236. Stevenson JG, Kawabori I, Guntherroth WG (1979) Noninvasive detection of pulmonary hypertension in patent ductus arteriosus by pulsed doppler echocardiography. Circulation 60: 355–359

237. Standness DE (1978) The use of ultrasound in the evaluation of peripheral vascular disease. Prog Cardiovasc Dis 20: 403–422

238. Strassburg HM, Bogner K, Klemm HJ (1988) Alterations of intracranial pressure and cerebral blood flow velocity in healthy neonates and their implications in the origin of perinatal brain damage. Eur J Pediatr 147 (1): 30–35

239. Swischuk LW (1985) Patent ductus arteriosus. Semin Roentgenol 20: 236–243

240. Szymonowicz W, Yu VYH, Wilson FE (1984) Antecedents of periventricular hemorrhage in infants weighing 1 250 g or less at birth. Arch Dis Child 56: 13–17

241. Szynonowicz W, Yu VYH (1984) Timing and evolution of periventricular haemorrhage in infants weighing 1 250 g or less at birth. Arch Dis Child 59: 7–12

242. Tarby TJ, Volpe JJ (1982) Intraventricular hemorrhage in the premature infant. Pediatr Clin North Am 29: 1077–1104

243. Thoresen M, Shrinvasan M, Runold M, Dahlin I, Lagercrantz H (1987) The effect of theophylline on the cerebral blood velocity response to hypoxia in the newborn piglet. Neonatal cerebral doppler meeting. Leicester, England, 30.–31. Juli 1987 (Abstracts)

244. Tweed WA, Cote J, Wade JG, Gregory G, Mill A (1982) Preservation of fetal brain blood flow relative to other organs during hypovolemic hypotension. Pediatr Res 16: 137–140

245. Ulmer HE, Knapp G, Wolf D, Wille L, Seybert HW (1983) Aortic flow velocity curves in the diagnosis and the follow up of symptomatic patent ductus arteriosus in preterm infants during therapeutic interventions. Pediatr Pharmacology 3: 167–174

246. Vasco SD, Goldberg StJ, Requarth JA, Allen HD (1984) Factors affecting accuracy of in vitro valvular pressure gradient estimates by doppler ultrasound. Am J Cardiol 54: 893–896

247. Vergesslich KA, Wenigger M, Simbruner G, Ponhold W (1988) Cerebral blood flow in newborn infants with and without mechanical ventilation. Pediatr Radiol 18: 284 (Abstract)

248. Vick GW, Huhta JC, Gutfesell HP (1985) Assessment of the ductus arteriosus in preterm infants utilizing suprasternal two-dimensional/doppler echocardiography. J Am Coll Cardiol 5: 973–977

249. Volpe JJ (1987) Neurology of the newborn, 2nd edn. Saunders, Philadelphia

250. Volpe JJ, Perlman JM, Hill A, McMenamin JB (1982) Cerebral blood flow velocity in the human newborn: the value of its determination. Pediatrics 70: 147–152

251. Volpe JJ (1983) Positron emission tomography in the newborn: extensive impairment of regional cerebral blood flow with intraventricular hemorrhage and hemorrhagic intracerebral involvement. Pediatrics 72: 589–601

252. Voth D, Gutjahr P, Glees P (1983) Hydrocephalus im frühen Kindesalter. Enke Verlag, Stuttgart

253. Voyles WF, Fisher DC, Mathews EC (1985) Doppler ultrasound in noninvasive cardiac evaluation. Noninvasive Cardiac Evaluation 87: 151–164

254. Weyman AE, Caldwell RL, Hurwitz RA, Girod DA, Dillon JC, Feigenbaum H, Green D (1978) Cross-sectional echocardiographic detection of aortic obstruction: coarctation of the aorta. Circulation 57: 498–502

255. Wiggelsworth JS, Husemeyer RP (1977) Intracranial birth trauma in vaginal breech delivery: the continued importance of injury to the occipital bone. J Obstet Gynecol 84: 684

256. Wilcox WS, Carrigan TA, Dooley KJ (1983) Range-gated pulsed doppler ultrasonographic evaluation of the carotid arterial blood flow in small preterm infants with patent ductus arteriosus. J Pediatr 102: 294–298

257. Williams JL, Quisling RG, Mickle JP (1988) Duplex Doppler ultrasound for the evaluation of transtorcular coil embolization of Galen aneurysms. Pediatr Radiol 18: 258

258. Wilson N, Dickinson DF, Goldberg StJ, Scott O (1984) Pulmonary artery velocity patterns in ductus arteriosus. Br Heart J 52: 462–464

259. Wilson N, Goldberg StJ, Dickinson DF, Scott O (1985) Normal intracardiac and great artery blood velocity measurements by pulsed doppler echocardiography. Br Heart J 53: 451–458

260. Winkler P, Helmke K (1988) Duplex-scanning of the deep cerebral venous systems in infants. Pediatr Radiol 18: 257

261. Winkler P, Helmke K, Hellwege HH (1988) Duplex-scanning of the deep cerebral veins and outcome in asphyxiated infants. Pediatr Radiol 18: 283

262. Woo JS, Liang ST, Lo RL, Chan FY (1987) Middle cerebral artery flow velocity waveforms. Obstet Gynecol 70 (4): 613–616

263. Wyse RKH, Robinson PJ, Deanfield JE Tunstall Pedoe DS, Mccartney FJ (1984) Use of continuous wave doppler ultrasound velocimetry to assess the severity of coarctation of the aorta by measurement of aortic flow velocities. Br Heart J 52: 278–283

264. Young RSK, Liberthson RR, Zalneraitis EL (1982) Cerebral hemorrhage in neonates with coarctation of the aorta. Stroke 13: 491

265. Zwiebel JW (1986) Introduction to vascular ultrasonography, 2nd edn. Gruner & Stratton, Orlando

Sachverzeichnis

Abfallssteilheit 157
Absaugen 69
Acceleration slope 157
– time 157
Aliasing 14, 15, 17, 20, 22, 24
Alloimmunothrombozytopenie 73
Aminophyllin 173
Amnioninfektionssyndrom 100
Analyser 10, 11
Aneurysma der Vena Galeni magna 114–116
   Aneurysmen 72, 73, 114, 115
Anstiegssteilheit 157
Antegrade flowtime 157
Anurie 135, 136, 139
Aorta 44–46, 127
– ascendens 44
– descendens 45, 127
Aortenatresie 119, 152, 154
Aortenbogen 44
Aortenbogenatresie 119
Aortenbogenhypoplasie 119
Aortenisthmusstenose 48, 117, 119, 136, 139, 155–166
– präoperative Flußmessungen 157–158
– postoperative Flußmessungen 158–160
Aortenklappeninsuffizienz 117, 119, 128, 131, 133, 150
Aortenseptumdefekt 93, 119, 128, 131, 133, 134, 150, 151
Aortenstenose 117–119, 139, 162
–, kritische 152, 153, 155
Aortokameraler Tunnel 119, 128
Aortopulmonaler Shunt 117–119, 140, 147–151
Aortopulmonales Fenster 93, 117, 118, 151
Apnoe 88, 89, 111–113, 173
– mit Bradykardie 112
Applanationstonometer 88, 113
Arachnoidalzyste 114
Arachnoiditis 77, 81, 98
Area under the curve 26
Arm-Hals-Gefäße 45
Arnold-Chiari-Syndrom 81
Artefakte 19
– carotis interna 28–30, 33, 34, 44, 53, 55, 58, 107, 108, 167, 174
Arteria basilaris 28, 29, 35–37, 38, 53, 56, 59, 108, 167

– callosomarginalis 30
– cerebelli 29, 40
– cerebri anterior 23, 28, 30–33, 53, 54, 57, 108, 167
– – media 29, 30, 41, 42, 108
– – posterior 28, 29, 30, 36, 40, 108
– communicans ant. und post 29
– femoralis 163
– gastrica sinistra 47
– hepatica 47
– iliaca 163
– labyrinthi 29, 41
– lienalis 47
– meningea media 74
– pericallosa 28, 30, 31, 176
– pontis 29
– pulmonalis 46, 47
– subclavia 162, 163, 165, 167
– vertebralis 28, 29, 36, 37–39, 107, 108, 165, 167, 168
Arterien 8
Arteriitis 98
Arteriolen 50, 69
Arteriovenöse Aneurysmen 115, 119, 150
Asphyxie 52, 64, 72, 100
–, Hirndurchblutung 103
Atmung 43, 47
Atrioventrikularkanal 118
Autoregulation der Hirndurchblutung 60, 68, 69, 103, 114, 115
–, fehlende 66, 68, 72, 113, 114, 115, 171
AV-Block 112
AV-Klappeninsuffizienz 118
Axialschnitt 27, 28–30, 40, 41, 74

Balken 31
Balkenknie 32, 33
Ballonatrioseptostomie nach Rashkind 139
Ballonblockade der V. cava superior 69–71
Barbiturate 179
Basalganglien 97
Beckenendlage 64, 73
Bernoulli-Gleichung 60, 91, 99, 104, 130, 153, 164
Bewegungsartefakte 175
Blutdruck 60, 68, 72, 171, 175
Blutdruckpassive Hirndurchblutung 67, 72, 104, 112

Blutdruckschwankungen 66
Blutfluß zerebraler 67
Blutgase 49, 50−52, 71, 72, 103, 107, 174, 175
Bradykardie 88, 111, 112
Bronchopulmonale Dysplasie 172
Brücke 29
Brückenvenenabriß 74
Bulbus olfactorius 30

Canalis caroticus 33
Capsula interna 30
Caput nuclei caudati 30
Cardiac output 60, 103−105
− − bei Asphyxie 103−104
Carotissyphon 34, 35
Cavum septi pellucidi 43
Chiasma opticum 30, 41
Chloralhydrat 175
Circulus arteriosus Willisii 29, 41, 73, 180
Cisterna ambiens 39, 43
− interpeduncularis 29, 40, 41
− magna 38
Clinoidfortsätze 33
CO_2 50−52
Coarctations-Syndrom 48, 118, 136, 139, 155−165
Continuous-Wave-Doppler 12, 20, 21, 23, 27, 66, 92, 131, 163−165
Contusio cerebri 100
Corpora geniculata 30
Corpus callosum 43
Corticosteroide 179
CW-Doppler s. Continuous-Wave-Doppler

Deceleration slope 157
−time 157
Diastolische Flußgeschwindigkeiten 108, 111
− −, erniedrigter diastolischer Fluß 50, 64, 65, 75, 77−79, 84, 85, 87, 89, 93, 95, 99, 102, 105, 107
− −, erhöhter diastolischer Fluß 50, 76, 77, 94, 97, 100, 102
Diazepam 175
Diplegie 111, 113
Doppler 1, 5
Dopplereffekt 3 ff.
Dopplerformel 6, 18
Dopplergeräte 19−23
−, Continuous-Wave-Doppler (CW-Doppler) 20, 21, 23
−, Direktionale Dopplergeräte 8
−, Farbdoppler 2, 19−21
−, Gepulste Dopplergeräte 12 ff., 20, 21
−, High-PRF 20, 21
−, nicht richtungsanzeigend 8

−, richtungsanzeigend 8
Dopplergleichung 18
Dopplerlinie 24, 28, 30, 31, 33, 39
Dopplersonographie
−, farbcodierte 2, 19
−, transkranielle 29, 57
Double-outlet-right-ventricle 118, 136, 141
Drehpotentiometer 16
Druck auf Fontanelle 88−90
−, intrakranieller 91, 99, 134
Druckgradient 130, 153, 164
D-Transposition der großen Gefäße 118, 139
Ductus arteriosus Botalli 93, 117−119, 151, 156, 158, 162−164
− Echokardiographie 120, 131
−, Flußmessungen in Aorta 127, 128, 133
−, − im Ductus 130
−, − in Pulmonalarterie 128, 129, 133
−, Flußprofil vor Ligatur 120−141
−, − nach Ligatur 125−127
−, Großer Ductus 123, 124
−, Kleiner Ductus 122, 123
−, Klinik bei offenem Ductus 120, 131
−, Pulmonale Hypertonie 138
−, Resistance-Index 123, 124, 126, 132
Duplexscan s. Duplexsonographie
Duplexsonographie 2, 15, 18, 23, 24
Durchblutung 160, 164
Dysraphie
−, occipitozervikale 81, 85
−, spinale 81, 85

Ebstein-Anomalie der Tricuspidalklappe 118
Echokardiographie 19, 120, 133, 146, 150−152, 156, 160, 162, 165
Einfallswinkel 18
Einklemmung 99
Elektrische Impedanz 173
Embolisation von Aneurysmen 115
Endokardfibrose 152, 153
Endokardkissendefekt 118
Enterokolitis nekrotisierende 134−136
Epidurale Blutung 64, 73−75
Ertrinkungsunfall 100
Euphyllin 174
Exspiration 43, 47

Fallot-Tetralogie 118, 136, 138, 141, 147
Farbcodierte Dopplersonographie 2, 19−21, 31−37, 42, 108, 114, 115, 163, 176, 179, 180
Farbumschlag 20
Fehlabgang der großen Körperarterien 136
Fehlermöglichkeiten der Dopplersonographie 175−178
−, Grenzfehler 177
−, Interpretationsfehler 177

−, Physiologische Fehler 175
−, Systematische Fehler 176
−, Winkelfehler 175, 176
Felsenbeinpyramide 33
Fetale Zirkulation, persistierende 132
Filter 108
Fissura Sylvii 30, 76
Flächendoppler 19
Fluktuierende Flußmuster 68, 171
Flußgeschwindigkeiten 25−26
−, Altersabhängigkeit 52−55
−, enddiastolische 26
−, endsystolische 25
−, Gewichtsabhängigkeit 56
−, maximale systolische 25, 53
−, mittlere 26, 43, 53, 60
Flußprofil 177
−, assymetrisch 177
−, flach 25, 26, 177
− kleine Arterien 177
−, parabol 177
Fontanellendruck 68, 86, 88, 113
Fontanometrie 88, 91
Fornix 30
Fourier-Analyse 24, 26
Frequenz 4, 5
Frequenzspektrum 25
Frequenzverschiebung 6
Frontalhirn 30
Frühgeborene 52, 63
−, Asphyktische 66, 103
−, Hirnblutung 64−72

Gastrointestinale Blutungen 173
Geburt, traumatische 64, 72−74, 100
Gefäßmißbildung 64, 72
Gefäßquerschnitt 60, 178
Gefäßruptur 69
Genu corporis callosi 32
Gepulste Dopplergeräte 12, 20
Gerinnung, disseminierte intravasale 64
Gerinnungsstörungen 72, 73, 76
Germinal Matrix 66, 68
Geschwindigkeit 6, 18, 19
Geschwindigkeitsvektor 176
Gestationsalter 52−56
Gewicht 56−59
Glandula pinealis 30
Globus pallidus 30
Goretex-Shunt 148, 150
Gosling-Index 27
Graustufen 25
Grenzfehler 177
Gyrus cinguli 30
− präcentralis 30

Hämophilie 73
Hämophilus influenzae 99

Hämatokrit 175
Hemisphäre 30
Hertz 4
Herzerkrankungen 117 ff.
Herzinsuffizienz 147, 172
Herzzeitvolumen 57, 67, 103, 104, 105, 172
Heubner'sche Arterie 30, 64
High PRF 15, 20, 21
Hintergrundrauschen 177
Hirnabszeß 98
Hirnatrophie 75, 94, 96, 106, 107
Hirnblutungen 63−80, 134, 163
−, Einteilung 63−64
−, Epidurale Blutung 63, 73−75, 80
−, Hirnmassenblutung, Reifgeborene 72, 73
−, Intrakranielle Blutung, Frühgeborene 63, 64
−, Subarachnoidale Blutung 63, 76−77, 80
−, Subdurale Blutung 63, 73−75, 80
Hirndruck 26, 80, 88, 90, 91, 99, 107, 134, 179
Hirndurchblutung 60, 61, 67, 81, 88, 105, 107, 109, 171, 173
− Abhängigkeit vom pCO_2 51, 52
−, Blutdruckpassive 66, 103−105, 112
Hirnmassenblutung des Reifgeborenen 72, 73
Hirnödem 93, 98, 100−107, 134, 179
−, Pathogenese 103
−, Stadieneinteilung 105
−, Vasogen 97, 98, 103
−, Verlauf 103−105
−, Zytotoxisch 98, 103, 104
Hirnschwellung 60, 100−107
Hirntod 105, 107−109
−, Stadieneinteilung 108
Hirntumor 82
Historischer Hintergrund: Dopplersonographie 1, 2
Horizontalschnitte 41
Humanalbumin 179
Husten 69, 72
Hydrocephalus 73, 77−80, 80−94, 134, 179
− e vacuo 82
−, Liquorpunktion 85, 86
− male resorptivus 78
− occlusus 78
−, posthämorrhagisch 73, 77−80, 84
−, postmeningitisch 81, 98, 99
−, pränatale Dopplersonographie 87
− Überdrainage 96
Hyperbilirubinämie 173
Hypercapnie 51, 52
Hypertonie 72
Hypertonie, pulmonale 132, 144−146
−, −, flowbedingte 144−146
−, −, widerstandsbedingte 144−146

Hyperventilation 107
Hypocapnie 51, 52, 66, 72, 93, 107
Hypoplasie des Aortenbogens 119
Hypoplastisches Linksherz-Syndrom 118, 119, 152−155
Hypothalamus 30
Hypoxämisch-ischämische Parenchymläsionen 89, 109, 113, 121, 134−136, 173
Hypoxie 72, 76
−, Gewebe 104

Indomethacin 132, 134, 141, 171, 172−173
Infarzierung 97
Innenohr 29
Insel 30, 41
Inspiration 43, 47
Insuffizienz, AV-Klappen 118
Interferenz 16
Intrakardialer Shunt 118, 136, 137
Intrakranielle Blutung s. Hirnblutung
− Druck 67, 91, 99, 104, 107, 124, 134
− Druckmessung 91
Intraventrikuläre Blutung 64
Ischämie 69

Joystick 16

Kardiomyopathie 117
Kardiovaskuläre Erkrankungen 44, 117−169
Karotisgabel 41
Katecholamine 66, 72, 80, 179
Keimlager 66, 68, 71, 72
Kephalhämatom 74
Kindsmißhandlung 74, 76, 100
Kindstod, plötzlicher 100
Klaustrum 30
Kleinhirn 29
Koarktations-Syndrom 48, 118, 136, 139, 155−166
Koffeinpräparate 171, 173, 174
Kohlendioxidpartialdruck 50−52
−, prozentuale Änderung der Hirndurchblutung 52
Komplexe Herzfehler und Ductus 136
Kontinuitätsgleichung 60, 90, 91, 99, 104
Kontinuitätsprinzip 91, 96
Kontinuierliche Dopplersonographie 63, 80, 179
Koronarschnitt 28, 30, 32−36, 38, 40, 43
Körpertemperatur 175
Krampfanfall, cerebraler 113, 114

LA/AO-Quotient 120, 123, 131
Laminare Blutströmung 11, 12, 46, 47, 128
Leck im Windkessel der Aorta 117, 119
Leukomalazie 77, 107, 109, 110, 113
−, periventrikulär 77, 78, 106, 107

Linear array 17, 18
Linksherzinsuffizienz 149
Linksobstruktionen 117−119, 152−169
Links-Rechts-Shunt 120, 147
Linksventrikulär-Aortaler Tunnel 128
Liquorableitung 80, 82, 86, 93
Lobus parietalis 41
− temporalis 41
Lumbalpunktion 85, 86, 93
Lungengefäßwiderstand 132, 135, 136, 140, 144, 145, 147
Lungenödem 172
Lungenüberflutung 136, 147

Mechanischer Duplexscan 24
Medikamentöse Beeinflussung der Flußkurve 171−174
Medulla oblongata 37
Mekoniumaspiration 100
Meningen 30
Meningitis 97−100
−, bakteriell 100
Meningoencephalitis 98
Mesencephalon 35, 40
Meßvolumen 12, 16, 30
−, axiale Ausdehnung 12
−, laterale Auflösung 12
Metallcoil 115
Methode 23 ff.
Mikrosphärenmethode 60, 177
Minderperfusion 135
Mitralhypoplasie 152
Mitralklappeninsuffizienz 118
Mitralstenose 119, 139, 162
Mittelhirn 29, 30
Mittellinienkerne 30
Mixer 7
M-Mode 120, 131
Muskelrelaxantien 68, 72, 171, 179

Nabelschnurumschlingung 100
Nabelschnurvorfall 100
Near missed sudden infant death 100
Nekrotisierende Enterokolitis 121, 134, 173
Nervus opticus 30
Niederdrucksystem 122
Nierenarterien 133, 143
Niereninsuffizienz 135, 140, 173
Non-REM-Schlaf 49, 175
Normalwerte, Flußgeschwindigkeiten 49−61
−, −, Abhängigkeit vom Gestationsalter 52−55
−, −, − Gewicht 56
−, −, − aktuellen Alter 57
Nucleus caudatus 30
Nulldurchgangszähler 8, 9
Nyquist Limit 15, 23, 24, 108

Sachverzeichnis

Obstruktionen, linkes Herz 117—119, 152—169
—, rechtes Herz 118, 136
—, venöse 99
Obstruktionshydrocephalus 78
Okzipitalhirn 30
Oligurie 135, 136, 139
Organdurchblutung 26, 27
Os temporale 41
Osmodiuretika 179

Parasagittalschnitt 30, 31, 33
Parasternale Achsen 47
—, lange Achse 46
—, kurze Achse 46, 128, 130, 151
Parenchymblutung 73
Parietalhirn 41
Pars cavernosa, A. carotis int. 33, 44
Pars cerebralis, A. carotis int. 33, 44
Pars petrosa, A. carotis int. 33, 44
Pathomechanismen, Hirnblutung 64, 65
pCO_2 50—52, 66, 71, 72, 103, 107, 114, 124, 174
Pedunculi cerebri 29, 39, 40, 41
Perfusionsdruck 68, 91, 99, 105
Periventrikuläre Blutung 64
— Keimlager 66, 114
— Leukomalazie 109
— —, Echogenitätsvermehrung (Stadium I) 109
— —, Zysten (Stadium II) 110
Phased Array Schallkopf 16—19, 24
Phlebitis 98
Physikalische Grundlagen 3 ff.
Physiologische Fehler 175
PI 27, 58—60, 61
Placentalösung, vorzeitige 100
Plexus chorioideus 30
Pneumothorax 52, 69—71
pO_2 67, 71, 103
Polarität 8
Polygraphie 49
Pons 35, 37, 40, 41
Positronen-Emissionstomographie 67, 90, 113, 178
Posthämorrhagischer Hydrocephalus 73, 77—81, 85, 93
Pourcelot-Index 27
Pränataler Ultraschall 73, 87, 93
Pressen 28, 49, 50, 175
PRF 13, 15, 24
Processus zygomaticus 41
Prostaglandinantagonisten 132
Prostaglandininfusion 138, 139, 140, 141, 164, 171, 172
Pulmonalarterie 46, 47, 127—129
Pulmonale Hypertonie 130, 132, 136, 137, 140, 144—147, 149, 162

— —, Einfluß von Sauerstoffinhalation 144, 145
— —, Flowbedingte 146, 147
— —, Widerstandsbedingte 146, 147
Pulmonalinsuffizienz 129
Pulmonalklappenatresie 118, 136, 137, 138, 141, 147
Pulmonalklappenstenose 118, 138
Pulmonalstenose 138
Pulsatilitäts-Indices 27, 58—61
— —, Normalwerte 54
Pulse-Repetition-Frequency 13, 15, 17, 24
Pulsed wave Doppler 23
Putamen 30
PW-Doppler 23

Querschnittsfläche 60, 61

Rechtsherz-Obstruktion 118, 138
— — und Ductus 136
Region of interest 177
REM-Schlaf 49, 175
Resistance-Index 27, 58—61
— —, Normalwerte 54, 59, 60
RI 27, 58—61
Rickham-Reservoir, Punktion 85, 86, 93
Risikofaktoren für Hirnblutungen 65—72
— —, erniedrigte Flußgeschwindigkeiten 65—67
— —, — Hirndurchblutung 67
— —, fluktuierende Flußmuster 68
— —, fehlende Autoregulation 68, 69
— —, Pneumothorax 69
Rotationssysteme 16

Sagittalschnitt 28, 30, 34, 35, 38, 40, 43
Sample volume 12, 30
— —, Axiale Ausdehnung 12
— —, Laterale Ausdehnung 12
Sauerstoffinhalation 144—147
Schädelbasis 35
Schädelfraktur 74
Schädelhirntrauma 73, 74, 100
Schallgeschwindigkeit 6
Schallkopf 16, 17
—, mechanischer 16, 17, 24
—, Multielement 16
—, Phased array 16
Schallwellen 3
Schlaf 49, 175
Schluckauf 50
Schock 107
Schreien 28, 49
Sedativa 175, 179
Sedierung 28
Sella turcica 33, 41, 44
Sendefrequenz 6
Sensitivität 17, 24

Septum pellucidum 30
Shunt, aortopulmonaler 117−119, 141, 147−150
−, ventriculoatrialer 89
Shuntinsuffizienz 86, 93, 149
Shuntkomplikation 86
Shuntvitien 117, 136
Shuntvolumen 148
Signal-Rausch-Verhältnis 16, 18, 20, 24
Singulärer Ventrikel 118, 136
Sinus cavernosus 33, 44
− rectus 43, 114, 115
− sagittalis 43
− Valsalva Aneurysma 119, 128
Sinusvenenthrombose 44
Spektralanalyse 9−12
Spektrumanalyser 11
Splenium corporis callosi 43, 114
Stadieneinteilung, Hirnblutung 64
−, Hirnödem 105
−, Hirntod 108
−, Subclavian Steal 168
Steal-Phänomen 114−115
Stenosen 60
Strangulationsunfall 100
Striatum 30
Strömungsgeschwindigkeit 8
Strömungsrichtung 8
Subarachnoidalblutung 64, 76, 77
Subclavian Steal Phänomen 39, 165−169
− − −, Stadieneinteilung 168
Subduralblutung 64, 73−75, 94−96
Subduralerguß 94−96, 98
Subthalamus 30
Suprasternale lange Achse 44, 45, 127, 130, 131, 156, 160
Systemico-Pulmonale Kollateralarterie 138
Systolische Zeitintervalle 157

TAMX (time average maximal velocity) 26, 53
TAV (time average velocity) 26, 53
Tektum 30
Temporalhirn 30, 41
Tentorium 99
Thalamus 30
Theophyllinpräparate 171, 173, 174, 179
Thermoelektrische Sensoren 113
Thrombozytopenie 73, 76, 173
Time-motion-Verfahren 120
Trackball 16
Tractus olfactorius 30
Transkranielle Dopplersonographie 27, 28, 57, 92, 179
Transposition der großen Arterien 118, 136, 139
Transtemporale Dopplersonographie 27, 29, 92

Traumatische Geburt 72
Tricuspidalatresie 118, 136, 137, 138, 147
Tricuspidalklappeninsuffizienz 118
Tricuspidalklappenstenose 118
Truncus arteriosus communis 93, 117, 119, 128, 131, 133, 134, 141−147, 151
− − −, Flußmessung Aorta 143
− − −, − Hirnarterien 143
− − −, − A. Pulmonalis 143
− − −, − Truncus arteriosus 143
− − −, Pulmonale Hypertonie 144−147
− − −, Truncusklappeninsuffizienz 143, 145, 146
− coeliacus 47, 48, 94, 120, 122, 124, 127, 133, 142, 143, 163
Tumore 72
Tunnel, aorto-kameraler 128
Turbulentes Flußprofil 11, 12, 44, 138, 139

Überdrainage, Hydrocephalus 96
Untersuchungsdurchführung 27 ff.

Vakuumextraktion 73, 74
Vaskulitis 97, 98, 100
Vasokonstriktion 174
Vasospasmus 76
Vena cerebri interna 43
− − magna Galeni 42, 43, 70, 71
− −, Aneurysma Vena Galeni 114−116
Venen 8, 42−44
Venendruck, erhöhter 69, 72
Venöse Blutströmung 42−44
− −, atemsynchrone Schwankungen 43
− −, pulssynchrone Schwankungen 43
Ventrikel, 3. 31, 32, 43
Ventrikeleinbruchsblutung 64, 77
Ventrikelerweiterung 82
Ventrikelseptumdefekt 118, 120, 131, 139, 162
Ventrikulitis 98
Ventrikuloatrialer Shunt 89
Verbrauchskoagulopathie 140
Vertebralarterien 37−39
Vierhügelplatte 30, 114
Vigilanz 49, 175
Vitamin-K-Mangel 73
Volumenfluß 26, 60, 61, 89, 135, 178, 179
Volumenmangel 107, 125
Volumensubstitution 66, 72, 80
Vorhofseptumdefekt 118

Wachzustand 49
Wellenlänge 3
Widerstandsarterien 50
Windkessel der Aorta 26, 48, 49, 133, 164
Windkessel-Leck der Aorta 26, 93, 117, 118, 127, 139, 145, 147, 148, 150−152
− −, Differentialdiagnose 134

Sachverzeichnis

Winkel 18, 175
Winkelfehler 175–176
Winkelkorrektur 36, 153, 154, 165, 176
Wobbler 16

Xenon-133-Clearance 60, 67, 113, 177

Zangengeburt 73

Zeitintervalle 156, 157, 163
Zerebraler Blutfluß 67
Zero Crosser 8
ZNS-Erkrankungen 63–116
Zweidimensionale Dopplersonographie 19
Zyanotische ductusabhängige Herzfehler
  131, 136, 138, 140, 147
Zysten 114, 115

H. Lutz, Bayreuth

Ultraschallfibel Innere Medizin

2., völlig überarb. Aufl. 1989. 244 Abb. 175 S.
Brosch. DM 98,– ISBN 3-540-15399-3

Acht Jahre Weiterentwicklung der Ultraschalldiagnostik seit Erscheinen der 1. Auflage der **Ultraschallfibel** bedeuten einen merkbaren technischen Fortschritt mit neuen verbesserten Gerätegenerationen und eine erhebliche Zunahme an Erfahrungen bei der Anwendung der Methode in der ambulanten Praxis einerseits sowie neuer Anwendungsbereiche andererseits.
Die 2. Auflage der **Ultraschallfibel Innere Medizin** ist wieder ein praxisnahes Kurzlehrbuch zur Einführung in die Ultraschalldiagnostik internistischer Erkrankungen. Zu jedem Organ werden die geeignete Untersuchungstechnik, normale und pathologische Befunde sowie differentialdiagnostische Überlegungen vorgestellt und mit zahlreichen Abbildungen dokumentiert. Vereinfachte Skizzen der Befunde erleichtern dem Anfänger die Interpretation der Bilder. Durch den Wegfall der Gynäkologie und Geburtshilfe konnte das Bildmaterial in der Neuauflage stark erweitert werden. Zusätzliche Checklisten zu den einzelnen Organuntersuchungen und schematische Vorschläge für die Untersuchung in speziellen diagnostischen Situationen ermöglichen ein schnelles Nachschlagen. Der praktische Wert der neuen Ultraschallfibel hat sich damit noch erhöht.

Springer-Verlag Berlin
Heidelberg New York London
Paris Tokyo Hong Kong

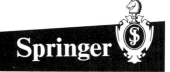

H. Lutz, B.-J. Hackelöer, G. van Kaick, U. Räth

Ultraschallanatomie

1986. VII, 197 S. 221 Abb. (Ultraschallseminar) Geb. DM 76,– ISBN 3-540-12343-1

Inhaltsübersicht: Geräte und Untersuchungsgang. – Kopf. – Hals. – Thorax. – Abdomen. – Kleines Becken. – Skrotum. – Extremitäten. – Sachverzeichnis.

Dieser Band bietet erstmalig eine umfassende Darstellung der normalen Anatomie, wie sie im Ultraschallbild sichtbar wird. Sämtliche, für die Ultraschalldiagnostik zugänglichen Regionen werden in ihren typischen Schnitten vorgestellt. Die echographische Anatomie wird durch erläuternde Skizzen und detaillierte Texte ausführlich abgehandelt. Zusätzlich erhält der Leser alle erforderlichen Informationen über die Untersuchungstechnik wie Geräteeinstellung, Patientenvorbereitung etc. Jeder Abschnitt schließt mit einer Dokumentation von Bildern, die leicht zu Fehldiagnose führen, aber „nur" anatomische Varianten darstellen.
Ein unerläßlicher Ratgeber für alle Ärzte, die dieses bildgebende Verfahren in ihrer täglichen Praxis einsetzen.

Springer-Verlag Berlin
Heidelberg New York London
Paris Tokyo Hong Kong

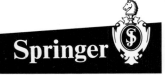